AF166251

Seymour Basch

Die Herzkrankheiten bei Arteriosclerose

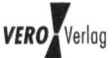

VERO Verlag

Seymour Basch

Die Herzkrankheiten bei Arteriosclerose

ISBN/EAN: 9783737211581

Auflage: 1

Erscheinungsjahr: 2015

Erscheinungsort: Norderstedt, Deutschland

Hergestellt in Europa, USA, Kanada, Australien, Japan
Vero Verlag in Hansebooks GmbH

VERO Verlag

DIE

HERZKRANKHEITEN

BEI

ARTERIOSCLEROSE

VON

PROFESSOR Dr. **S. v. BASCH.**

BERLIN-1901.

VERLAG VON AUGUST HIRSCHWALD.

NW. UNTER DEN LINDEN 68.

HERRN

PROF. DR. HUGO KRONECKER

IN TREUER FREUNDSCHAFT

ZUGEEIGNET.

Inhalts-Verzeichniss.

Vorrede.

Im vorliegenden Buche behandle ich ein in den letzten Jahren vielfach gepflegtes Gebiet. Bei dieser Behandlung bin ich vor Allem bestrebt, den Contact zwischen den aus der klinischen Beobachtung — der Grundlage aller medicinischen Erkenntniss — erfliessenden Betrachtung mit derjenigen herzustellen, welche sich aus dem physiologischen und pathologischen Experiment ergiebt. Dieser Contact erscheint mir wichtig, weil durch denselben nicht blos alte Lücken in unserer Erkenntniss ausgefüllt, sondern auch neue aufgedeckt werden.

Besondern Werth lege ich darauf, dass die Art meiner Beobachtung nach einer Richtung eine genauere ist, weil sie die sphygmomanometrische Methode in Anwendung zieht. Hierdurch wird es möglich, die Grenzen zwischen normalem und übernormalem Blutdruck, deren Kenntniss für die Lehre von der sclerotischen Veränderung der Gefässe besonders wichtig ist, genau abzustecken und die Uebergänge vom Normalen zum Uebernormalen zu enthüllen.

Wenn dies bisher nicht in ausreichender Weise geschah, so liegt der Grund hierfür in der herrschenden klinischen Richtung, die ihr Augenmerk vor Allem der anatomischen Diagnose zuwendet.

Vom historischen Standpunkte aus erscheint diese Richtung, welche sich durch das Bündniss zwischen Medicin und pathologischer Anatomie kennzeichnet, als eine Etappe, ohne deren Erreichung ein Fortschritt in der Medicin undenkbar erscheint.

Wem der Entwicklungsgang bekannt ist, den die Lehre von den Herzkrankheiten genommen hat, der weiss die Erfolge zu würdigen, welche dieser Richtung unter der Aegide Senac, Corvisart, Laennec, Bouillaud, Skoda u. A. entsprossen.

Ein Beharren in dieser Richtung bedeutet aber eine Stagnation in der Lehre vom kranken Blutlaufe. Auch dessen war und ist man sich bewusst.

Das Streben, dieses Gebiet der klinischen Medicin aus der Stagnation zu befreien, war schon vor Langem im ausgezeichneten klinischen Köpfen rege. Bei Hope und Kreysig finden wir diesbezüglich gewichtige Andeutungen.

Am allermeisten ist dasselbe bei Traube — dem Schöpfer der experimentellen Pathologie des Kreislaufs — ausgesprochen.

Auch in meinem Buche bringe ich dieses Streben zum Ausdruck.

Bei der klinischen Discussion, die ich übe, bin ich bemüht, Nichts zu übersehen, was nur im Geringsten Gewähr bietet, uns Einsicht in krankhafte Processe zu verschaffen, und zwar nicht blos Einsicht in das Geschehene, d. i. anatomisch fixirte, sondern auch Einsicht in das Geschehen und Werden.

Ich weise keineswegs bei meinen Ueberlegungen die Bundesgenossenschaft mit der pathologischen Anatomie zurück, doch bekenne ich mich als entschiedener Anhänger des Bündnisses zwischen klinischer und experimenteller Medicin.

Einleitung.

Die Diagnose Arteriosclerose war vor zwanzig Jahren in der Praxis noch nicht so eingebürgert wie jetzt. Am häufigsten war, so weit es sich um Herzaffectionen handelte — wenn man von den Herzfehlern absieht — die Diagnose Fettherz.

Diese stellte man überall, wo man Symptome vor sich hatte, die auf eine Erkrankung des Herzens hinwiesen, wo aber am Herzen selbst durch Percussion und Auscultation eine Veränderung nicht nachweisbar war.

Nicht minder geläufig als die Diagnose Fettherz war auch die Diagnose Emphysem. Fand man eine kleine Herzdämpfung, sowie andere durch die Percussion gegebene Anhaltspunkte für Lungenvergrösserung, so war man mit der Diagnose Emphysem fertig.

Zu einer anderen diagnostischen Beurtheilung jener Symptome, welche man auf Fettherz oder Emphysem bezog, musste man gelangen, wenn man einerseits über die Vorgänge, welche diesen Symptomen zu Grunde lagen, mit Rücksicht auf ihre Natur und ihre Entstehung, bestimmtere Vorstellungen sich bilden konnte und andererseits zur Einsicht kam, dass eine Lungenvergrösserung auch in anderer als der bisher bekannten Weise sich ausbilden könne.

Die letztere Einsicht ist durch Traube's Aufstellung der Diagnose: Volumen pulmonum auctum vorgebahnt, aber durchaus nicht gefestigt worden.

Aehnliches gilt auch für das Verständniss jener Symptome, welche man und zwar mit vollem Rechte gewohnt war, mit Herzerkrankungen in Zusammenhang zu bringen. Es wird wohl Jedem

sofort einleuchten, dass unter diesen Symptomen die Dyspnoe die
weitaus überwältigende Rolle spielt.

Wegen dieser überwältigenden Rolle erscheint es unerlässlich,
dass wir klare Vorstellungen über die Vorgänge besitzen, die sich
im Herzen und den Lungen während der Dyspnoe abspielen, und
dass uns die Entstehungsbedingungen dieser Vorgänge vollkommen
geläufig seien.

Hiervon wird später ausführlich gesprochen werden; hier will
ich nur betonen, dass für das klinische Verständniss der Symptome,
welchen eine Störung der Herzfunction zu Grunde liegt, also auch
für die Diagnose und Prognose die Kenntniss des jeweiligen Blutdrucks nicht allein von hoher Bedeutung, sondern geradezu unerlässlich ist.

Durch die Blutdruckmessung werden wir zunächst in den
Stand gesetzt, die Fälle, in denen der Blutdruck sich innerhalb
normaler Grenzen bewegt, strenge von Jenen zu sondern, in welchen der Blutdruck abnorm niedrig, oder abnorm hoch erscheint.
Diese Sonderung gewinnt um so mehr an Bedeutung, jemehr uns
die Entstehungsbedingungen der Blutdruckänderungen geläufig sind.
Der Erwerb von Erfahrungen, welche uns nach dieser Richtung Einsicht verschaffen, lässt sich durch die Beobachtung am Krankenbette nicht gewinnen. Hierzu bedarf es unausweichlich des Thierexperimentes. Nur durch Erfahrungen, die dem Thierexperimente
entnommen sind, gelangen wir in den Besitz eines lebendigen
Wissens. Mangels dessen muss man sich mit jenem begnügen,
das der Ueberlieferung entstammt, und das, so gut als möglich,
auch da, wo es nothwendig erscheint, mitgetheilt werden soll [1]).

Da es sich hier nur um Herzerkrankungen handelt, bei welchen das Herz unter höherem als normalem Blutdrucke arbeitet,
so müssen zunächst die Entstehungsbedingungen der Blutdrucksteigerung in Erinnerung gebracht werden. Wir sprechen vom arteriellen Blutdruck, d. i. jenem, unter welchem das Blut in den
Körperarterien fliesst. Diesen Druck messen wir beim Thierexperimente in directer Weise, indem wir ein Manometer mit dem Lu-

[1]) Wer sich für dasselbe näher interessirt, den verweise ich auf meine
im Jahre 1892 im Verlage von Hölder (Wien) erschienene Allgemeine Physiologie und Pathologie des Kreislaufs.

men einer Arterie in Verbindung bringen. Am Menschen müssen wir uns über den Druck an der uneröffneten Arterie Auskunft verschaffen. Das thut man in der Regel durch das Pulsfühlen, d. i. durch das Betasten oberflächlich gelegener Arterien. Diese Auskunft ist keine sichere. Warum, das unterlasse ich hier zu erörtern. Ich hebe nur hervor, dass die Messung des Blutdrucks mittelst meines Sphygmomanometers weit verlässlicher ist. Ebensowenig als ich die Unverlässlichkeit des Pulsfühlens, insoweit es sich um Beurtheilung des Blutdrucks handelt, näher begründe, ebenso wenig gehe ich auf die Beweisführung des Satzes ein, dass der Sphygmomanometer ein ganz verlässliches Messintrument sei. Die Schaaren von bestimmten Zahlen, d. i. von eindeutigen Blutdruckswerthen, denen man in den später vorgeführten Fällen begegnen wird, entheben mich vollständig dieser Mühe. Zum allgemeinen Verständnisse derselben sei erwähnt, dass nach meiner Erfahrung bei gesunden Menschen im mittleren Lebensalter der Blutdruck sich innerhalb der Grenzen von 110—140 Mm Hg bewegt. Einen Blutdruck über 150 Mm Hg betrachte ich als einen übernormalen.

Ich muss dies als eine Thatsache hinstellen, die sich auf eine Erfahrung von mehr als 20 Jahren, und gering geschätzt, auf circa 100 000 Messungen stützt. Diese Thatsache hat den practischen diagnostischen Werth, dass sie uns in präciser Weise den Unterschied zwischen Fällen von hohem, normalem und niedrigem Arteriendruck kennen lehrt. Dies leuchtet ohne Weiteres ein, wenn wir bedenken, dass ja auch Jene, welche den Blutdruck nicht messen, bei der Untersuchung von Kranken das Pulsfühlen nicht unterlassen, wohl beachtend, dass man der Kenntniss dieses Merkmals für die allgemeine diagnostische Beurtheilung, geschweige für die specielle, nicht entbehren kann. Wer das zugiebt, muss ohne Weiteres auch zugeben, dass die Sicherheit und Verwendbarkeit eines Merkmals in dem Maasse steigt, als wir im Stande sind, die Abstufungen desselben genauer zu bestimmen; finden wir bei der Messung einen normalen Blutdruck, so sagt uns das, dass wenigstens für die Arterien normale Füllungsverhältnisse bestehen, finden wir einen unternormalen Druck, so sind wir sicher, dass die Füllung der Arterien eine verhältnissmässig geringe ist und finden wir schliesslich einen übernormalen Druck, so wissen wir, dass die Arterien übermässig gefüllt sind. Bei dieser letzteren

Thatsache wollen wir verweilen, denn sie ist nicht nur der Ausgangspunkt der Lehre von der Arteriosclerose, sie ist zugleich das
wichtigste Symptom der Arteriosclerose.

Was bedeutet ein hoher Arteriendruck? Eine genaue Ant-
wort auf diese Frage geben die grundlegenden Versuche von C.
Ludwig und Thiry, deren Ergebnisse zum sichersten Besitze der
Lehre vom Kreislaufe gehören. Vor diesen Versuchen, welche den
Nachweis lieferten, dass ein hoher Arteriendruck in der Regel durch
vermehrte Widerstände im Aortengebiete erzeugt werde, bezog man
Blutdrucksteigerungen zumeist auf erhöhte Herzarbeit. In älteren
Traube'schen Arbeiten wird noch viel von musculo-motorischer
Erregung des Herzens bei Blutdrucksteigerung gesprochen.

Nun lässt sich nicht leugnen, dass eine vermehrte Herzfüllung
etwa durch Transfusion, sowie eine Beschleunigung des Blutstroms
durch erhöhte Frequenz der Herzschläge den Blutdruck erhöhen kann.
Eine solche Erhöhung ist aber nie eine anhaltende. Denn wenn
auf solche Weise die Arterien stärker gefüllt werden, dann dehnen
sie sich aus, die gesammte Strombahn wird weiter und die Spannung der Gefässwände, welche im hohen Blutdruck zum Ausdruck
gelangte, lässt nach. Hiermit sinkt der Blutdruck wieder. Er
bleibt nur hoch, wenn die Arterien dadurch, dass sie enger oder
weniger dehnbar geworden sind, dem Einströmen des Blutes aus
dem linken Ventrikel einen Widerstand entgegensetzen. Solche
Widerstände kann man im Thierexperiment auf mehrfache Weise
erzeugen. Jeder Eingriff, der eine Verengerung der Arterien hervorruft, bewirkt eine Blutdrucksteigerung. So erzeugt die Reizung
der Nn. splanchnici, welche die arteriellen Zuflüsse zum Pfortadergebiete durch Gefässcontraction verengert, eine beträchtliche Blutdrucksteigerung, in gleicher Weise wirkt auch die Reizung von
sensiblen Nerven, weil durch dieselbe vasomotorische Centren erregt werden, ebenso bewirken gewisse Gifte, wie Strychnin, weil
sie die vasomotorischen Centren erregen, beträchtliche Blutdrucksteigerungen. Man kann auch dadurch, dass man die Aorta oberhalb des Abganges der das Pfortadergebiet versorgenden Arterien,
also oberhalb des Zwerchfells, ganz oder zum Theil abklemmt,
den Blutdruck zum Steigen bringen. Unterbindet man aber die
Aorta oberhalb der Iliaca oder unterbindet man grössere Arterien,
die nicht zum Pfortadergebiet ziehen, dann bleibt die Druckstei-

gerung aus. Nur jene Widerstände also, die das Abströmen des
Blutes ins Pfortadergebiet hindern, sind gross genug, um den Blutdruck zu steigern. Die Splanchnicusreizung wirkt deshalb blut-
drucksteigernd, weil dieser Nerv der Gefässnerv des Pfortadergebietes ist, die Reizung sensibler Nerven wirkt deshalb blutstei-
gernd, weil durch dieselben vasomotorische Centren, also auch
die Centren der Nn. splanchnici gereizt werden, und in gleicher
Weise wirken Gefässgifte, wie Strychnin. Würde man aber bloss
die vasomotorischen Nerven der Hautgefässe, der Muskelgefässe etc.
reizen, so dass sich nur die Haut- oder Muskelgefässe, ja selbst
beide zugleich verengerten, so würde der Blutdruck nie eine Steigerung erfahren. Ich habe diese Fundamentalsätze, welche ja
Jedem bekannt sein müssen, nur in Erinnerung gebracht, weil man
an dieselbe anknüpfen muss, um die vorher aufgeworfene Frage,
was denn ein hoher Blutdruck, wenn man ihn am Menschen constatirt, bedeute, zu beantworten. Die Antwort lautet, den Entstehungsgrund des hohen Blutdrucks muss man nicht nur im Allgemeinen in erhöhten Gefässwiderständen suchen, sondern speciell
in der Vermehrung von Widerständen innerhalb des Gefässgebietes
der Unterleibsorgane. Zu diesen Widerständen können sich auch
solche in anderen Gefässgebieten hinzugesellen und wenn dies geschieht, muss die Blutdrucksteigerung noch höher ausfallen, aber
eine beträchtliche Blutdrucksteigerung ohne Widerstandsvermehrung
im Gefässgebiete der Unterleibsorgane ist undenkbar. Ebenso undenkbar ist, dass eine anhaltende Blutdrucksteigerung vom Herzen
allein ausgeht.

Welcher Natur sind nun die Gefässwiderstände, welche den
Blutdruck des Menschen erhöhen?

Beantworten wir diese Frage nur auf Grund des Thierexperimentes, so müssen wir sagen: Die Gefässwiderstände können ihrer
Natur nach mit jenen übereinstimmen, wie wir sie durch vasomotorische Eingriffe im Experimente oder mit jenen, die wir auf rein
mechanischem Wege, d. i. durch Aortencompression erzeugen. Im
ersteren Falle müsste dem hohen Blutdrucke eine Gefässcontraction, im zweiten Falle eine auf mechanischem Wege erzeugte Gefässverengerung zu Grunde liegen. Die physikalische Ueberlegung,
deren Richtigkeit man jederzeit an einem Modell prüfen kann,
ergiebt ferner, dass Widerstände nicht bloss entstehen, wenn die

Gefässe auf physiologischem, d. i. spastischem oder rein mechanischem Wege verengt stenosirt werden, sondern auch dann, wenn sich ihre Dehnbarkeit vermindert.

Welche von diesen drei Bedingungen, die Gefässcontraction, mechanische Verengerung des Gefässlumens oder verminderte Dehnbarkeit der Gefässe im jeweiligen Falle den hohen Blutdruck veranlassen, das soll später discutirt werden.

Vorläufig sei nur der zuerst von Traube hervorgehobene Satz betont, dass bei der Arteriosclerose die Pulsspannung, oder was dasselbe bedeutet, der Blutdruck erhöht sei.

Die Aufstellung dieses Satzes, zu dem Traube unstreitig nicht bloss durch das rein klinische Studium der Arteriosclerose, sondern auch durch seine intensive Beschäftigung mit dem Thierexperimente, also auch mit Blutdruckmessungen am Thiere gelangte, war nicht nur besonders verdienstvoll, sondern auch fruchtbringend.

Verdienstvoll deshalb, weil mit diesem Satze die Aufmerksamkeit auf die klinisch-diagnostische Bedeutung des Pulses, dem man im Zeitalter, wo die sogenannten physikalischen Untersuchungsmethoden allein herrschten, nur wenig Beachtung schenkte, gelenkt wurde, fruchtbringend deshalb, weil er den Anstoss gab, dass jene Erkrankung, welche unter dem prägnanten Symptom der hohen Pulsspannung auftritt und verläuft, anfing, zu den diagnosticirbaren zu zählen. Wirklich diagnosticirbar waren ja bisher nur die Herzfehler. Die Diagnose Fettherz lässt sich an Sicherheit nicht mit der Diagnose eines Klappenfehlers vergleichen, sie war und ist ja, gestehen wir es nur offen, meistentheils eine Verlegenheitsdiagnose, mit der sich die Kranken sehr gerne zufrieden geben, die aber den ernst denkenden Arzt nicht immer befriedigen kann. Das Merkmal der hohen Pulsspannung für die Arteriosclerose bedeutete aber auch eine wesentliche Aenderung in der diagnostischen Richtung. Die bisherige Richtung gipfelte in dem Bestreben, das im Leben zu erkennen, was der Anatom an der Leiche nachzuweisen vermochte. Das Endziel der klinischen Betrachtung war die anatomische Diagnose. Der Erreichung dieses Zieles dienten die acustischen Merkmale, welche man durch die Percussion, namentlich durch die Auscultation gewann, welche bestimmte Anhaltspunkte für die Grössenbestimmung des Her-

zens und die anatomische Intactheit oder Läsion der Herzklappen
lieferten. Das Merkmal der hohen Pulsspannung sagt aber weder
über das Eine noch das Andere etwas aus, und doch hielt man
es wichtig und zwar deshalb, weil sich an dasselbe die, wenn
auch noch dunkle Vorstellung knüpfte, dass aus demselben sich
wichtige Schlüsse auf die Herzarbeit und deren Verhältniss zu den
Gefässen ziehen lassen.

Mit diesen, wenn auch dunklen Vorstellungen, war ein neues
Terrain eröffnet, das der functionellen Diagnose. Diejenigen, die
dieses Terrain betraten, indem sie der Pulsspannung Aufmerksamkeit schenkten, thaten dieses, ich möchte fast sagen, unbewusst.
Hierfür spricht der historische Entwicklungsgang, den die Lehre
von der Arteriosclerose genommen hat. Wäre das Merkmal der
hohen Pulsspannung, d. i. die Lehre von der Vergrösserung der
Gefässwiderstände der Ausgangspunkt dieser Lehre gewesen, dann
hatte man bei gewissen klinischen Beobachtungen von physiologischen und physikalischen Betrachtungen ausgehen müssen. So
aber war auch hier das Hauptziel der Erwägungen, die sich an
klinische Thatsachen anknüpften, die anatomische Diagnose und
der Weg, dieses Ziel zu erreichen, war also derselbe, der zur Diagnose des Herzfehler führte.

Ich will von diesem letzteren zuerst sprechen, weil er ja in
der Praxis der geläufigere ist.

Derselbe warde eröffnet durch den mit Hilfe der Obduction
gelieferten Nachweis von destructiven Processen, welche den Verschluss der Klappen an den verschiedenen Ostien des Herzens
mangelhaft machen, oder den freien Durchtritt des Blutes durch
dieselben hemmen. Die Methode der Auscultation bot nun dadurch die Möglichkeit zu verschiedenen diagnostischen Schlüssen,
dass die verschiedenen Phasen einer normalen Herzaction, die bei
normalen Klappenschluss stattfindet, sich durch bestimmte Töne
auszeichnen, und dass sowohl bei mangelhaftem Klappenverschluss als
bei Verengerung der Ostien zu den Tönen Geräusche hinzutreten,
oder an Stelle der Töne nur Geräusche wahrgenommen werden.
Mit kürzeren Worten, die Percussion, namentlich die Auscultation
eröffnete die Möglichkeit der Diagnose von Klappenfehlern.

An diese Diagnose knüpften sich Vorstellungen über Aenderungen, welche der Blutlauf in Folge der Störungen des Herz-

mechanismus erfährt und diese Aenderungen trachtete man mit
den verschiedenen krankhaften Symptomen in Zusammenhang
zu bringen, welche als Begleiterscheinungen der Herzfehler auftreten.

Man ist bisher gewohnt, als thatsächlichen Inhalt dieser Vorstellungen, in welche die von den jeweiligen Störungen des Herzmechanismus mit inbegriffen sind, die anatomische Läsion zu bezeichnen. Diess ist, wie die Ueberlegung ergiebt, unstatthaft. Die
anatomische Läsion ist keine Thatsache der directen ʽBeobachtung,
für den beobachtenden Arzt wird sie vielmehr erst zur Thatsache,
wenn sie post mortem vom Anatomen nachgewiesen wird. Von
thatsächlichem Werthe sind bloss die Geräusche, die man wahrnimmt, sowie alle objectiven und subjectiven Symptome, die aus
der Selbstbeobachtung, dem Empfinden des Kranken, sowie aus
der Beobachtung und Untersuchung des Arztes erfliessen. Demzufolge haben meiner Auffassung nach alle diagnostischen Ueberlegungen, welche auf wirklichen Erscheinungen aufgebaut sind,
weit grösseren factischen Werth als jene, denen nur Annahmen,
die erst post mortem zur Thatsache wurden, zu Grunde liegen.
Nur müssen die Ueberlegungen, denen die Symptome zu Grunde
liegen, nicht constructiver, d. i. deductiv speculativer Natur sein.
In unserem Falle, wo es sich zumeist um Erscheinungen handelt,
deren ursächliche Bedingungen in Störungen der Kreislaufsfunction
liegen, entfernt man sich um so mehr von der Speculation, jemehr man im Stande ist, sich in seiner Betrachtung an analoge Vorgänge anzulehnen, die man im Thierexperimente hervorrufen kann. Bei derartigen, durch directe experimentelle Erfahrungen belebten Betrachtungen lernt man insbesondere den Werth
der Blutdruckmessung schätzen, denn wir begegnen in jenem Experimente, das die Natur am Menschen anstellt, und das wir
Krankheit nennen, demselben wichtigen Merkmal, das uns im Experiment, welches wir selbst am Thiere anstellen, das Verständniss der hier stattfindenden Vorgänge so wesentlich erleichtert.
So beschaffen ist eine klinische Betrachtungsweise, die nicht bloss
den Blick auf die bestehende anatomische Herzläsion haftet, sondern
bestrebt ist, ein lebendiges Bild von allen Blutlaufsänderungen, die
zur Zeit im kranken Organismus des Menschen vor sich gehen, zu
gewinnen. Mit dem Auge des Experimentators soll unserer Meinung

nach der Arzt den Herzkranken beobachten, nicht bloss mit dem Auge des Anatomen.

Auch die Diagnose der Arteriosclerose nahm den gleichen Weg, indem sie von dem anatomischen Befunde ausging, durch den schon vor Langem die Thatsache aufgedeckt wurde, dass auf der Innenfläche der grösseren Arterien, also dem Aortenbogen, der Brust- und Bauchaorta, aber auch solchen mittleren Calibers, sich mehr weniger feste Auflagerungen befinden. Später lehrte die feinere anatomische Untersuchung die Natur der Structurveränderungen, von welchen die Wände der grossen Gefässe ergriffen werden, genauer kennen und noch später wurden auch an den kleinsten Arterien Verdickungen der Gefässwand aufgedeckt. Es kann nicht unsere Aufgabe sein, von diesen Processen ausführlich zu sprechen. Es genügt, dass ich auf dieselben als Bekanntes hinweise.

Wie gelangte man nun dazu, diese Processe im Leben zu diagnosticiren. Die durch die sogenannten physikalischen Untersuchungsmethoden geschaffenen Behelfe mussten sich hier als unzureichend erweisen. Nur Auflagerungen auf den Aortenklappen, weil sie zur Aorteninsufficienz und Aortenstenose führen, waren der Diagnose zugänglich. Ueber die atheromatöse Natur solcher Auflagerungen konnte aber die Auscultation keinen Aufschluss geben, diese musste aus anderen Umständen, aus dem Alter der Kranken, aus dem Nachweise, dass ihre Provenienz nicht in vorhergegangenen endocarditischen Processen zu suchen sei etc., erschlossen werden. Sclerotische Veränderungen der Aorta durfte man auch annehmen, wenn man berechtigt war, ein Aortenaneurysma zu diagnosticiren, denn dieses entwickelt sich, wie die anatomische Erfahrung lehrt, sehr häufig bei sclerotischer Veränderung der Aorta.

Einen besonders wichtigen Anhaltspunkt für die Diagnose der Arteriosclerose bot die Erfahrung, dass mit der sclerotischen Veränderung der Arterien sehr häufig Hypertrophie des linken Ventrikels einherging.

Diese Hypertrophie galt zunächst als ein Begleitprocess des sclerotischen Processes, der die grossen Arterien ergreift, auch als Folgezustand desselben wurde sie aufgefasst, ja es giebt noch heute manchen Kliniker, der zwischen der Herzhypertrophie und der

Atheromatose der grossen Arterien, sowie dem auf dem Boden
derselben sich entwickelnden Aortenaneurysma eine ursächliche
Beziehung sieht. Erst durch experimentelle Studien über den Blutdruck und die hierdurch gewonnenen Einsicht, dass die Aenderungen des Blutdrucks nicht auf die Wandveränderung der grossen,
sondern auf die Aenderungen des Calibers in den kleinen Gefässen
zurückzuführen sei, wurde allmälig klar, dass man die Entstehungsbedingungen der Hypertrophie des linken Ventrikels nicht in einer
Veränderung der grossen Arterienstämme, sondern in ihrer Ver-
ästelung zu suchen habe. Man fing an, der Beschaffenheit der
kleinen Arterien, deren Aenderung dem Blicke des Anatomen bei
unbewaffnetem Auge nicht sichtbar ist, grössere Aufmerksamkeit
zu schenken. Da fand man — die Untersuchungen von Gull und
Sutton sind hier als bahnbrechende zu bezeichnen — ebenfalls
auch den sclerotischen Process, wenn auch nicht überall in gleicher Form. Man sah verschiedene Abschnitte der Gefässwand, die
Intima, die Media, verdickt. In derartigen Veränderungen konnte
man, im Einklange mit bekannten physiologischen Erfahrungen,
Widerstände erblicken, die so wirkten, wie die auf vasomotorischem
Wege erzeugte Gefässcontraction. Hiermit klärten sich die Vorstellungen über die Provenienz der Hypertrophie des linken Ventrikels. Denn nun bezog man dieselbe, und zwar mit vollem Rechte,
nicht mehr auf die sclerotische Veränderung der grossen, sondern
der kleinen Arterien. Diese Ueberlegung steht auch vollkommen im
Einklange mit dem zuerst von Traube ausgesprochenen Satze,
dass die Pulsspannung bei der Arteriosclerose vermehrt sei[1]). Dieser
Satz bedeutet in der That, wie schon betont, einen geradezu
colossalen Fortschritt in der Lehre von der Arteriosclerose. Denn
nun war ein wichtiges Merkmal für die Arteriosclerose gefunden.
Da aber Traube, dem ein reiches klinisches Material zu Gebote
stand, auf die Erfahrung stiess, dass bei constatirter sclerotischer

---

[1]) Auf die hohe Pulsspannung wurde Traube zuerst durch das Zusammentreffen von Herzhypertrophie und Schrumpfniere geführt. Er bezog
hier die Herzhypertrophie auf den vermehrten Widerstand in den Nierenge-
fässen. Diese von Einigen vertheidigte, von Anderen bekämpfte Theorie ist
insofern nicht haltbar, als der vermehrte Widerstand in einem so kleinen Gefässgebiete, wie das Thierexperiment lehrt, nicht im Stande ist, den Blutdruck
zu steigern.

Veränderung der Gefässe die hohe Pulsspannung im Leben fehlte
und umgekehrt im Leben vorhanden war, wo durch die Obduction keine derartigen Veränderungen an den Gefässen nachweisbar
waren, so schädigte er selbst gewissermaassen den diagnostischen
Werth dieser von ihm aufgedeckten Erscheinung, indem er die
Theorie aufstellte, dass die hohe Pulsspannung, d. i der hohe
Blutdruck, der Arteriosclerose vorhergehe. Diese hohe Blutspannung sollte durch eine genuine Herzhypertrophie veranlasst werden
und erst dieser sollte die Arteriosclerose nachfolgen. Diese vielleicht noch manchem geläufigen Anschauungen lassen sich keineswegs physiologisch rechtfertigen, sie sind auch physikalisch unhaltbar. In Traube's Vorstellungen hatten eben noch immer die
sclerotischen Veränderungen an den grossen Gefässen das Uebergewicht. Weit mehr als in den kleinen suchte er hier die Arteriosclerose. Durch diese Theorie, die ich, wie man sieht, nicht
acceptire, hat Traube, wie nochmals hervorgehoben werden soll,
den diagnostischen Werth der hohen Pulsspannung zum mindesten
eingeschränkt.

Einen wichtigen Wendepunkt in der Lehre von der Beziehung
der Arteriosclerose zur Hypertrophie des linken Ventrikels bedeutet
die von Duroziez eingeführte Bezeichnung Angiosclerosis. Hiermit ist klar darauf hingewiesen, dass die klinische Betrachtung ihr
Augenmerk nicht bloss den grossen Arterien, sondern auch den
kleinen zuzuwenden hat.

Eine Erweiterung der Lehre bedeuten auch Thatsachen, die
theils durch die klinische Beobachtung, theils durch den anatomischen Befund aufgedeckt wurden und lehren, dass jene turbulenten
Störungen der Herzaction, die mit der Angina pectoris einhergehen, und das Asthma cardiale veranlassen, auf Sclerose der
Kranzarterien des Herzens zurückzuführen sind.

Von diesen turbulenten, selbst die Fortexistenz der Herzaction
unterbrechenden Störungen aus musste sich nothgedrungen die Aufmerksamkeit auf Herzstörungen geringeren Grades lenken, die
wenn auch nicht zum Asthma, so doch zur Dyspnoe führen, und
die nicht auf totalen oder partiellen Verschluss der Kranzarterien
des Herzens beruhen, wohl aber mit Störungen nutritiver und
morphologischer Natur desselben zusammenhängen, welche durch

sclerotische Veränderung der das Herz ernährenden Arterien veranlasst werden.

Hierdurch musste namentlich die Diagnose Fettherz eine Einschränkung erfahren.

Es fehlt aber auch nicht an Meinungen, denen zufolge in Fällen, wo man Aortenerkrankungen vermuthet, die dieselbe begleitenden Erscheinungen nicht so sehr auf Störungen der Herzfunction als auf die Aortenerkrankung selbst zurückgeführt werden. Huchard namentlich ist es, der die Aortitis selbst für die Dyspnoe, die doch unstreitig cardialen Ursprungs ist, verantwortlich macht.

Die bisherigen Betrachtungen sollen nur darthun, dass die Lehre von der Arteriosclerose sich in ähnlicher Weise, wie die Lehre von den Herzfehlern zuerst aus klinisch-anatomischen Kenntnissen aufbaute. Dank der emsigen Arbeit vieler Kliniker liegt ein reiches Material vor, das zur weiteren Fortbildung der Lehre von der Arteriosclerose benutzt werden kann.

Von einem völligen Aufbau der Lehre kann aber vorläufig noch nicht gesprochen werden. Es fehlt vor Allem in den bisherigen Untersuchungen, von Traube, Fränkel, sowie den schätzbaren Monographieen von Huchard, Edgren und den Publicationen von vielen Anderen, die vermittelnde Einsicht in das Physiologische der Erscheinungen. Hierfür genügt nicht die klinische Beobachtung, selbst dann nicht, wenn sie mit dem ergänzenden anatomischen Befunde zusammentrifft. In solchen Fällen giebt uns wohl der Obductionsbefund wichtige Aufschlüsse über anatomische Veränderungen, mit welchen der klinische Process seinen Abschluss gefunden hat. Wir sehen hier, was in den Gefässen, dem Herzen, der Lunge vor sich gegangen, aber die Beziehungen zwischen den Thatsachen des Obductionsbefundes und den vorhergegangenen klinischen Symptomen sind nicht ohne weiteres festzustellen. Namentlich über den Werdeprocess, über die Entwicklung des sclerotischen Processes und seiner klinischen Folgezustände kann die Obduction keine genügenden Aufklärungen geben. Bei leichteren Fällen vollends, die der Aussicht auf die Obduction vollständig entrückt sind, erscheint die Aufklärung durch den anatomischen Befund für sehr viele Fälle wenigstens ganz ausgeschlossen.

In meiner hier folgenden Darlegung, welche vornehmlich auf die Feststellung und Analyse der die Arteriosclerose begleitenden Erscheinungen, insoweit sie namentlich das Herz betreffen, Rücksicht nimmt, verfolge ich wohl auch das klinische Ziel der Diagnose, aber nicht das entfernteste allein, wenn ich mich so ausdrücken darf, d. i. die anatomische Diagnose, sondern das naheliegende, d. i. jenes, welches sich aus dem Verständniss dieser Erscheinungen, d. i. der Symptome ergiebt. Das entfernte Ziel lasse ich wohl nicht ganz ausser Betracht, ich halte aber die Ansicht fest, dass unsere Diagnose so weit sie dieses Ziel betrifft, immer eine Wahrscheinlichkeits-Diagnose ist. Bei der näherliegenden Diagnose, d. i. der functionellen, können wir mit grösserer Wahrscheinlichkeit dem Ziele nahe kommen, als bei der anatomischen, denn hier ist ja das Ziel überhaupt nur als erreicht zu betrachten, wenn die Obduction uns Aufklärung gewährt.

Da ich hier bloss die Darlegung der Arteriosclerose, insofern dieselbe mit Herzerkrankungen einhergeht beabsichtige, so beschränke ich mich bloss auf jene Fälle, in welchen Symptome vorliegen, welche auf Funktionstörungen des Herzens zu beziehen sind, wie wohl mir genug Fälle vorliegen, in denen die Arteriosclerosis auch ohne Herzsymptome verläuft.

Derartige Symptome findet man aber bekanntlich auch da, wo keine Arteriosclerose vorhanden ist. Es handelt sich also zunächst darum, die Fälle von Arteriosclerose streng von jenen abzusondern, wo eine Arteriosclerose anzuschliessen ist. Zu dieser Absonderung gelangen wir, wenn wir von dem allgemein anerkannten schon wiederholt erwähnten Satze ausgehen, dass die hohe Pulsspannung ein untrügliches Merkmal der Arteriosclerose ist. Dieser Satz bedarf aber noch einer Einschränkung. So wie er lautet, schliesst er die Folgerung in sich, dass mit der hohen Blutspannung immer eine sclerotische Veränderung der Gefässe einhergehe. Diese Folgerung ist aber eine zu weit gehende.

Die hohe Blutspannung ist nur, wie ich früher auseinandergesetzt habe, der Ausdruck von vermehrten Widerständen im arteriellen Gefässgebiete. Die Vermehrung der Widerstände kann wohl durch eine anatomische Veränderung der Gefässe, die deren Lumen verengt oder deren Dehnbarkeit vermindert, sie kann aber physiologisch, d. i. durch Gefässcontraction bedingt sein. Noch mehr, die Ueberlegung ergiebt, dass ein veränderter Gefässzustand bestehen, und Anlass zu Widerständen geben kann, ohne dass eine anatomische Veränderung nachzuweisen ist.

Recapituliren wir: Ein hoher Blutdruck kann entstehen, wenn auf vasomotorischem Wege die Gefässe sich contrahiren und hiermit die Wiederstände gegen den Abfluss des Blutes aus dem linken Ventrikel in die Arterien wachsen.

Ebenso muss ein hoher Blutdruck entstehen, wenn die Wände der Gefässe in Folge sclerotischer Verdickung weniger dehnbar werden, oder wenn deren Lumen verengt wird. Im ersten Falle können wir, wenn wir den Ausdruck Sclerose in physikalischem Sinne auffassen, und mit demselben nur ein Starrerwerden der Gefässwand bezeichnen, von einer physiologischen Angisclerose sprechen, im zweiten Falle von einer pathologischen. Da aber hier sehr häufig zugleich klnische Merkmale vorliegen, die zur Annahme führen, dass die Sclerose auf sichtlichen Structurveränderungen beruht, so können wir zugleich von einer manifesten pathologischen Angiosclerose sprechen.

Nun giebt es aber noch einen dritten Fall. Denjenigen nämlich, wo wir aus dem hohen Blutdruck auf eine pathologische Angiosclerose schliessen müssen, aber keine klinischen Merkmale für die Annahme einer sichtlichen Gefässveränderung vorliegen. Für diesen Fall wähle ich den Namen latente Angiosclerose[1]).

Die physiologische Angiosclerosis kann man auch vom klinischen Standpunkte aus als Pseudo-Angiosclerosis bezeichnen. So brauchen wir die physiologische Angiosclerose nicht der pathologischen entgegen zu stellen und können das Beiwort pathologisch ganz beseitigen. Wir hätten es also mit drei Formen zu thun, denen das Merkmal des hohen Blutdrucks gemeinschaftlich ist.

I. Pseudo-Angiosclerose, II. latente Angiosclerose, III. manifeste Angioclerose.

Nach diesem Eintheilungsprincip, das auf sicherer physiologisch-physikalischer Grundlage ruht, will ich mein Beobachtungsma-

---

[1]) Ich habe früher die Bezeichnung Angiorrhigosis eingeführt: doch lasse ich diese fallen, weil den Aerzten der Ausdruck Angiosclerosis geläufiger ist.

terial, welches sich dadurch kennzeichnet, dass in demselben das
Merkmal der hohen Blutspannung durch directe sphygmomano-
metrische Messung sichergestellt ist, vorführen und der klinischen
Discussion unterziehen.

Bei dieser Discussion lege ich den Hauptwerth auf die Klar-
legung der den begleitenden Symptomen zu Grunde liegenden Vorgänge und deren Beeinflussung durch therapeutische Eingriffe. Ich
werde hierbei die Diagnose, Prognose, Pathologie und Pathogenese
nicht übergehen: nur behandle ich dieselben nicht, wie üblich,
gleich anfangs in dogmatischer Weise. Die bezüglichen Anschauungen sollen sich vielmehr aus der Behandlung des Stoffes
von selbst ergeben. Dadurch, dass ich mein Beobachtungsmaterial
mittheile, entferne ich mich von der üblichen dogmatischen Dar-
stellungsweise, die leicht als willkürlich theoretisirende gedeutet
werden kann. Die Quellen, aus denen ich schöpfe, liegen vor,
d. i. meine Erfahrungen. Diese soll der practische Arzt beim
Studium des vorliegenden Buches mit seinen eigenen vergleichen.
Hieraus wird er jedenfalls Nutzen ziehen.

Ehe ich diese Discussion beginne, sollen noch zwei Fragen
erörtert werden.

Die erste lautet, wie unterscheidet man die drei Formen der
Angiosclerose von einander. Die Unterscheidung zwischen physiologischer und pathologischer Angiosclerose begegnet keiner besonderen Schwierigkeit. Wir brauchen uns nur gegenwärtig zu
halten, dass die Contraction der Gefässe erfahrungsmäss eine Erscheinung von begrenzter Dauer darstellt. Wenn wir im Thierexperimente durch directe Reizung von Gefässnerven oder vasomotorischen Centren oder durch reflectorische Reizung oder durch
toxische Reizung Gefässcontractionen hervorrufen, so überzeugen
wir uns, dass der in die Höhe getriebene Blutdruck nach verhältnissmässig kurzer Zeit, längstens nach einer Stunde allmälig
absinkt. Für die physiologische Angiosclerosis, d. i. für die Pseudo-
Angiosclerose, kann also das Criterium gelten, dass der Blutdruck
nur zeitweilig, d. i. vorübergehend ein hoher ist. Als unterste
Grenze des hohen Blutdrucks bezeichne ich, wie schon erwähnt,
den Werth von 150 mm Hg.

Findet man also in einem Falle nicht immer, sondern nur
zeitweilig einen 150 mm Hg erreichenden oder diesen Werth über-

steigenden Blutdruck, dazwischen aber auch niedrigere Werthe, so
kann man die Diagnose Pseudo-Angiosclerose machen.

Nicht so einfach ist es, zwischen latenter und manifester
Angiosclerose zu unterscheiden. Aus dem Verhalten des Blutdrucks ergiebt sich jedenfalls kein sicheres Criterium hierfür. Von
der Pseudo-Angiosclerosis unterscheiden sich beide Formen aber
dadurch, dass hier der Blutdruck immer dauernd hoch ist, d. i.
gar nicht oder nur ausnahmsweise um ein Geringes unter „die
niederste" Grenze von 150 mm Hg herabsinkt. Als Fälle von
pathologischer Angiosclerosis haben also jene zu gelten, in
denen die längere Zeit fortgesetzte Messung lehrt, dass der Blutdruck in der Regel die Höhe von 150 mm Hg überschreitet. Da
wir in der Messung kein Criterium für einen Unterschied zwischen
latenter und manifester Angiosclerose finden, so müssen wir nach
anderen Criterien suchen, die eventuell durch die klinische Beobachtung geliefert werden. Da die kleinen und kleinsten Arterien,
um die es sich hier handelt, der klinischen Untersuchung unzu-
gänglich sind, so können wir uns, soweit ich sehe, nur auf eine
Reaction stützen, die auf eine Veränderung der Wand der kleinsten Arterien hinweist, d. i. die Albumenreaction. Wenn im Harne
Albumen nachweisbar ist, so dürfen wir wenigstens für die Nierengefässe eine Veränderung ihrer Wandung annehmen, die den Durchtritt von Albumen aus Glomeruluskäueln ermöglicht. In der That
sind ja bei der Schrumpfniere, die so häufig die Angiosclerose
begleitet, sclerotische Veränderung der kleinen Arterien, die in den
Nieren sowohl als anderen Gefässgebieten nachgewiesen worden
(Gull und Sutton, Ewald u. A). Per analogiam dürfen wir
dann wieder schliessen, dass auch in anderen Gefässen, es handelt
sich namentlich, wie schon früher erwähnt, um Visceralgefässe,
merkliche sclerotische Veränderungen stattgefunden haben. Der
Albumengehalt hat also als Index nicht nur für die sclerotische
Veränderung der Nierengefässe, sondern auch für eine allgemeine,
namentlich der Visceralgefässe eingreifende Gefässveränderung zu
gelten. In diesem Sinne muss die alte Traube'sche Lehre er-
gänzt werden.

Wenn also in Fällen, wo ein dauernd hoher Blutdruck besteht, zugleich Albumen im Harn vorhanden ist, so ist die Diagnose manifeste Angiosclerose gestattet.

Man kann aber noch ein anderes Criterium für die Diagnose der Angiosclerose aufstellen und zwar das Alter. Die Berechtigung hierfür liegt in der bekannten Erfahrung, dass bei höherem Alter der sclerotische Process schon vorgeschritten und deutlich erkennbar ist. Demgemäss werde ich auch alle jene Fälle, wo das Alter von 60 Jahren erreicht oder überschritten ist, auch wenn der Eiweissbefund mangelt, in die Gruppe der manifesten Angiosclerose aufnehmen.

Wie man sieht, nenne ich das, was die meisten Kliniker Arteriosclerose nennen, weil sie den Schwerpunkt der Erscheinungen in die Erkrankung der grossen Gefässe verlegen, Angiosclerose[1]), weil ich für den hohen Blutdruck und alle Erscheinungen, die mit demselben zusammenhängen und von ihm abhängen, nicht die grossen, sondern die kleinen und kleinsten Gefässe verantwortlich mache. Die Diagnose Arteriosclerose ist meiner Meinung nach für jene Fälle einzuschränken, wo besondere aus der klinischen Beobachtung entnommene Merkmale die Annahme unterstützen, dass nebst den kleinen Arterien auch die grossen vom sclerotischen Processe ergriffen seien. Die Diagnose Arteriosclerose wird man also, wie ich schon einmal bemerkt habe, bei Fällen stellen, wo man über der Aorta Geräusche wahrnimmt, und wo eine vorhergegangene Endocarditis anamnestisch ausgeschlossen werden kann. In solchen Fällen kann man auch der Diagnose Arteriosclerose die Diagnose manifeste Angiosclerose beifügen, ebenso wie man bei älteren Individuen aus dem Merkmal der hohen Blutspannung nicht bloss die Diagnose manifeste Angiosclerose machen, sondern auch Arteriosclerose diagnosticiren darf.

Ich muss nun besonders betonen, dass die Diagnose Arteriosclerose sich nicht auf das Merkmal der hohen Blutspannung stützt. Die hohe Blutspannung ist einzig und allein ein Criterium für die Angiosclerosis. Denken wir uns den Fall, dass nur eine Atheromatose der grossen Arterien vorläge und die kleinen und kleinsten Arterien ganz normal wären, also ihre physiologische Dehnbarkeit besässen, so könnte der arterielle Blutdruck nie eine

---

[1]) Anmerkung. Hierin liegt ein Widerspruch mit dem Titel meines Buches, dessen ich mich schuldig gemacht habe, um nicht als Umstürzler und Neuerer zu erscheinen, indem ich einen nicht geläufigen Ausdruck statt des geläufigen einführe.

Steigerung erfahren. Alle klinischen Erscheinungen also, die mit
dem hohen Blutdrucke zusammentreffen, hängen von der Angiosclerose und nicht von der Arteriosclerose ab. Namentlich da,
wo es sich um Störungen der Herzfunction und die hiermit einhergehenden Symptome, wie Dyspnoe, Oedem etc. handelte, hat
die Diagnose Arteriosclerose bei Weitem nicht jenen pathognomischen und pathogenetischen Werth, wie die Diagnose Angiosclerose.

Es ist also nicht Wortspielerei, wenn ich die Bezeichnung
Angiosclerose besonders accentuire. Mit der Bezeichnung Angiosclerose und der Vorstellung, die sich an dieselbe knüpft, können
wir alle Vorstellungen über normale und pathologische biologische
Vorgänge, die den Hintergrund von Symptomen bilden, welche wir
hier antreffen, vereinigen.

Die Angiosclerose ist die Hauptbedingung einer Reihe
von pathologischen Processen. Die pathognomische und patho-
genetische Bedeutung der Arteriosclerose ist aber, so weit ich
sehe, eine weit geringere. In dieser Auffassung darf man sich
nicht dadurch beirren lassen, dass im Obductionsbefunde die
atheromatöse Entartung der grossen Gefässe uns als eine imponi-
rende Thatsache erscheint. Man darf nie vergessen, dass nicht in
den grossen Blutbahnen sich jene Processe abspielen, welche von
biologischer Bedeutung sind, sondern in den allerfeinsten. Aus
diesem Grunde legt man auf Blutuntersuchungen, Constitution der
Drüsensecrete und auf Stoffwechseluntersuchungen besonderen diagnostischen Werth, und die Bedeutung der Blutdruckmessung liegt
gerade darin, dass wir durch sie über die Grösse der Widerstände
unterrichtet werden, die in jenem Gefässgebiete herrscht, welches
direct in das Capillargebiet einmündet. Dass ein Connex zwischen
Arteriosclerose und Herzerkrankungen bestehe, stelle ich keineswegs in Abrede, er besteht aber nur insofern, als beide manchmal mit einander einhergehen. Die atheromatöse Entartung des
Aortenbogens, der Brust- und Bauchaorta kann aber keine Entstehungsbedingung für eine Herzerkrankung, — ich habe hier nicht
bloss die Herzhypertrophie, sondern auch die Cardiosclerosis vor
Augen, — abgeben. Diese ist einzig und allein in der Angiosclerose
zu suchen. Ebenso wenig kann man Erscheinungen, wie Dyspnoe,
Asthma, weil sie erwiesenermaassen, d. i. auf Grund des durch

die Obduction gelieferten Nachweises, mit Erkrankungen des Aortenbogens einhergehen, als directe Folgezustände dieser Erkrankung auffassen. Die im Experimente wurzelnde physiologische Betrachtung
ergiebt wenigstens, dass auch nicht der entfernteste Grund vorliegt,
an einen derartigen causalen Zusammenhang zu denken.

Sensible Erscheinungen, wie Schmerz, Druckgefühl, die so häufig
bei der Angina pectoris, einem mit der Angiosclerose und Arteriosclerose nicht selten zusammentreffenden Symptomencomplex vorkommen, mag man mit der Atheromatose oder einer Periarteritis des
Aortenbogens in Zusammenhang bringen, hiergegen lässt sich kein
Einwand erheben; mit der Dyspnoe und dem Asthma hat aber
der Aortenbogen nichts zu schaffen.

Nach dem Gesagten könnte es scheinen, ich wäre der Meinung, dass man die Diagnose Arteriosclerose überhaupt aufgeben
solle.' Nichts liegt mir ferner als das. Ich lasse ihren Werth unbestritten, nur meine ich, er ist vor Allem, wenn ich mich so ausdrücken darf, ein prognostischer. Mit der Diagnose Arteriosclerose geben wir der Ansicht Ausdruck, dass der sclerotische Process
einen hohen Grad erreicht hat. Mit anderen Worten, bei jedem
schweren Fall von pathologischer Angiosclerose kann man auch
Arteriosclerose diagnosticiren.

I. Abschnitt.
Pseudo-Angiosclerose.

Die hier vorgeführten und zur Discussion gelangenden Fälle kennzeichnen sich, wie wiederholt werden soll, dadurch, . dass der sphymomanometrisch constatirte Druck zeitweilig jene Grenze, die ich als normale kennzeichne, d. i. 150 mm Hg erreicht, sie auch überschreitet, aber im Verlaufe grossentheils ein normaler ist. Durch die zeitweilige Ueberschreitung des normalen Grenzwerthes nähern sich diese Fälle jenen von Angiosclerose, von denen später gesprochen werden soll, wo während des ganzen Verlaufes sich immer hohe Druckwerthe zeigen. Diese Aehnlichkeit für die ich vorläufig nur die beiden zum Theile gemeinschaftliche Erscheinung des hohen Sphymomanometerdruckes geltend mache, wird noch mehr hervortreten, wenn man sich überzeugen wird, dass die hier vorfindlichen Symptome und Symptomgruppen auch dort anzutreffen sind, wo der Blutdruck dauernd hoch erscheint. So wird die klinische Aehnlichkeit, um die es sich ja zumeist handelt, dem Leser einleuchten.

Da, wie schon erwähnt, hier nur die Beziehung zwischen Angiosclerose und Herzerkrankungen besprochen werden soll, so theile ich nur Fälle mit, welche deutliche Symptome von gestörter Herzfunction darbieten. Zu diesen Symptomen gehört in erster Reihe die Dyspnoe. In den vorgeführten Fällen ist dieses Symptom durchgehends zu finden.

Um die Leser nicht mit allzuvielen Fällen zu ermüden, ihm aber zugleich die volle Einsicht in mein Beobachtungsmaterial zu bieten führe ich im Texte nur einige wenige Fälle vor, die der folgenden Discussion zumeist als Grundlage dienen sollen. Bei der

Auswahl dieser Fälle leitet mich die Vollständigkeit der Beobachtung und die Zahl der während derselben vorgenommenen Blutdruckmessungen. Sind es doch namentlich die letzteren, durch die sich mein Material von dem bisher in den Büchern vorgeführten wesentlich unterscheidet. Die, wie man sieht, kurzen Krankenprotokolle enthalten nur das Wesentlichste des Befundes und der Beobachtung. Den Blutdruckswerthen ist stets das Datum beigefügt, damit ersichtlich sei, innerhalb welcher Zwischenzeiten die Messung vorgenommen wurde.

Die anderen hierher gehörigen Fälle, bei welchen grossentheils aus äusseren Gründen die Blutdruckmessungen nicht in grösserer Zahl durchgeführt werden konnte, die aber immerhin belehrend sind, theile ich unten als Anhang mit.

1. Weib, 43 J. Mässig fettleibig. Klagt über Herzklopfen in spontanen Anfällen mit starker Athemnoth, ausserdem über Schwindel und Kopfschmerz. Hysterische Weinkrämpfe. Hat vorher wegen Fettleibigkeit Thyreoidin genommen. Trinkkur; Moorbäder.

Am 15. August bekommt sie während des Berichtes und der Untersuchung einen Anfall von Herzklopfen. Druck steigt von 155 auf 166 mm Hg.

Vom 21. Aug. angefangen. Befinden gut, Athem freier.

31/7 155, 2/8 152, 15/8 155 (Herzklopfen), nach 1 Stunde 165, 21/8 140, 26/8 140.

2. Weib, 48 J., fettleibig, Körpergewicht 100 Kilo. Klagt über Athemnoth mit eigenthümlichen Anfällen, in denen vorübergehend das Sprechen erschwert ist. Sie kann dann bloss lallen.

Therapeutischer Versuch mit Thyreoidin, ausserdem Trinkkur und Bäder. Hat 10 Kilo abgenommen. Befinden gut.

15/7 150, 17/7 155, 22/7 140, 29/7 145, 5/8 140.

3. Mann, 48 J., fettleibig, Körpergewicht 110 Kilo. Klagt über Dyspnoe beim Gehen. Schwindel, Congestionen, Haemorrhoiden.

Leichte Trinkkur, Bäder. Befinden gut.

16/6 158, 18/6 152, 26/6 148, 29/6 130, 14/7 142.

4. Weib, 55 J. Klagt über schweren Athem, Congestionen und Herzklopfen, ausserdem über Stuhlverstopfung.

Nur Moorbäder, keine Trinkkur. Befinden gut. Athem viel freier.

21/7 160, 23/7 142, 27/7 158, 6/8 140, 16/8 154.

5. Weib, 50 J. Klagt über Athemnoth beim Gehen. Seit 12 Jahren keine Menstruation. — Magenbeschwerden, schlechter Appetit, Stuhlgang unregelmässig.

Leichte Trinkkur, Strophantus mit Belladonna. Vom 30. Juni ab deutliche Besserung, Athem viel freier.

24/6 150, 27/6 122, 30/6 130, 11/7 135, 19/144, 25/7 155.

6. Mann, 44 J., fettleibig, Körpergewicht 92,8 Kilo. Klagt über starke Athemnoth beim Steigen. Bei stärkerer Körperbewegung geht die Dyspnoe mit pulsirenden Klopfen im Kopfe einher.

Nach leichter Trinkkur Befinden gut. Athem frei. Hat 6 Kilo verloren.

25/6 150, 30/6 118, 7/7 80, 13/7 100, 18/7 80, 28/7 100.

7. Weib, 50 J. Seit einem Jahre keine Menstruation. Klagt über Dyspnoe, wozu sich manchmal Herzklopfen gesellt. Stuhlverstopfung.

Nach leichter Trinkkur und Baden gut. Am 17. Juni starke Stuhlentleerung.

15/6 180, 17/6 130, 1/7 140, 20/7 145.

8. Mann, 55 J. Im Winter zwei Anfälle von Asthma. Jetzt starke Kurzathmigkeit beim Gehen.

Nach sehr leichten Trinkkuren Athem gut.

25/5 180, 30/5 190, 6/6 140, 13/6 120, 20/6 160.

In den meisten der hier vorgeführten Fälle finden wir bei der ersten Messung den relativ höchsten Druck. Diessbezüglich möchte ich Folgendes bemerken.

Der höhere Druck bei der ersten Messung kann wohl mit der Aufregung in Zusammenhang gebracht werden, in die wenn auch nicht immer die Patienten bei der ersten Untersuchung in Folge des Krankenexamens, das Erinnerung an ihre Zustände wachruft, und in Folge der Untersuchung selbst, der Percussion, Auscultation etc. gerathen. Die Manipulation der Blutdruckmessung mag bei Manchem auch zur Aufregung beitragen, denn sie ist ja, weil sie in der Praxis nur von Wenigen geübt wird, den Meisten etwas Fremdes. Es giebt Manche, die vor derselben sogar Angst haben und der Befürchtung Ausdruck geben, es könnte ihnen wehe thun, oder man wolle sie elektrisiren. Haben sich die Patienten von der Harmlosigkeit der Manipulation überzeugt, dann strecken sie einem bei den nächsten Untersuchungen die Arme freiwillig entgegen, sie betrachten es sogar als Vernachlässigung, wenn man sich nicht um ihren Puls kümmert, d. h. sie nicht misst.

Von dieser Erfahrung muss man Kenntniss nehmen und deshalb sich hüten, auf die erste Blutdruckmessung diagnostische Schlüsse aufzubauen. Ich gehe auch in der Regel so vor, dass ich da, wo ich anfangs durch die Messung einen höheren Druck constatirt habe, die Messung nach einiger Zeit etwa nach einigen Minuten, wenn vermuthet werden darf, dass der Kranke schon mit derselben vertraut geworden ist, wieder vornehme, und erst diese

Zahl als die richtige in meinem Protokoll aufnehme. Dessen ungeachtet findet man doch bei der ersten Untersuchung höhere Zahlen. Diese sind also mit Bestimmtheit auf den Allgemeinzustand der Patienten zu beziehen, und es ist nachträglich, d. h. wenn man im Verlaufe niedrigere Werthe constatirt, aus denselben die Folgerung abzuleiten, dass bei solchen Individuen die Disposition zu Blutdrucksteigerungen vorhanden ist. Diesen Werth hat jedenfalls der Befund des höheren Blutdrucks.

Hierfür sprechen zudem in unwiderleglicher Weise andere nicht hier angeführte Fälle, wo nicht der Anfangsdruck ein höherer gewesen, sondern wo erst im Verlaufe, also durch Ursachen, die mit der ersten etwa durch die Untersuchung hervorgerufenen Aufregung Nichts zu schaffen haben, ein höherer Blutdruck durch die Messung constatirt wurde.

In der Regel schwankt, wie die Werthe lehren, der Blutdruck innerhalb der Grenze der Uebernormalen und Normalen, also zwischen 150—190 und 130—140 mm Hg.

Es giebt aber Fälle, wo der Blutdruck selbst unter die Norm herabgeht. Ein Beispiel hierfür ist der Fall 6, wo wir nach einem Anfangsdruck von 150 mm Hg im Verlaufe den Drücken von 100--80 mm Hg begegnen.

Weitere Fälle von Dyspnoe.

9. Weib, 45 J. Seit 15 Jahren keine Menstruation. Mässige Fettleibigkeit. Klagt über Athemnoth und Schwindel. Stuhlverstopfung.
Im Winter hatte Patientin einen epileptoiden Anfall, der mit Dyspnoe begann.
Leichte Trinkkur. Später, als Dyspnoe andauerte, Strophantus; bald hierauf wird Athem leichter. Besserung dauert an.
23/7 160, 1/8 138, 12/8 138, 17/8 145.
10. Weib, 45 J. Seit 5 Monaten keine Menstruation — Climacterium. Klagt über Kopfschmerz und Congestionen, auch über Athemnoth, nicht bloss beim Gehen und Steigen, auch spontan.
Unter milder Trinkkur, ohne Bäder wird Athem freier.
3/7 170, 22/7 140, 12/8 140.
11. Mann, 47 J., fettleibig, Körpergewicht 99,50 Kilo, starker Raucher, klagt über mässige Athemnoth beim Gehen und Steigen, auch über Schwindel.
Nach leichter Trinkkur wird Alles viel besser. Schwindel verliert sich.
15/8 160, 22/8 155, 6/9 130.

Die Druckschwankungen sind, wie ohne weiteres ausgesprochen werden darf, der Ausdruck einer sehr empfindlichen Reactionsweise zunächst der vasomotorischen Centren. Aus
diesen darf man aber weiters auf eine allgemeine nervöse Reiz-
barkeit schliessen. Massgebend für diese Ansicht ist die Thatsache,
dass in der Gruppe Pseudo-Angiosclerose auffallend viele Neur-
astheniker sich befinden. Das ist aus den vorgebrachten Krankenprotokollen nicht ersichtlich, weil ich alle Fälle, in denen keine
Herzbeschwerden zu constatiren waren, hier übergehe. Doch zeigen
selbst die vorgeführten, mit Dyspnoe einhergehenden Fälle, dass
nervöse Erscheinungen, wie Hysterie, Congestionen, Schwindel,
Herzklopfen, nicht selten vorkommen.

Die Diagnose Pseudo-Angiosclerose oder spastische Angiosclerose ist, was ich betonen muss, ein Novum, und zwar deshalb, weil sie ohne Blutdruckmessung überhaupt nicht gemacht
werden kann. Denn das Symptom des Blutdruckwechsels, worauf sich die Diagnose Pseudo-Angiosclerosis stützt, ist durch die
Druckmessung mittelst der Finger nicht eruirbar. Weit eher kann

---

Weitere Fälle von Dyspnoe.

12. Weib, 52 J. Klagt über Athemnoth, mitunter mit Beklemmungsgefühl in der Herzgegend. Fettleibigkeit, Körpergewicht 92,2 Kilo, ausserdem
Trägheit der Defäcation.
Nach leichter Trinkkur $3\frac{1}{2}$ Kilo abgenommen. Athem frei.
26/6 190, 9/7 140, 22/7 150.

13. Weib, 40 J. Patientin ist nervös, klagt über Schwindel, Herzklopfen
und Athemnoth beim Gehen und Steigen, ausserdem über Ueblichkeiten, verbunden mit Brechreiz und Stuhlverstopfung.
Nach leichter Trinkkur und Moorbädern Besserung. Athem wird freier.
22/7 150, 12/8 140, 18/8 140.

14. Mann, 42 J. Pat. klagt über starke Athemnoth beim Gehen, Steigen, selbst beim Sprechen. Auch Nachts tritt spontan Dyspnoe ein. Ausserdem Verstopfung.
Nach leichter Trinkkur und Bädern Befinden gut. Athem freier.
29/6 165, 3/7 160, 10/7 150, 24/7 140.

15. Mann, 61 J. Fettleibigkeit, Anfangsgewicht 93,6 Kilo. Dyspnoe.
Milde Trinkkur mit Molke. Hat 3 Kilo abgenommen. Entschiedene Besserung. Athmung wird frei.
11/8 175, 20/8 150, 31/8 140.

man mittelst des Fingers die Diagnose latente und manifeste Angiosclerosis machen.

Die Pseudo-Angiosclerosis ist übrigens keine allzuhäufige Erkrankung. Das wird sich aus dem Zahlenvergleich dieser Fälle mit denen von latenter und manifester Angiosclerose ergeben.

Ich schreite nun zur Discussion der Dyspnoe, und zwar jener cardialen Ursprungs, denn nur mit dieser haben wir es in unseren Fällen zu thun.

Vorher will ich jene Lehre von der cardialen Dyspnoe entwickeln, zu der ich auf Grund vielfältiger, sowohl experimenteller als klinischer Studien gelangt bin.

Von Hope und Traube angefangen, sah man bisher in den dyspnoisch verstärkten und vertieften Athembewegungen, wie sie bei Herzkranken so häufig auftreten, nur den Ausdruck verstärkter Athemreize in Folge von grösserer Ansammlung von Kohlensäure im Blute. Diese Beschaffenheit sollte das Blut dadurch erlangen, dass der Blutstrom in den Lungen bei seiner Entleerung in die Lungenvenen, resp. bei seiner Einmündung in den linken Vorhof auf Hindernisse stösst und hierdurch eine Verlangsamung erfährt. Diese Hindernisse bestehen bei der Mitralinsufficienz und Mitralstenose, sowie bei der Insufficienz des linken Ventrikels. In den beiden ersteren Fällen bleibt der linke Vorhof stetig stärker gefüllt, weil entweder in ihm während der Systole des linken Ventrikels Blut regurgitirt, oder weil die Communication zwischen dem linken Vorhof und dem linken Ventrikel nicht weit genug ist und deshalb ersterer sich nie ganz entleeren kann. Im zweiten Falle, wo der linke Ventrikel sich während der Systole unvollständig leert, ist das Herz im Beginn der Diastole schon so stark gefüllt, dass das vom linken Vorhof her zuströmende Blut nur zum Theile in ihm Platz findet und also im Vorhofe zurückbleiben muss.

Es mag ja sein, dass das in den Lungen angestaute Blut sich während der Athmung seiner Kohlensäure nicht ganz entledigt und auch weniger Sauerstoff aufnimmt, und dass in den Körperkreislauf und in Folge dessen auch in die Athmungscentra venöses Blut gelangt, welches vertiefte Athmung hervorruft. Vertiefte Athmung allein ist aber nicht Dyspnoe. Wir können ja mit unseren Willensreizen auch sehr tiefe Athemzüge machen, sind aber dabei nicht dyspnoisch im klinischen Sinne. Man kann erst dann von Dyspnoe

im klinischen Sinne sprechen, wenn die tiefe Athmung mit der
unangenehmen Empfindung einhergeht, dass trotz der tiefen Athmung das Athmungsbedürfniss nicht befriedigt ist. Athemnoth,
Lufthunger bezeichnen einen solchen Zustand weit besser und
klarer, als der gelehrte Ausdruck Dyspnoe. Diese beiden Ausdrücke besagen, dass man durch die Luft, die man aufnimmt, nicht
befriedigt ist, sondern instinctiv mehr verlangt. Je heisser dieses
Verlangen, um so grösser ist die Athemnoth, der Lufthunger, also
die Dyspnoe.

In der Empfindung des Missverhältnisses zwischen der
Athemanstrengung und dem Nutzeffecte derselben beruht
das Wesentliche der Dyspnoe.

Wodurch aber entsteht diese Empfindung, wieso kommt es,
dass der Herzkranke tief athmet und doch keine Luft bekommt,
d. i. in einen Zustand geräth, wie einer, der etwa deshalb keine
Luft in die Lungen bekommt, weil die grossen Luftwege ver-
schlossen sind? Eine normale Lunge mit normalem Blutgehalt
folgt mit Leichtigkeit dem Zuge der Athmungsmuskeln, die den
Thoraxraum vergrössern, und sie kehrt ebenso leicht zu ihrer alten
Gestalt zurück, wenn der Thorax zusammenfällt und das Zwerch-
fell sich wieder in jene Ruhelage begiebt. Das geschieht deshalb,
weil in dem Capillarnetze, das die Alveolen umgiebt, das Blut
unter verhältnissmässig niedrigem Drucke steht, das Capillarnetz
also in Folge dessen eine leicht dehnbare Wand des Alveolus darstellt, die dem respiratorischen Zuge folgend sich leicht ausdehnt,
aber doch elastisch genug ist, um, wenn dieser Zug bei der Exspiration nachlässt, wieder zusammenzufallen.

Wenn aber der Abfluss des Blutes aus den Alveolarcapillaren
durch die oben erwähnten Bedingungen, welche von Störungen des
Herzmechanismus ihren Ausgang nehmen, gehemmt wird, dann
müssen die Alveolarcapillaren stärker und unter höherem Druck
gefüllt werden. Die Alveolen müssen, da die Alveolarcapillaren
in Folge des stärkeren Druckes und der stärkeren Füllung nicht
nur breiter, sondern auch länger werden, sich vergrössern, denn
das Capillarnetz, das innig mit der Alveolarwand verkettet ist,
wird weiter. Die Resistenz der Alveolarwand, insoweit dieselbe
von den Capillaren abhängt, wächst. Der ganze Complex von
Alveolen, d. i. die Lunge, wird mithin grösser und resistenter.

Diese Zustände nenne ich Lungenschwellung und Lungenstarrheit.

Die Lungenstarrheit giebt nun ein wesentliches Athmungshinderniss ab, denn die starr gewordene Lunge kann nicht so
leicht dem Zuge der Athmungsmusculatur folgen, sie kann sich
nicht so ausdehnen, dass sie genügend Luft aufnimmt. In Folge
ihrer Schwellung ist ferner die Lunge schon in der Exspiration
grösser als im normalen Zustand, die Menge der in ihr enthaltenen
Reserveluft, die man mit dem schädlichen Raum einer Luftpumpe
vergleichen kann, ist demnach auch grösser. Alles das trägt dazu
bei, die Luftventilation und mit ihr die Blutventilation zu beein-
trächtigen. So ist durch die Lungenschwellung und Lungenstarrheit nicht bloss die Athmung mechanisch erschwert, sondern
es werden auch durch diese erschwerte Athmung, sowie durch die
verkleinerten Excursionen der Lunge, die weder inspiratorisch sich
vollständig ausdehnen, noch exspiratorisch vollständig zusammenfallen kann, Bedingungen · für die Anhäufung von Kohlensäure im
Blute geschaffen, hierdurch die Athmungsreize verstärkt und die
Athmung wird eine unwillkürlich forcirte.

Der Hergang ist also folgender:

Wenn es aus Gründen, die ich später entwickeln werde, zur
Insufficienz des linken Ventrikels kommt, dann steigt der
Druck im linken Vorhofe, mit ihm auch der Druck in den
Lungenvenen und als weitere Consequenz der Druck in den
Lungencapillaren. Die gewöhnliche flache Athmung, die zu
dieser Zeit noch vorhanden sein kann, reicht nun für den Luftwechsel nicht aus, die Arterialisirung des Blutes wird eine un-
genügende, es entstehen dyspnoische Athmungsreize, unter deren
unwiderstehlichem Zwang der Patient tiefer und angestrengter
athmen muss. Trotz aller Anstrengung aber gelingt es ihm nicht,
die Athmung dem Luftbedürfnisse anzupassen. Wenn es auch den
Kranken gelingt, trotz ihrer Starrheit die Lunge auszudehnen, sie
fällt wegen ihrer Schwellung nicht zusammen. Die cardiale
Dyspnoe ist demnach eine doppelte, eine inspiratorische
sowohl als eine exspiratorische, denn sowohl die Inspiration
als die Exspiration werden mechanisch gehemmt. Wie man sieht,
ist die cardiale Dyspnoe ein ununterbrochener Hunger nach Luft.
So wie sich dem durch die Leere des Magens bedingten Hunger-

gefühl die Qual der Angst vor dem Verhungern hinzugesellt, so
gesellt sich zum Lufthunger die Qual der Angst vor dem Ersticken.

Bei der Entwickelung und dem Verlaufe der cardialen Dyspnoe
überwiegen also mechanische Ursachen, d. i. mechanische Hemmnisse. Der veränderte Chemismus des Blutes schafft nicht die
klinische Dyspnoe, d. i. die Athemnoth, er wirkt im Gegentheil der
Athemnoth entgegen, indem er den Luftwechsel durch stärkere
Athmungsreize und durch angestrengte Athembewegung zu bessern
bemüht ist. Die unwillkürlichen, durch das dyspnoische Blut geschaffenen Athmungsreize unterstützen die Willensreize, die sonst
leicht erlahmen würden. Wenn diese unwillkürlichen Athmungsreize nicht wären, so würden die Patienten bald ersticken, denn
sie könnten bei Ausbildung von Lungenschwellung und Lungenstarrheit nicht tiefer athmen als gewöhnlich, deshalb wäre bald
aller Sauerstoff im Blute verzehrt, und reines Erstickungsblut würde
im Körper kreisen. Unter solchen Umständen wäre der baldige
Eintritt des Todes unausweichlich.

Mit dem veränderten Chemismus allein reichen wir, wie leicht
einzusehen, nicht aus, um die klinische Dyspnoe zu verstehen, dagegen erscheinen uns mit Hilfe jener Vorstellungen, die ich soeben
entwickelt habe, die objectiven Vorgänge und subjectiven Beschwerden, aus welchen sich der Symptomencomplex der cardialen
Dyspnoe herausbildet, durchwegs klar und durchsichtig.

Wie entwickelt sich nun die Grundbedingung der cardialen Dyspnoe, die Herzinsufficienz? Ich gebrauche diesen allgemeinen
Ausdruck, betone aber sofort hierbei, dass derselbe auf eine ganz
unvollständige Auffassungsweise hindeutet. Man muss, wie ich
dies in meiner allgemeinen Physiologie und Pathologie des Kreislaufs, unter Zugrundelegung des Experimentes, auseinandergesetzt
habe, bei der Diagnose Insufficienz immer strenge auseinander halten, ob nur einer, und zwar welcher von beiden Ventrikeln von
der Insufficienz befallen, oder ob die Annahme zulässig ist, dass
beide Ventrikel insufficient sind. In diesem letzteren Falle ist
weiters die Entscheidung zu treffen, ob die Insufficienz des einen
Ventrikels die des anderen überwiegt.

Die allgemeine Diagnose Herzinsufficienz genügt nicht, sie
zeigt, dass man nicht, wie es unerlässlich erscheint, in seiner Vor-

stellung sorgfältig die Trennung zwischen beiden Kreislaufshälften und deren Functionen vornimmt. Das kommt wieder daher, dass man gewohnt ist, das klinische Denken mehr auf der anatomischen Grundlage des klinischen Bildes als auf der physiologischen aufzubauen. Bei der Obduction erscheint uns das Herz als ein Ganzes, und so legen wir der klinischen Betrachtungsweise auch das Herz als Ganzes zu Grunde und zwar in jener Gestalt, jenem Aussehen, jenen Veränderungen, wie wir es nach dem Tode anzutreffen vermuthen. Diejenige klinische Betrachtungsweise dagegen, die im Boden sowohl experimentell physiologischer als experimentell pathologischer Erfahrung wurzelt, sondert strenge zwischen den Functionen der beiden Herzhälften und wirft klinische Erscheinungen nicht zusammen, die strenge aus einander gehalten werden müssen.

Um bei unserem diagnostischen Urtheil diese Sonderung vorzunehmen, müssen wir uns vor Allem an die Symptome halten, in denen die Insufficienz des einen oder anderen Ventrikels vorzugsweise zum Ausdruck gelangt. Wir müssen uns gegenwärtig halten, dass die Insufficienz des rechten Herzens eine Hemmung des Abflusses aus den Körpervenen, und die des linken Herzens eine solche aus den Lungenvenen bedeutet. Die Insufficienz des rechten Herzens bedingt also Symptome, die durch Stauung des Blutes in den Körpervenen, die des linken Herzens bedingt Symptome, die durch Stauung des Blutes in den Lungenvenen veranlasst werden. Letztere Symptome habe ich eben besprochen. Ueber die ersteren kann ich wohl hinweggehen, da sie ja genügend bekannt sind, und ich diesbezüglich nichts Neues vorzubringen habe.

Was uns die Percussion, Palpation und Auscultation lehrt, vervollständigt wohl unsere Vorstellungen, denn die hierdurch gewonnene Einsicht klärt uns über die Volumverhältnisse des Herzens, über die Regelmässigkeit oder Unregelmässigkeit seiner Action und Schlagfolge, über die Functionirung seines Klappenapparates etc. auf. Grundlegend aber für das Urtheil über die gleichmässige oder ungleichmässige Arbeit beider Herzhälften sind immer die Symptome der Stauung in den Venensystemen. Wesentliche Aufklärung für die Funktion des linken Ventrikels liefert uns der Puls, über dessen Spannung wir genau unterrichtet sein müssen. Dass die Messung hier sicherere Auskunft giebt als die Schätzung mit dem fühlenden

Finger, darüber kann, ich muss das nochmals betonen, nicht der geringste Zweifel obwalten. Wenn diese Ansicht bisher noch nicht den Aerzten geläufig ist, so liegt diess eben nur daran, dass ihnen die Methode der Blutdruckmessung nicht geläufig ist. Der Werth derselben ergiebt sich Jedem, der sie übt, mit zwingender Gewissheit, und die hier vorgeführten Fälle werden hoffentlich dazu beitragen, diesen Werth auch Jenen einleuchtend zu machen, die bisher mit dem Abschätzen ausreichen zu können glaubten.

Diese Fälle kenntzeichnen sich, wie wiederholt sein soll, durch das Symptom der Dyspnoe, d. i. durch die Neigung des linken Ventrikels zur Insufficienz. Diese Insufficienz erscheint unter dem Wechsel von hohem und niedrigem Blutdruck. Mit diesem Wechsel ist aber die Insufficienz nicht unbedingt verknüpft, denn wir finden Fälle genug, wo dieser Wechsel besteht, aber keine Anzeichen von Insufficienz vorhanden sind.

Das will besagen, dass die Insufficienz des linken Ventrikels mit dem Wechsel des Blutdruckes einhergehen kann, dass sie aber denselben nicht immer begleitet.

So lange mit dem Wechsel des Blutdruckes nicht Dyspnoe auftritt, sind, wie hier gelegentlich bemerkt sein soll, die denselben begleitenden Symptome, wie. Darmträgheit, neurasthenische Zustände, Congestionen, Schwindel etc., nur mit der wechselnden Blutfüllung in Zusammenhang zu bringen. So wie Dyspnoe eintritt, handelt es sich nicht nur um Aenderungen des peripheren Blutlaufes, d. i. um Aenderungen innerhalb des arteriellen Gefässgebietes, sondern um Aenderungen der Herzfunction.

Es fragt sich nun zunächst, ob diese Aenderungen durch Erhöhung oder Erniedrigung des Blutdruckes bedingt sind. Ich muss, um diese Frage zu beantworten, den Erörterungen, welche sich auf den durch therapeutische Eingriffe beeinflussten Vorlauf beziehen, vorgreifen, und hervorheben, dass, wie die Fälle lehren, die Dyspnoe unter sinkendem Druck sich bessert. Auf Grund dieser Erfahrung ist wohl anzunehmen, dass der erhöhte Blutdruck es ist, welcher die veranlassende Bedingung der Insufficienz des linken Ventrikels abgiebt. Dass dem so sein könnte, ist ohne Weiteres ersichtlich. Wenn der Blutdruck durch Erhöhung von Widerständen im Arteriengebiete steigt, dann muss zugleich der intracardiale Druck im linken Ventrikel wachsen, und dementsprechend muss seine Wand mehr gespannt werden. Trotz dieser Spannung, die seine Wand zu dehnen bestrebt ist, wird der Ventrikel, wenn er sich im Vollbesitze seiner physiologischen Eigenschaften befindet, sich ebenso vollständig systolisch contrahiren, wie ein Ventrikel, dessen Wände nicht so sehr gespannt sind, weil er gegen einen geringeren Widerstand, d. i. unter niedrigerem Blutdrucke sich entleert. Eine geringe Einbusse seines systolischen Accomodationsvermögens kann aber schon die Vollständigkeit der Systole nachtheilig beeinflussen und so zur Insufficienz derselben führen. Das Herz braucht hierbei nicht krank zu sein. Denn wie das Experiment lehrt, kann man am gesunden Thierherzen durch Steigerung des Blutdrucks eine Insufficienz des linken Ventrikels erzeugen. Die Compression der Bauchaorta oder eine Splanchnicusreizung genügen schon hierzu, wie in meinem Laboratorium von Kauders und Grossman nachgewiesen wurde, es bedarf nicht erst einer so hochgradigen Blutdrucksteigerung wie sie durch Reizung des Halsmarks (Waller) hervorgerufen wird. Eine solche durch hohe Blutspannung und Dehnung des linken Ventrikels erzeugte Insufficienz nenne ich eine secundäre. Die Entstehungsbedingungen desselben sind ausserhalb des Herzens zu suchen, denn nicht das Herz erzeugt die hohe Spannung, unter der es insufficient wird, sondern ausserhalb desselben entwickeln sich durch Caliberveränderung der Gefässe die Widerstände, welche diese Spannung hervorrufen.

Die secundäre Insufficienz bedeutet also nicht einen pathologischen Zustand. Das secundär insufficiente Herz ist kein krankes. Am allerwenigsten hier, d. i. in den Fällen, wo die Blutdrucksteigerung nicht dauernd ist. Die Herzen jener Individuen, bei denen Dyspnoe besteht, unterscheiden sich allerdings von Jenen, bei denen keine Dyspnoe bemerkbar, dadurch, dass letztere eine vollkommenere systolische Accomodationsfähigkeit besitzen als erstere. Die ersteren sind labiler, sie weichen, ich möchte sagen, leichter einen Schritt vom Wege des normalen Zustandes ab, während letztere sich beharrlicher, resistenter erweisen. Für die Praxis ist diese Erkenntniss von grossem Werthe, weil sie uns über der Höhe der Anforderungen belehrt, denen ein Herz nachzukommen befähigt ist.

Das Auftreten von Dyspnoe in den Fällen von wechselndem

Druck bedeutet also, dass das Herz nicht theilnahmslos dem Wechsel der Gefässerregungen gegenüber steht, sondern dass es durch denselben in Mitleidenschaft gezogen wird. Nebenher machen sich aber in diesen Fällen auch jene Erscheinungen geltend, die, wie ich schon angedeutet habe, nnr mit dem Wechsel der Blutfüllung in den Arterien und Capillaren zusammenhängen. Sieht man die Fälle durch, so findet man selten die Dyspnoe als alleiniges Symptom. In den allermeisten Fällen gehen, wie die Durchsicht derselben zeigt, mit derselben die anderen schon besprochenen Symptome, Darmbeschwerden, Congestionen etc. einher.

Es sollen sich nun einige Bemerkungen und Betrachtungen über den Verlauf und die Behandlung der bisher mitgetheilten Fälle anschliessen.

Da die Fälle sämmtlich in Marienbad behandelt wurden, so galt für Alle, dass sie unter günstigen allgemeinen hygienischen Bedingungen sich befanden. Zu diesen gehörte unbestritten Aufenthalts in staubfreier, ozonhaltiger Luft, Körperbewegung, deren zweckmässige Durchführung durch locale Terrainverhältnisse und die Möglichkeit, die Bewegung durch Ruhepausen zu unterbrechen, begünstigt wird. Diese allgemeinen Hilfsfactoren spielen überall, wo es sich um die Therapie von Störungen der Kreislaufsfunction handelt, ob dieselben nun mit Constipationen oder auch mit neurasthenichen Beschwerden etc. einhergehen, eine wichtige Rolle. Besonders aber handelt es sich bei der Behandlung derartiger Fälle um die Durchführung einer geregelten Lebensweise und einer geregelten Diät. Man darf nicht vergessen, dass schon hierdurch Schädlichkeiten beseitigt werden, die bei der Entwickelung von Gefäss- und Herzkrankheiten einen mächtigen ätiologischen Factor abgeben. Liegen doch erfahrungsgemäss in einer luxuriösen Lebensweise, verbunden mit reichlichem Alkoholgenuss, sehr häufig die Entstehungsbedingungen der Arteriosclerose oder besser gesagt der Angiosclerose.

Die weitaus grösste Bedeutung für die Regelung des Blutdrucks, um die es sich hier in erster Reihe handelt, hat aber die Durchführung einer Trinkcur, deren Zweck darin liegt, die Darmsecretion und Darmentleerung zu regeln. Diese Regelung erscheint zunächst in den Fällen direct indicirt, wo die Hauptbeschwerden in Stuhlverstopfung bestehen. Sie ist aber auch in anderen Fällen

von Wichtigkeit. Diese Wichtigkeit ergiebt sich aus der Thatsache, welche aus den Blutdruckswerthen hervorleuchtet, dass fast
überall, wo im Laufe der Behandlung eine Besserung zu constatiren ist, diese nicht nur mit der Regelung der Defäcation, sondern
auch mit Sinken des Blutdrucks einhergeht. Diesem Sinken des
Blutdrucks, sowie dem Ausbleiben von Schwankungen kommt
gewiss eine grosse therapeutische Bedeutung zu. Denn das ist
zum mindesten sicher, dass, wenn der Blutdruck innerhalb normaler Grenzen sich bewegt, jene Functionen, von denen der Blutdruck abhängt, als normale angesehen werden können. Umgekehrt
kann man aber auch sagen, dass jene störenden Einflüsse, mögen
sie nun von Nervencentren oder Nervenenden ausgehen oder mögen
sie durch Darmreize bedingt sein, nicht existiren oder wenigstens
nicht dominiren, wenn die Blutdruckmessung lehrt, dass grosse
Blutdruckschwankungen und die Disposition zu hohem Blutdruck
nicht bestehen.

Eine besonders hohe Bedeutung hat selbstverständlich das
Sinken des Blutdrucks für unsere Fälle, bei denen als Haupt-
beschwerde Dyspnoe zu constatiren ist. Denn nach den früheren
Auseinandersetzungen ist es ja der hohe Arteriendruck, der das
Entstehen der secundären Insufficienz des linken Ventrikels
und dessen Folgezustände, d. i. der Lungenschwellung und
Lungenstarrheit veranlasst.

Ich muss hier bemerken, dass die Wirkung der glaubersalz-
haltigen Wässer in Marienbad, Carlsbad, Tarasp keineswegs so
sicher und prompt ist, als man sich gemeiniglich vorstellt. Die
Quellen Marienbads und Tarasps sind allerdings wegen ihres stärkeren Gehalts an Glaubersalz mit Bezug auf ihre abführende Wirkung den Carlsbader, Kissinger, Homburger etc. Quellen überlegen.
Sie lassen aber auch sehr häufig in Stich, ja noch mehr, es kommt
nicht selten vor, dass sie Stuhlverstopfungen erzeugen. Warum
das geschieht, ist derzeit nicht recht verständlich. Es mangelt an
der pharmako-dynamisch experimentellen Prüfung dieser Erscheinung. Die Kenntniss derselben für die Praxis ist aber sehr wichtig.
Sie fordert uns auf, in Fällen, wo der Effect der Glaubersalz-
quellen ausbleibt, die Trägheit des Darmes durch Darreichung von
Purgantien, zunächst milder, und wenn man damit nicht ausreicht,
auch stärkerer Mittel, zu überwinden. Das erscheint schon des-

halb geboten, weil man durch die Blutdruckmessung erfährt, dass
mit der Verstopfung in der Regel der Blutdruck steigt,
was selbstverständlich um jeden Preis vermieden werden muss.

Im Besitze dieser Erfahrung und Einsicht wird man die Patienten stets nur geringe Mengen ca. 400—500 g von glaubersalz-
haltigem Wasser trinken lassen. Wenn diese Menge nicht aus-
reichend ist, dann concentrire man zunächst die Lösung durch
Zugabe von Brunnensalz, oder lasse vorher geringe Mengen 50 bis
60 g Bitterwasser trinken. Am zweckmässigsten halte ich die
sofortige Darreichung von pflanzlichen Abführmitteln. Da
stösst man aber nicht selten auf das Vorurtheil der Patienten gegen
Medicamente, die aus der Apotheke verabfolgt werden. Da der Patient sehr häufig in dem Arzte nur den Mann erblickt, der Re-
cepte verschreibt, im Curorte aber für ihn das Recept schon durch
die Curmittel gegeben ist, so betrachtet er nicht selten den Curort
mit seinen Mitteln als den eigentlichen Arzt. Derjenige Arzt, der
ihm der Curort angerathen, d. i. von dem das Recept im Grossen
und Ganzen verschrieben wurde, gilt ihm als der eigentliche Arzt.
Wird ein Medicament verschrieben, so macht ihm das Scrupel.
Entweder glaubt er, er sei an einen unrichtigen Curort geschickt worden, oder er sieht hierin einen Eingriff, wenn ich mich
so ausdrücken darf, in die Rechte des Curortes, d. i. eine Störung
seiner Cur. Solche widerhaarige Patienten macht erst der Erfolg
zahm.

Wenn man in Fällen, wo dem Gebrauch glaubersalzhaltiger
Wässer nicht die gewünschte Wirkung folgt, immer mehr und
mehr trinken lässt, so ruft man nur ungünstige Bedingungen
hervor. Der Leib schwillt an, in schwereren Fällen von Herzinsufficienz, kommt es zur Wasserretention, das Körpergewicht
nimmt zu, und was als besonders schädlich aufzufassen ist, der
Blutdruck wird gesteigert und die Dyspnoe nimmt zu.

Das mag besonders häufig in Fällen vorkommen, die ohne
ärztliche Aufsicht Brunnen trinken, doch giebt es auch Aerzte in
Curorten, die sich so sehr mit dem Interesse des Curortes ver-
wachsen fühlen, dass sie ihre Aufgabe nur darin erblicken, die
Zahl der Gläser zu bestimmen, die der Patient trinken soll. Auf
derartige Vorkommnisse mögen sich wohl die abfälligen Bemer-

kungen über die Behandlung derartiger Kranke in Marienbad beziehen.

Nach diesen allgemeinen Betrachtungen über die Wirkung und
Bedeutung salinischer Abführmittel, übergehe ich zur speciellen
Therapie der Dyspnoe.

Da es sich hier, wie ich früher auseinandergesetzt habe, vornehmlich um einen labilen Zustand des Herzens handelt, das schon
bei geringen Erhöhungen des Blutdruckes seine physiologische Accomodationsfähigkeit in höherem oder geringerem Grade einbüsst,
so hat die Therapie vor Allem darauf Rücksicht zu nehmen, dass
derartige Erhöhungen vermieden werden. Wie ich schon erwähnt,
erweisen sich Eingriffe, welche die Darmthätigkeit anregen, als
nützlich. Bei dieser Gelegenheit muss ich betonen, dass ich durchaus nicht der Meinung bin, dass gerade die Marienbader Quellen
für eine derartige Behandlung das einzig Richtige sind. Leyden
hat vollkommen Recht, wenn er bei Besprechung der Therapie
des Fettherzens den Satz ausspricht: gar Viele Wege führen nach
Rom. Man kann die Thätigkeit des Darms durch verschiedene
Medicamente und an verschiedenen Curorten anregen. Man kann
das zu Hause ebenso thun, wie anderwärts. Es ist gar nicht unbedingt nothwendig, dass man solche Kranke in Bäder schicke.
Weit wichtiger ist es, über ihren Zustand vollständig unterrichtet
zu sein und das ist man nicht, ich muss das wieder eindringlich
betonen, wenn man nicht Blutdruck misst. Denn gerade der
Wechsel des Drucks, dessen Kenntniss wir nicht entbehren können,
muss, wie nicht anders möglich, dem Untersucher, der nur mit
dem Finger die Pulsspannung beurtheilt, entgehen. Ebenso müssen
ihm die Aenderungen entgehen, welche der Blutdruck unter wechselndem Befinden des Kranken erfährt. Für die Beobachtung des
Verlaufes, für die Beurtheilung des Erfolges und des Misserfolges
der Behandlung ist, davon habe ich mich oft genug überzeugt,
die Blutdruckmessung unerlässlich. Wie oft bedauerte ich nachträglich, dass es mir nicht gegönnt war, meine Patienten häufiger
zu sehen, und häufiger zu messen.

Die ableitende Methode ist, wie nochmals zu betonen ist, besonders da wichtig, wo es sich nebst der Dyspnoe auch um habi-
tuelle Verstopfung handelt. Hier sind es die directen Folgezu-

stände der mangelhaften Darmentleerung, wie Aufgetriebenheit des
Bauches, Meteorismus, welche die Athmungstüchtigkeit als solche
ungünstig beeinflussen. Denn dieselben schaffen Bedingungen,
welche Hochstand des Zwerchfells, also Hemmnisse für dessen
freie Bewegung erzeugen. Schon aus diesem Grunde muss man
bei Allen, welche zur Dyspnoe neigen, darauf achten, dass der
Darm hinreichend entleert wird. Hierdurch bewirkt man eine
freiere unbehinderte Thätigkeit des Zwerchfells oder, was dasselbe
bedeutet, eine freiere Entwicklung der inspiratorischen Muskel-
kräfte.

Die Erniedrigung des Blutdrucks wirkt, wie wiederholt sein
soll, günstig auf das Herz, indem es ihm die Anstrengung erspart,
seinen Inhalt unter grösserem Widerstande, d. i. unter höherem
Druck auszutreiben. Diese Anstrengung muss aber vermieden
werden, weil unter derselben der linke Ventrikel insufficient wird,
und an diese Insufficienz sich jener Lungenzustand anschliesst, der
wie ich gezeigt habe, die Hauptbedingung für die Dyspnoe abgiebt.

Es handelt sich aber nicht allein darum, dem Herzen Anstrengung zu ersparen, man muss auch trachten, es in eine günstigere Condition zu bringen. Wie bringen wir das zu Stande?

„Haeret lateri letalis hirundo“! Dieser Satz war noch zu Zei-
ten Corvisart's der traurige Wahlspruch des Arztes bei der Behandlung von Herzkrankheiten, und die Verabreichung von Digitalis bedeutete so ziemlich Alles, was der Arzt zu leisten im
Stande war. Allerdings bezieht sich das vornehmlich auf die Behandlung von Herzkrankheiten in deren letzten Stadien, denn frühere Stadien, in denen es sich nicht so sehr um anatomische Veränderungen des Herzens und seiner Klappen, sondern nur um
functionelle Störungen desselben handelt, diagnosticirte man nicht,
weil man überhaupt den Schwerpunkt der klinischen Diagnose,
in der Uebereinstimmung zwischen jenen Vorstellungen erblickte,
zu denen man durch die Untersuchung des Herzens mittelst der
sogenannten physikalischen Untersuchungsmethoden und durch die
Obduction gelangte.

Das ist anders geworden, seitdem die Einsicht sich allmälig
Bahn bricht, dass doch auch jene Erscheinungen Beachtung verdienen, die nicht erst durch eine anatomische Läsion des Herzens,

sondern schon durch eine functionelle Störung desselben bedingt sind. Man fängt an einzusehen, dass man eine klinische Diagnose nicht erst mit dem Ausblick auf einen Sectionsbefund machen soll, sondern schon zu einer Zeit, wo man auf einen solchen Ausblick noch nicht rechnen kann.

Auf die Wichtigkeit in solcher Weise, d. i. functionell zu diagnosticiren, habe ich schon Anfangs der 80er Jahre in einem Vortrage aufmerksam gemacht, den ich auf einem Congresse für interne Medicin gehalten habe. Es ist auch ein unbestreitbares Verdienst Rosenbach's, diese Wichtigkeit in Abhandlungen und Lehrbüchern betont zu haben.

Durch die Kreislaufstherapie von Oertel und die therapeutischen Versuche der Nauheimer Aerzte Brüder Schott, Grödel etc. etc. sind ebenfalls vielfache Anregungen nach dieser Richtung gegeben worden.

Man darf übrigens nicht glauben, dass die Lehre von den functionellen Störungen des Herzens allerjüngsten Datums ist. Schon ältere Autoren, wie Williams und Stokes, machen darauf aufmerksam, ebenso Fothergill, Da Costa und Leyden.

So wenig es mir einfällt, die Verdienste all dieser mir bekannten Autoren und wohl auch vieler Anderen, deren Angaben mir entgangen sein können, zu schmälern, so muss ich doch hervorheben, dass die klinische Beobachtung allein nicht für das Fundament der Lehre von den Functionsstörungen des Herzens und deren Diagnose ausreicht.

Sowie die Kenntniss der normalen Function des Herzens muss auch die Kenntniss von der gestörten Function desselben von den durch das Experiment gewonnenen Erfahrungen ausgehen. Auf Grund solcher Erfahrungen müssen wir den Einklang herzustellen trachten zwischen den krankhaften Symptomen, d. i. dem, was uns Beobachtung und Untersuchung über die Functionsweise des Herzens am Menschen lehren und dem, worüber wir durch genaue Analyse der Vorgänge im gesammten Kreislaufe, die Lungen inbegriffen, durch das Thierexperiment unterrichtet werden.

Auf diese Weise gelangen wir erst zu wohlbegründeten Theorien, die nicht hypothetischer Natur sind. Denn diese werden von zwei Seiten her durch Thatsachengebiete gestützt. Auf der einen Seite durch das Thatsachengebiet der klinischen Beobachtung und

Untersuchung, auf der anderen durch das Thatsachengebiet, welches dem Experimente entlehnt ist. Diese beiden Thatsachengebiete müssen in enge Berührung mit einander gebracht werden. Nur so entgeht man der Speculation. Es ist aber nicht gestattet, aus einem Thatsachengebiete ohne Kenntniss des anderen theoretische Folgerungen abzuleiten. Der Experimentator, der sich auf das klinische Gebiet als einem ihm unbekannten Terrain begiebt und dasselbe zu beherrschen wähnt, ist ebenso sehr im Unrecht, als der Kliniker, der das Experiment für das Verständniss des ihm bekannten Thatsachengebietes entbehren zu können glaubt. Jeder von beiden läuft so Gefahr, der Speculation in die Arme zu fallen, die übrigens für Viele deshalb etwas Verlockendes hat, weil sie leicht und mühelos zum Ziele führt.

Diagnosen lassen sich leicht mit Hilfe der Speculation machen, ebenso leicht gelangt man mit Hilfe der Speculation zu Vorstellungen über die Wirkungsweise von Heilmethoden, wenn man an den gewonnenen Erfahrungen eine milde Kritik übt und es mit der Auslegung derselben leicht nimmt. Nicht schwer gelingt es, derartige Auslegungen so zu formuliren, dass sie anscheinend auf wissenschaftlichem Boden stehen.

Von einem derartigen Vorgehen, dem man nicht so selten begegnet, suche ich mich bei der Behandlung meines Stoffes möglichst fern zu halten. Ich beschränke mich auf die Mittheilung von Thatsachen der Beobachtung am Kranken und da, wo ich eine Aufklärung derselben anstrebe, suche ich die Vermittelung derselben mit anderen mir wohlbekannten und direct geprüften Thatsachen auf dem Erfahrungsgebiete der experimentellen Physiologie und Pathologie.

Ich habe früher den Satz ausgesprochen, dass man bei der Behandlung der secundären Insufficienz des linken Ventrikels, d. i. jener, welche sich unter hohem Druck ausbildet, zunächst darauf zu achten habe, dass die Anstrengung derselben durch Herabsetzen des Arteriendrucks möglichst verringert werde. Dann muss man, sagte ich, trachten, das Herz in eine bessere Condition zu bringen, man muss es stabiler machen, d. h. seine Neigung bekämpfen, in den Zustand der Insufficienz zu verfallen.

Die folgende Darlegung, welche bemüht ist, darzuthun, wie dieses Ziel zu erreichen ist, stützt sich auf meine Lehre von der secundären Insufficienz des linken Ventrikels als Folgezustand des erhöhten intercardialen Drucks.

Der Folgezustand der secundären Insufficienz ist, wie wiederholt sein soll, die Dyspnoe cardialen Ursprungs.

Trotzdem ich die Beziehung zwischen Insufficienz des linken Ventrikels und Dyspnoe schon früher auseinandergesetzt habe, so halte ich es doch für nöthig, ehe ich von den Grundpricipien der Therapie der Herzinsufficienz spreche, nochmals hierauf zurückzukommen.

Die Dyspnoe cardialen Ursprungs entsteht nicht bloss, wie bisher angenommen wurde und zum Theile auch noch gelehrt wird, weil durch die Insufficienz des linken Ventrikels der Blutstrom in den Lungen sich verlangsamt, hiermit das Blut eine dyspnoische Beschaffenheit annimmt und zu starken Athemzügen anregt, die cardiale Dyspnoe verdankt vielmehr in erster Reihe ihre Entstehung einem mechanischen Athmungshinderniss, das durch die vermehrte Blutfüllung und Blutspannung in den Lungenalveolen, d. i. durch die Lungenschwellung und Lungenstarrheit erzeugt wird.

Die Kenntniss der Beziehung zwischen Dyspnoe und Insufficienz des linken Ventrikels ist die eigentliche Grundlage unserer Einsicht in Vorgänge, die sich im Verlaufe von Herzerkrankungen, als deren Hauptsymptom die Dyspnoe in den Vordergrund tritt, abspielen. Ohne diese Kenntniss bleibt jeder therapeutische Erfolg oder Misserfolg unverständlich. Wir können ihn bei der Beobachtung wohl constatiren, wir sind aber nicht im Stande, die Bedingungen, die hierbei in Spiel kommen, genau zu discutiren oder, wie man sich gewöhnlich ausdrückt, wir sind nicht im Stande, den therapeutischen Eingriff zu erklären.

Ich wiederhole, um Missdeutungen vorzubeugen, die Erkenntniss der Relation zwischen Herzerkrankungen und Dyspnoe ist nicht neu, sie ist eine sehr alte. Aber die Einsicht in diese Relation nimmt ihren Ursprung von der Erkenntniss, dass die cardiale Dyspnoe mechanischen und nicht nervösen, durch den Chemismus des Blutes bedingten Ursprungs sei. Durch die Insufficienz des linken Ventrikels tritt eine Verschiebung der Kreislaufs- und Athmungskräfte ein. Während sonst, wo der linke Ventrikel sich vollständig contrahirt, seine Arbeit der Füllung der Körperarterien

ganz zu Gute kommt und der Inhalt des linken Vorhofs sich un-
gehindert in den am Schlusse der Systole fast inhaltsleeren Ventrikel ergiesst, ebenso der rechte Ventrikel nur unter mässigem
Drucke die Lungenarterien und Alveolarcapillaren mit Blut versorgt, wird nun während der secundären Insufficienz nur ein Theil
der während der Systole entwickelten lebendigen Kräfte zur Aus-
treibung des Blutes und zur Füllung der Arterien verwendet, ein
anderer Theil geht in der Spannung nnd Dehnung des Ventrikels
verloren. Hierdurch aber wird die Entleerung des linken Vorhofs
gehemmt und der Entleerung des rechten Ventrikels erwachsen
nun grössere Widerstände, die er unter grösserer Anstrengung zu
überwinden hat. Die Kräftevertheilung zwischen linken und rechten
Ventrikel also hat sich geändert und ebenso das Verhältniss
zwischen den vom linken Ventrikel ausgehenden, der Beförderung
des arteriellen Blutes dienenden Kräften und jenen Muskelkräften,
welche der Erweiterung des Thorax, also der Athmung dienen.
Diese letzteren stehen gewissermaassen in umgekehrtem Verhältnisse zur Arbeit des linken und im graden zur Arbeit des rechten
Ventrikels. Die Athmung geht, weil im ersten Falle, d. i. wenn
der linke Ventrikel sufficient ist und der rechte Ventrikel unter
geringer Anstrengung arbeitet, mühelos von Statten, weil hier die
Lunge leicht dem Zuge der Athmungsmusculatur folgt, während im
zweiten Falle, d. i. bei der Insufficienz des linken Ventrikels und
der hiermit einhergehenden grösseren Anstrengung des rechten, die
starr gewordenen Lungen sich nur schwierig ausdehnen lassen.

Die Ueberlastung des rechten Ventrikels ist die schädliche
Folge der Blutüberfüllung in den Lungen; sie ist ein Glied im
Circulus vitiosus, der durch die Insufficienz des linken Ventrikels
geschaffen wird. Ihr eine compensatorische Bedeutung zuschreiben
wollen, wie dies von vielen Seiten geschieht, heisst einen logischen
Gewaltact begehen, der seinen Urhebern das Verständniss für die
hier stattfindenden Vorgänge vollständig trübt.

Um den durch die Insufficienz des linken Ventrikels geschaffenen Circulus vitiosus zu zerstören, muss man versuchen, den
linken Ventrikel so gut, als es möglich ist, zu restituiren, d. i. ihm
zum Wiedergewinn seiner physiologischen Accommodationsfähigkeit
zu verhelfen. Von diesem Gedanken vor Allem hat die Therapie
der Insufficienz auszugehen. Dieser Weg ist, wie sich zeigen wird,

klar durch das Experiment vorgezeichnet. Ich will auch gleich betonen, dass die klinisch physiologische Analyse bekannter und viel geübter Methoden mit diesem Gedanken sehr wohl im Einklange steht. Dieser Analyse steht aber, wie ich ebenfalls betonen muss, der Compensationsgedanke vollständig fern, ebenso fern steht ihr der Gedanke, dass man der Function des linken Ventrikels von Seite des rechten dadurch zur Hilfe kommen könne, dass man in erster Reihe diesem seine Arbeit erleichtert. Dieser Gedanke liegt den Oertel'schen Betrachtungen zu Grunde.

Eine therapeutische Betrachtung, die auf festem physiologischem Boden steht, wird sich immer gegenwärtig halten müssen, dass man wohl nur das Herz als Ganzes behandeln kann, dass aber in demselben der linke Ventrikel den dominirenden Theil darstellt. Die Function des rechten Ventrikels ist dem des linken untergeordnet. Einander beigeordnet sind die beiden Ventrikel, nur mit Rücksicht auf die Gleichzeitigkeit, nicht aber mit Rücksicht auf die Gleichheit ihrer Action.

So viel vom allgemeinen Gedankengang, innerhalb dessen wir uns bei Betrachtungen über die Therapie der secundären Insufficienz zu bewegen haben.

Ich gehe nun zur Frage über: wie macht man ein insufficient arbeitendes Herz sufficient?

Es giebt zweierlei Wege, die zur Beantwortung dieser Frage führen. Der empirisch-klinische und der experimentelle. In beiden Fällen ist es der Versuch, mit Hilfe dessen wir der Beantwortung dieser Frage näher treten. Im ersteren Falle ist es der therapeutische Versuch am Menschen, im zweiten der Versuch am Thiere.

Der Weg des therapeutischen Versuchs ist namentlich in den letzten Jahren von mehreren Seiten eingeschlagen worden. Zu den betreffenden Autoren zählen alle jene, welche für die Behandlung von Herzkrankheiten Terraincuren, Flüssigkeitsentziehungen, Bäder, Gymnastik vorschlugen. Auf Grund von günstigen Erfahrungen, die diese Herztherapeuten mit ihren Methoden errungen haben, wurden von ihnen Theorien aufgestellt, die ich nach meinen früheren Auseinandersetzungen als Hypothesen grossentheils speculativen Ursprungs bezeichne. Deshalb unterlasse ich es, auf dieselben einzugehen, wiewohl ich den Werth des thatsächlichen Ursprungs dieser Hypothesen durchaus nicht in Abrede stelle. Ich

kann das umso weniger thun, als ich ja den therapeutischen Versuch ununterbrochen pflege. Die Theorien, die ich vortrage, ent-
stammen nicht dem therapeutischen Versuche, sondern dem Thierversuche, denn nur hier können wir uns durch sichere, einwands-
freie Methoden wirkliche Aufklärung über die Thätigkeit des Herzens unter verschiedenen Bedingungen verschaffen.

Man sieht, ich betrete den zweiten Weg.

Diesen Weg habe ich aber nicht, wie ich ausdrücklich betonen muss, als Physiologe, sondern als Arzt betreten, dem daran
gelegen war, die Erfahrungen seiner Praxis zu durchleuchten und
sie verstehen zu lernen.

Aus der Praxis entstammte das Bestreben, mich über die
Entstehungsbedingungen der Dyspnoe aufzuklären und die Praxis
führte mich auch zu dem experimentellen Studium der Herzinsufficienz und ihrer Behandlung. Diese letzten Studien nahmen aber
ihren Ausgangspunkt von den in meinem Laboratorium ausgeführten
Untersuchungen über Dyspnoe und Lungenödem[1]).

Durch die von Dr. Grossmann ausgeführten Muscarinver-
suche wurde constatirt, dass es eine Insufficienz giebt, welche
durch einen Krampf der Herzmusculatur bedingt ist. Durch diesen
Krampf wird die Ausweitungsfähigkeit, d. i. die diastolische Accommodation der Ventrikel, aber mehr die des muskelstarken
linken, als die des muskelschwachen rechten behindert. Namentlich lehrreich sind die Versuche, die am eröffneten Thorax und freigelegten, vom Pericardium entblössten Herzen angestellt werden.
Man sieht hierbei, wie der linke Ventrikel kleiner und der rechte
grösser wird. Die Verkleinerung des linken Ventrikels ist die
directe Folge des Herzkrampfes. Indem hierdurch der linke Ventrikel deshalb, weil er sich diastolisch nicht ausweiten und die
ihm zuströmenden Blutmengen nicht aufnehmen kann, insufficient
arbeitet, steigt der Druck im linken Vorhofe. Diese Drucksteigerung pflanzt sich durch die Lungenvenen und Lungencapillaren bis

---

[1]) Ich verweise diesbezüglich auf die Sammlung der in meinem Laboratorium ausgeführten Arbeiten, d. i. auf meine „Klinisch experimentelle Studien“, auf
mein Lehrbuch „Allgemeine Physiologie und Pathologie des Kreislaufs“, sowie
auf die letzten Jahrgänge der Zeitschrift für klinische Medicin. Dort findet man
die ausführlichen Schilderungen der hierher gehörigen Versuche, sowie die
Namen der Autoren, die sich an denselben betheiligt haben.

zu den Lungenarterien fort. Der rechte Ventrikel arbeitet unter
grösserem Widerstande und dehnt sich hierbei aus. In Folge dieser
veränderten Herzfunction kommt es zur Lungenschwellung und
Lungenstarrheit und zu einem Lungenödem mit geringer Transsudation.

Injicirt man während dieses Stadiums Atropin in die Venen,
dann sieht man, wie in überraschender Weise das Bild sich ändert.
Der Herzkrampf wird nach wenigen Secunden gelöst, der vorher
kleine linke Ventrikel wird grösser und der vorher grosse rechte
Ventrikel wird kleiner. Es haben sich wieder normale Kreislaufsverhältnisse hergestellt, der Druck im linken Vorhofe ist wieder
abgesunken und ebenso der Druck in den Lungenarterien. Die
Lungenschwellung und Lungenstarrheit sind verschwunden. Wir
gewinnen durch diesen Versuch einen klaren Einblick in die Vorgänge, welche einerseits durch die Insufficienz entstehen und andererseits beim Schwinden derselben eintreten. Der zweite Theil
derselben, d. i. die Entgiftung durch Atropin, ist, wie man sieht,
namentlich für das Verständniss der Herztherapie von aufklärender
Bedeutung.

Die durch Muscarin hervorgerufene Insufficienz des linken
Ventrikels ist allerdings nicht jene, die uns zumeist hier beschäf-
tigt, d. h. sie ist keine secundäre, sie ist nicht unter hohem
Blutdruck, sondern umgekehrt unter niedrigem Blutdruck entstanden.
Der niedrige Blutdruck nach Muscarinvergiftung ist durch die
starke Verlangsamung der Herzcontractionen veranlasst.

Die Herzinsufficienz nach Muscarin beruht auf Bedingungen,
die im Herzen selbst entstehen, sie ist also eine primäre Insufficienz.

Nicht jede primäre Insufficienz, die man auf toxischem Wege
zu erzeugen im Stande ist, beruht aber auf einem Herzkrampfe.
Derselben liegt vielmehr in der Regel verminderte Contractionsfähigkeit des Herzens zu Grunde. Eine solche primäre Insufficienz, von welcher der linke Ventrikel mehr ergriffen wird als der
rechte, kann man, wie die Versuche von v. Zeissl und Winkler
gelehrt haben, durch Jod und Amylnitrit erzeugen. Die durch
Jod und Amylnitrit erzeugte Insufficienz führt nicht bloss zur
Lungenschwellung und Lungenstarrheit, sondern auch zu einem
ausgesprochenen Lungenödem mit profuser Transsudation. Letztere

ist hier so reichlich, dass sich reicher Schaum aus der Trachea entleert.

Die primäre Insufficienz, die durch Jod und Amylnitrit erzeugt wird, lässt sich nicht so wie die durch Muscarin erzeugte durch Gegengifte beseitigen. Wir sind nicht im Stande, hier durch Einwirkung von Gegengiften Vorgänge zu erzeugen, die uns die Heilung der Insufficienz vergegenwärtigen. Eine Vorstellung hiervon können wir uns allerdings verschaffen, wenn wir gewissermassen das Erscheinungsbild umkehren, d. i. die durch Jod und Amylnitrit geschaffenen Vorgänge als initiale betrachten und ihnen die normalen Vorgänge folgen lassen.

Es handelt sich aber hauptsächlich darum in Erfahrung zu bringen, ob es auf experimentellem Wege möglich ist, die Insufficienz der Ventrikel so zu beseitigen, wie man durch Atropin die Muscarinsufficienz zu beseitigen vermag.

Ein Vorbild hierfür liefert uns zunächst der Digitalisversuch am Thiere angestellt. Wir können diesen in doppelter Weise vornehmen. Einmal nur mit Rücksicht auf die Aenderungen der Kreislaufsverhältnisse, dann nur mit Rücksicht auf die Aenderungen der Athmung. In ersterem Falle prüfen wir am curarisirten Thiere die Aenderungen, welche der Druck in den Arterien und der Druck im linken Vorhof durch Injection von Digitalis erfährt. Hierbei sehen wir, dass der Druck in den Arterien steigt, aber zugleich der Druck im linken Vorhof sinkt. Wir können hierbei vollständig von der Frage, ob das Steigen des Blutdrucks in den Arterien durch Verengerung der kleinen Arterien bedingt sei, absehen. In der Thatsache allein, dass mit dem Steigen des Drucks in den Arterien der Druck im linken Vorhofe sinkt, ersehen wir den sichtlichen Ausdruck für die Besserung der Arbeit des linken Ventrikels. Die Contractionen desselben müssen viel ausgiebiger geworden, es muss in Folge dessen nach der Systole ein freierer Raum im Ventrikel geschaffen worden sein, denn sonst hätte der linke Vorhof sich nicht leichter d. i. ausgiebiger entleeren können, als diess früher geschah, wo der Druck im linken Vorhofe verhältnissmässig grösser gewesen ist.

Aus dieser Wirkungsweise der Digitalis müssen wir folgern, dass das normale Herz sich nicht so vollständig contrahirt, als das unter dem Einfluss von Digitalis stehende. Mit anderen Wor-

ten es giebt eine physiologische Insufficienz des Herzens,
und diese physiologische Insufficienz ist durch Digitalis derart zu
beseitigen, dass das Herz im Vergleiche zu seiner physiologischen
Arbeit, die wir ja als relativ sufficiente ansehen dürfen, in einen
Zustand von Hypersufficienz geräth. Wenn dies geschieht, so
müssen hier die Lungen-Capillaren noch unter geringerem Drucke
gefüllt werden als in der Norm. Das will sagen, dass schon in
der Norm ein geringer Grad von Lungenschwellung und Lungenstarrheit bestehen muss, der durch Digitalis beseitigt. wird. In
vollständiger Uebereinstimmung mit dieser theoretischen Forderung
steht der Thierversuch. Stellt man nämlich den Digitalisversuch
nicht am curarisirten, sondern am spontan athmenden Thiere an
und bestimmt hierbei, wie diess Zerner in meinem Laboratorium
gethan hat, das Verhältniss zwischen der bei jeder Inspiration erfolgenden Athemanstrengung, die sich sehr leicht manometrisch
bestimmen lässt, und der mit jeder Inspiration erzielten Luftaufnahme, die spirometrisch messbar ist, so sieht man, dass dieses
Verhältniss durch Einwirkung von Digitalis aufs Herz wächst,
d. h. der Nutzeffekt der Athmungsarbeit ist grösser geworden,
und zwar deshalb, weil die Lungen bei gleicher Athemanstrengung
sich mehr erweitern und in Folge dessen mehr Luft aufnehmen
können.

Die Thatsache, dass die Contractionen des normalen Herzens
nicht vollständige sind, ist schon von den Physiologen auf anderem und zwar directem Wege constatirt worden. Der Digitalisversuch liefert, wie wir sehen, den indirecten Beweis für die Un-
vollständigkeit der normalen Herzcontraction, d. i. für die physiologische Herzinsufficienz.

Die physiologische Herzinsufficienz muss, insolange das Herz,
resp. der linke Ventrikel seinen Inhalt unter mittlerem Drucke,
also bei normalen Widerständen in die Arterienbahn auswirft, als
eine primäre bezeichnet werden, denn der Entstehungsgrund liegt
in der physiologischen Eigenschaft des Herzens sich nicht ad
maximum zu contrahiren. Diese primäre physiologische Insufficienz kann unter Umständen, die wir später näher beleuchten
werden, in eine secundäre übergehen, wenn die Gefässwiderstände
grösser werden, in Folge dessen der Arteriendruck und mit diesem
der intracardiale Druck im linken Ventrikel wächst. Ich spreche

immer nur von der Insufficienz des linken Ventrikels und nicht von der des rechten. Es ist wohl mit Bestimmtheit anzunehmen, dass ebenso wie der linke auch der rechte Ventrikel unter normalen Verhältnissen sich in gleicher Weise, wie der linke Ventrikel nicht bis zur vollständigen Entleerung seines Inhalts contrahirt. Diess ist auch, wie die Ueberlegung ergiebt, ein physiologisches Postulat. Die Gleichmässigkeit der Contractionen beider Ventrikel ist nämlich, wie ich dies in meiner allgemeinen Physiologie und Pathologie des Kreislaufs auseinandergesetzt habe, die Grundbedingung normaler Kreislaufsverhältnisse und einer normalen Blutvertheilung. Wäre der rechte Ventrikel relativ weniger insufficient als der linke, so müsste die Insufficienz des linken Ventrikels mit allen ihren Folgeerscheinungen prävaliren, was aber bekanntlich unter normalen Verhältnissen nicht der Fall ist.

Von einer secundären Insufficienz des rechten Ventrikels in Folge Verengerung im Gebiete der Pulmonalarterien können wir ganz absehen, da ja, soweit bisher bekannt ist, die Lungengefässe nicht vasomotorischen Einflüssen unterstehen. Jede secundäre Insufficienz des rechten Ventrikels entsteht nur durch die Insufficienz des linken Ventrikels, und die hierdurch bedingte Drucksteigerung im linken Vorhof. Nur die Verödung eines Theils der Lungengefässe wie sie beim Emphysem stattfindet, kann noch zur secundären Insufficienz des rechten Ventrikels führen. Das habe ich nur der Vollständigkeit halber hier erwähnt, da ich später keine Veranlassung finde von diesem Vorkommen noch weiter zu sprechen.

Ich habe der bisher von den Klinikern sowohl als Physiologen wenig oder gar nicht beachteten physiologischen Herzinsufficienz mehr Aufmerksamkeit gewidmet, weil die Kenntniss derselben uns das Verständniss für alle Versuche am Thiere, die zur Therapie des insufficienten Herzens in Beziehung stehen, erschliesst.

Vom Digitalisversuche habe ich schon gesprochen. Ich muss aber noch diesbezüglich nachtragen, dass eine Einsicht in die Wirkungsweise dieses so bekannten und vielgebrauchten Mittels eigentlich erst durch die Kenntniss der physiologischen Herzinsufficienz erschlossen ist. Aus früheren von Traube, Ackermann etc. angestellten Versuchen wusste man wohl, dass durch Digitalis der arterielle Blutdruck erhöht werde. Diese Steigerung bezogen einige, wie Traube u. A., auf Erregung des musculomotorischen Herzapparates, andere auf Gefässverengerung. Der Theorie von der Steigerung der Herzthätigkeit durch Digitalis fehlte aber so lange der feste Boden, als man von der Vorstellung ausging, dass die Systole des normalen Herzens eine vollständige sei. Wie sollte unter dieser Voraussetzung das Herz eine grössere Arbeit leisten? Mehr als vollständig konnte es sich ja nicht contrahiren, mehr austreiben als seinen ganzen Inhalt konnte es auch nicht. Die arterielle Drucksteigerung ohne gleichzeitige Gefässcontraction musste auf diese Weise für Jeden, der sich die Sache genauer überlegte, unverständlich bleiben. Vom rein theoretischen Standpunkte musste man also Jenen Recht geben, welche die arterielle Druckerhöhung nach Digitalis als eine Folge von Gefässverengerung deuteten. Eine solche Meinung konnte aber unmöglich den Kliniker befriedigen, der am Krankenbette die Folgen einer besseren Herzarbeit vor sich sah. Die Meinung Traube's war also, wiewohl sie sich auf Thierexperimente stützte, die keine sichere Deutung zuliessen, doch, ich möchte sagen, durch den richtigen klinischen Blick, mehr instinctiv als intuitiv entstanden. Jetzt, wo man im normalen Thierherzen ein insufficientes erblickt und das methodisch vollkommenere Thierexperiment uns auch durch die Messung des Drucks im linken Vorhofe über die Aenderungen der Herzarbeit belehrt, steht auch der Thierversuch mit der klinischen Erfahrung im besten Einklange. Jetzt weiss man, dass Digitalis die normale physiologische Insufficienz des Thierherzens beseitigt.

Hiermit ist das Verständniss für die Beeinflussung des pathologisch insufficienten Herzens durch die Einwirkung dieses so viel gebrauchten Herzmittels eröffnet.

Die blutdrucksteigernde Wirkung der Digitalis erklärt sich nun leicht und sicher dadurch, dass das Herz sich vollständiger contrahirt als im normalen Zustande und in Folge dessen mehr Blut in die Arterien befördert. Die gefässverengernde Wirkung der Digitalis spielte bei der nun gewonnenen Einsicht eine untergeordnete Rolle. Wir kommen auf diesen Punkt später nochmals zurück, wenn wir die Indicationen der Digitalisbehandlung besprechen.

Was ich hier von der Digitalis gesagt habe, gilt im Grossen

und Ganzen auch von Strophantus. Inwiefern sich die Indicationen
dieser beiden Herzmittel von einander unterscheiden, soll auch
später besprochen werden.

Ebenso wichtig als für die medicamentöse Therapie des Herzens ist die Kenntniss der normalen, d. i. physiologischen Herzinsufficienz für diejenige Therapie, die nicht von Herzgiften Gebrauch macht, sondern sich zumeist auf die Anwendung physiologischer Reize beschränkt.

Die physiologischen Reize, die man bei der Therapie der Herzerkrankungen zur Anwendung bringt, sind Hautreize und Muskelreize. Hautreize erzeugt man durch Bäder, hydriatische Proceduren, Muskelreize durch active und passive Bewegung der Körpermusculatur.

Die Grundlagen unserer Kenntniss von der günstigen Einwirkung von Bädern, Muskelbewegungen, Terraincuren, Gymnastik in
deren verschiedenen Ausübungsarten, wozu Widerstandsgymnastik,
passive Gymnastik mit und ohne Hilfe von Apparaten gehören,
sind rein empirische.

So wichtig diese Erfahrungen, so lehren uns dieselben doch
nur, dass gewisse Eingriffe unter Umständen günstig wirken. Wir
lernen hierdurch das post hoc kennen, aber nicht das propter
hoc. Die Erfahrung allein lässt uns in Unkenntniss, welchen Bedingungen wir diese günstige Wirkung zuzuschreiben haben. Von
den Ansichten über die Wirkungsweise solcher Eingriffe, die von
jenen Seiten, welche die physiologischen Heilmethoden empfehlen,
ausgesprochen werden, werde ich hier nicht sprechen, weil ich nicht
geneigt bin, deren problematische Natur zu beleuchten und so mich
in unfruchtbare Discussionen einzulassen.

Statt dessen begebe ich mich wieder auf den Boden der Thatsachen. Diese sind wieder dem Thierexperimente entnommen und
haben, soweit ich sehe, ebenso als sichere Grundlagen für das
Verständniss der Wirkung physiologischer Reize zu gelten, wie
die toxischen mit Herzgiften angestellten Thierversuche für das
Verständniss der medicamentösen Behandlung von Herzerkrankungen.

Der Grundversuch, von dem die Lehre von der physiologischen Heilmethode der Herzinsufficienz auszugehen ist, ist ein
alter, viel geübter, aber doch nicht genügend verstandener. Cen-

trale Reizung von sensiblen Nerven ruft bekanntlich eine Steigerung des Arteriendrucks hervor. Da man bei den betreffenden
Versuchen nur das Verhalten des Blutdrucks berücksichtigte, so
sah man in denselben nur den Ausdruck einer auf dem Wege des
Reflexes erfolgenden Reizung der vasomotorischen Centren, wodurch
die Gefässe contrahirt und im Gebiete der arteriellen Strombahn
Widerstände erzeugt wurden. Grössere Widerstände vermehren, das
ist zweifellos, die Anstrengung des Herzens. Hierüber belehrt uns
das Steigen des Blutdrucks in bestimmter Weise.

Von einem Herzen aber, das durch Reizung sensibler Nerven
in einen Zustand gesteigerter Anstrengung gesetzt wird, kann man
nicht ohne Weiteres sagen, dass es auch besser arbeitet. Von
einer besseren Arbeit können wir erst sprechen, wenn wir dessen
sicher sind, dass die Blutmenge, die das Herz unter einem höheren
Druck auswirft, zum mindesten nicht abgenommen hat. Hierzu
gehört, dass der linke Ventrikel sich unter hohem Arteriendruck
ebenso vollständig contrahirt, wie unter niedrigerem.

Dieser für die physiologische Therapie des Herzens so wichtigen Frage sind erst die Untersuchungen von Dr. Kauders und
Dr. Grossmann näher getreten. Ich musste schon früher und
muss auch jetzt nochmals auf die secundäre Insufficienz des
linken Ventrikels zurückkommen. Bei der Wichtigkeit der Frage
wird man diese Wiederholung nicht für überflüssig halten, um so
mehr nicht, als ich zur besseren Aufklärung noch Einiges hinzu-
zufügen habe.

Vor den Untersuchungen von Kauders und Grossmann,
von denen ich später sprechen werde, wusste man nur, wie ich
nochmals in Erinnerung bringen will, durch die Untersuchungen von
Waller, welche unter C. Ludwig's Leitung ausgeführt wurden,
dass der linke Ventrikel durch eine sehr hohe Spannung seines
Inhalts, wie sie durch Reizung des Halsmarks erzeugt wird, insufficient wird. Wodurch erkennt man in einem solchen Versuche
diese Insufficienz? Jedenfalls nicht durch das Steigen des Arteriendrucks. Wäre dem so, dann wäre der Waller'sche Versuch überflüssig gewesen, denn das wusste man schon lange, dass der Blutdruck nach Halsmarkreizung sehr hoch ansteigt.

Im Waller'schen Versuche musste also ein anderes Anzeichen
für die Insufficienz des linken Ventrikels vorliegen. Dieses An-

zeichen lag in dem Verhalten des linken Vorhofs. Dieses hat
Waller prüfen können, weil er den Versuch bei geöffnetem Thorax
ausführte. Die Inspection lehrte ihm, dass der linke Vorhof unter
Steigerung des Aortendrucks mächtig anschwillt und sich allmälig
bis zu einer gespannten Blase ausdehnt.

Mannigfache und mühselige Ueberlegungen führten Waller
resp. C. Ludwig zu folgender Erklärung dieses Phänomens: Die
starke Füllung des linken Vorhofs ist nicht durch eine vermehrte
Zufuhr von Blut zu demselben, von Seite des rechten Ventrikels
auch nicht durch eine etwaige relative Klappeninsufficienz am
linken Ostium venosum veranlasst, sie rührt vielmehr davon her,
dass der linke Ventrikel der hohen Spannung gegenüber, der seine
Wand ausgesetzt ist, sich nur unvollständig zu contrahiren vermag. Es tritt, wie ich mich ausdrücke, eine secundäre Insufficienz desselben ein.

Der Waller'sche Versuch, sowie überhaupt die secundäre Insufficienz des Ventrikels wird noch verständlicher, wenn man die
bezüglichen Thierversuche, d. i. sowohl die von Waller, als die
von Kauders mit einem gleichartigen Versuche an einem Kreislaufsmodell vergleicht[1]). Das Herz eines solchen Kreislaufsmodells
ist aus Kautschuk, und in Folge dessen nur im Besitze seiner
elastischen Eigenschaften, es besitzt aber nicht die Accomodationsfähigkeit des lebenden Herzens.

Wenn man bei einem solchen Kreislaufsmodell die dem Ar-
teriengebiet entprechenden Widerstände steigert, dann sieht man,
dass auch bei ganz geringfügiger Steigerung der Druck im linken
Vorhof immer steigt. Ein anorganisches Kautschukherz wird also
sehr rasch insufficient, weil schon die geringste Dehnung desselben
bewirkt, dass nicht mehr sein ganzer Inhalt entleert wird. Das
Herz im Waller'schen Versuche gleicht also einem Kautschukherzen insofern, als es die dem Muskel innewohnende Eigenschaft,
seine Contraction dem Inhalte und deren Spannung anzupassen,
nicht besitzt.

Aus diesem Vergleiche entspringt die Frage, ob denn
der Herzmuskel immer dem Kautschukherzen im Kreislaufs-

---

[1]) S. meine Eingangs citirte „Allgemeine Physiologie und Pathologie des
Kreislaufs".

modell gleich kommt, d. i. bei jeder Drucksteigerung insufficient wird.

Es ist wohl von vornherein nicht anzunehmen, dass der Herzmuskel ganz dem Kautschukherzen gleiche. Diese Annahme wäre
auch ganz trostlos, und würde eine traurige Aussicht auf die
Möglichkeit, der Herzinsufficienz beizukommen, eröffnen. Die Gewissheit nun, dass das Herz resp. der linke Ventrikel nicht auch
bei der geringsten Druckerhöhung insufficient wird, war bisher nicht
direkt durch die Thierversuche gegeben: d. h. man wusste bisher
nicht, welche Aenderungen der Druck im linken Vorhofe erfährt,
wenn der Arteriendruck steigt. Die Anregung zur Lösung dieser
Frage verdanke ich, wie man sieht, zumeist dem Vergleich zwischen dem lebenden Thier- und dem leblosen Modellherzen. Die
Lösung selbst konnte selbstverständlich nur durch das Thierexperiment gebracht werden. Die Frage war hier durchwegs klar vor-
geschrieben. Sie lautet: Wie ändert sich die Arbeit des linken
Ventrikels unter Aenderungen des Widerstandes im Arteriengebiete?

Die auf diese Frage sich beziehenden Untersuchungen, sind
auf meine Anregung zuerst von Dr. Kauders in Angriff genommen
und später von Dr. Grossman weitergeführt worden. Ich werde
auf die Details derselben hier nicht eingehen, sondern nur dasjenige aus deren Resultaten hervorheben, was praktisch wichtig ist.

Widerstände im Arteriengebiete kann man in zweifacher
Weise erzeugen. Erstens in rein mechanischer Weise. Dies geschieht im Experimente durch Compression von Arterien, die
grosse Kreislaufsgebiete mit Blut versorgen. Zumeist handelt es
sich in derartigen Versuchen um eine Compression der Brustaorta.
Von diesem Versuche, der dem Waller'schen mit Bezug auf den
Effect analog ist, habe ich schon früher gelegentlich der secundären Herzinsufficienz gesprochen. Ein solcher Eingriff ist deshalb als ein rein mechanischer zu bezeichnen, weil die Absperrung
des Arteriengebietes auf rein mechanischem Wege erfolgt. Einem
derartigen Eingriffe, der von einer arteriellen Drucksteigerung
in jenen Gefässgebieten, die oberhalb der Crompressionsstelle
liegen, begleitet wird, wären am Menschen etwa die Wirkung
der Bauchpresse oder mechanische Einflüsse, die den Abfluss

des Blutes gegen das Abdomen erschweren, an die Seite zu
stellen.

Von mechanischen Eingriffen sind jene zu unterscheiden,
durch welche man Widerstände in der Arterienbahn, durch Gefässverengerung, also auf vasomotorischem Wege erzeugt. Derartige vasomotorisch bedingte Widerstände kann man, wie hier
in Erinnerung gebracht werden soll, durch toxische oder physiologische Eingriffe erzeugen. Ich werde hier nur von den physiologischen sprechen und zwar von jenen, durch welche vasomotorische Reflexe ausgelöst werden.

Der hierher gehörige am häufigsten ausgeführte Thierversuch
besteht in der centripetalen Reizung von Nerven, die zugleich sensible Fasern führen. Wenn man den Ischiadicus, Cruralis, die
Brachialnerven etc. reizt, so steigt der Arteriendruck, ebenso wie
bei der Compression der Brustaorta. Die Steigerung kann, wenn
die Nerven reizbar und die vasomotorischen Centra empfindlich sind,
in beiden Fällen die gleiche sein.

Wie reagirt nun der linke Ventrikel in beiden Fällen auf
diese Drucksteigerung? Aus dem Waller'schen Versuche wissen
wir, dass wir nur vom linken Vorhofe her uns Auskunft darüber
schaffen müssen, ob bei dieser arteriellen Drucksteigerung der
linke Ventrikel seine Contractionsfähigkeit bewahrt oder nicht.

Um zu erfahren, ob der linke Vorhof anschwillt oder nicht,
brauchen wir aber nicht, wie Waller es that, das Herz blosszu-
legen, es genügt den Druck, der im linken Vorhofe herrscht, zu
messen. Aus einer eventuellen Drucksteigerung ersehen wir, dass
der linke Vorhof mehr Blut, aus einer Drucksenkung im linken
Vorhof ersehen wir umgekehrt, dass er weniger Blut enthält. Im
ersteren Fall, d. i. für den Fall, als mit dem Drucke in den Arterien auch der Druck im linken Vorhofe steigt, also das Gleiche
eintritt, wie im Waller'schen Versuche, wissen wir, dass der
linke Ventrikel insufficient arbeitet.

Dies tritt nun, wie wir bereits wissen, thatsächlich ein, wenn
die arterielle Durcksteigerung durch die Aortencompression, also
durch einen rein mechanischen Eingriff, erfolgt.

Das Umgekehrte geschieht, wenn die arterielle Drucksteigerung auf dem Wege des Reflexes d. i. durch centrale Reizung eines
sensiblen Nerven erfolgt. Hier sinkt der Druck im linken Vorhof,

während er in den Arterien steigt. Was ist nun, muss man fragen, hier vorgegangen? Keinesfalls ist trotz des erhöhten Widerstandes in den Arterien, trotz stärkerer Spannung seiner Wand der linke Ventrikel insufficient geworden, denn das Merkmal hierfür, die stärkere Füllung des linken Vorhofes ist ausgeblieben. Ja noch mehr, der linke Vorhof ist jetzt weniger gefüllt als vorher. Das kann, wie die eingehende Ueberlegung ergiebt, unmöglich daran liegen, dass in Folge der Ischiadicusreizung die Zuflüsse zum linken Vorhofe abgeschnitten wurden, es kann nur darauf beruhen, dass das Blut aus dem linken Vorhofe leichter in den linken Ventrikel abfliesst. Dieser leichtere Abfluss kann aber wieder nur darauf beruhen, dass die postsystolische Herzfüllung geringer und die präsystolische grösser geworden ist. Mit anderen Worten, die Drucksenkung im linken Vorhofe lehrt uns, dass die systolische Contraction des linken Ventrikels vollkommener geworden ist. Die Vorstellung einer vollkommener gewordenen Contraction ist aber nur unter der Voraussetzung möglich, dass derselben eine weniger vollkommene vorhergegangen ist. Diese Voraussetzung ist aber, wie wir bereits wissen, gegeben. Die unvollkommenere Contraction entspricht der normalen physiologischen Insufficienz des linken Ventrikels. Der sensible Nervenreiz beeinflusst also das Herz ebenso wie Digitalis, d. h. er beseitigt die normale Insufficienz.

In den Fällen, zu denen wir wieder bald übergehen wollen, haben wir es aber nicht mit einer primären Insufficienz, deren Paradigma die physiologische Insufficienz ist, zu thun, sondern mit einer secundären, als deren Vorbild jene Insufficienz, die unter Aortencompression, entsteht zu gelten hat. Es interessirt uns demzufolge zumeist die Frage, ob auch die secundäre Insufficienz beseitigt werden kann.

Kann man diese Frage experimentell beantworten, d. h., ergiebt das Experiment auch Anhaltspunkte dafür, dass die secundäre Insufficienz beseitigt wird? Diese Frage kann mit Bestimmtheit bejaht werden. Reizt man nämlich während der Aortencompression, d. i. zu der Zeit, da sowohl der arterielle Blutdruck als der Druck im linken Vorhofe hoch sind, der linke Ventrikel sich also im Zustande der secundären Insufficienz befindet, den Ischiadicus, so sieht man letzteren, d. i. den

Vorhofsdruck sinken und ersteren den Arteriendruck steigen. Dies bedeutet, dass auch die secundäre Insufficienz in gleicher Weise wie die primäre rückgängig gemacht werden kann.

Wir wissen also jetzt mit Bestimmtheit, dass sensible Reize das Herz günstig beeinflussen, und kennen auch die experimentelle Grundlage dieses Wissens. Nun erübrigt uns noch, die Art und Weise kennen zu lernen, wie diese günstige Beeinflussung erfolgt.

Auch hierüber belehrt uns das Experiment. Wir erfahren aus demselben, dass derselbe reflectorische Reiz nicht bloss vasomoto-rische Centren, sondern auch die Centra der Herznerven erregt. Die erstere Erregung hat die arterielle Blutdrucksteigerung zur Folge, durch die zweite wird die Contractilität des Herzens direct beeinflusst. Nicht geheimnissvolle Reservekräfte, die man mit so grosser Vorliebe ins Treffen führt, kommen also in Action, sondern die reflectorisch erregten Herznerven überführen das Herz in einen günstigeren Contractionszustand. Mit dieser aus Experimenten stammenden Erklärung hat die Mystik der Reservekraft und das Wunder der Compensation Nichts zu schaffen.

Wir haben nun die Grundelemente für das Verständniss der physiologischen Therapie der Herzinsufficienz, soweit sie sich auf Thatsachen des Experimentes stützen, kennen gelernt, und wir können nach dieser etwas ausführlicheren Vorbereitung auf die specielle Therapie jener Fälle näher eingehen, die durch das Auftreten von Dyspnoe, also durch Insufficienz des linken Ventrikels, charakterisirt sind.

Bevor ich aber von der physiologischen Therapie der Fälle, d. i. derjenigen, wo die Herzarbeit durch physiologische Reize beeinflusst wird, spreche, muss ich noch betonen, dass gerade das Experiment uns vor einem gewissen Sanguinismus in der Beurtheilung und Anhoffung der Heilerfolge schützt, weil es uns lehrt, dass die günstigen Reactionen des Herzens unter Umständen auch ausbleiben, ja noch mehr, sich in's Gegentheil verwandeln können.

Die günstigen Reactionen nach Reizung sensibler Nerven zeigt nämlich nicht jedes Herz. Bei jungen kräftigen Thieren bleiben sie nur selten aus, oft dagegen bei älteren Thieren, und solchen, die durch ungünstige Bedingungen im Versuche gelitten haben. Unter solchen ungünstigen Bedingungen, zu denen stärkeres Curarisiren

und Narcotisiren, Blutverluste, Blosslegen des Herzens etc. gehören, leidet die Reactionstüchtigkeit des Herzens, der erwartete
Erfolg nach Ischiadicusreizung bleibt aus, d. h. mit der arteriellen
Drucksteigerung sinkt nicht der Druck im linken Vorhofe, sondern
er steigt. Das bedeutet, die normale Insufficienz des linken Ventrikels schwindet nicht, sie wird sogar gesteigert, denn zu ihr gesellt
sich die secundäre Insufficienz in Folge gesteigerter Spannung der
Ventrikelwand.

Es lässt sich übrigens durch einen directen Versuch constatiren, dass ein Herz durch Gifte aus einer günstigen Reactionsweise in eine ungünstige überführt werden kann. Die in meinem
Laboratorium von F. Winkler ausgeführten Versuche haben nämlich
gelehrt, dass nach Intoxication mit Amylnitrit eine solche ungünstige Reaction bei Ischiadicusreizung eintritt.

Die eben angeführten Betrachtungen und Thatsachen sind, wie
man leicht ersieht, von eminenter praktischer Bedeutung. Wir erfahren aus ihnen, dass das Herz mit seinen Nerven einen sehr verän-
derlichen Apparat darstellt. Die Veränderlichkeit des Apparates
hängt, wie wir ohne weiteres annehmen dürfen, nicht bloss mit der
Complication seines Baues zusammen, sondern ist wesentlich bedingt durch den Wechsel seiner physikalischen und physiologischen
Eigenschaften. Da die Versuche uns lehren, dass diese Eigenschaften schon durch Gifte und andere schädliche Einflüsse wesentlich alterirt werden, so ist es auch selbstverständlich, dass schon
die geringsten Aenderungen in den Structur- und Ernährungsver-
hältnissen des complicirten Herzmuskel- und Nervenapparates die
Reactionsweise des Herzens verändern können.

Bei unserem therapeutischen Handeln müsser wir also darauf
gefasst sein, ein Herz mit gestörter Reactionsweise vor uns zu
haben. Bei einem solchen kann, wie wieder das Experiment lehrt,
der physiologische Haut- oder Muskelreiz eher schädlich wirken,
weil er nur die Blutdrucksteigerung allein hervorruft, die an und
für sich, d. i., wenn sie nicht mit vollständiger Systole des linken
Ventrikels einhergeht, als ein schädliches Moment wirkt, weil sie
zur Dehnung des linken Ventrikels führt.

Man sieht die Frage, wie man die Herzinsufficienz am besten behandelt, ist nicht so leicht zu fassen und zu beantworten.
Viel leichter ist es Curen vorzuschlagen, namentlich dann, wenn

man bei solchen Vorschlägen es mit der Begründung derselben nicht allzuschwer nimmt.

Von derartigen Vorschlägen wird man bei mir, trotzdem ich meine Kranken in Marienbad, d. i. einem Curorte behandelte, nichts zu hören bekommen.

Ich werde nur über das berichten, was in den betreffenden Fällen geschah. Hieaus soll der Leser selbst sich sein Urtheil bilden. Nur in Einem möchte ich dieses Urtheil beinflussen. Er soll, so gut als es möglich ist, sich in dem Gedankengange bewegen, den ich mir durch doppelte Erfahrung zu eigen gemacht habe, durch die am Krankenbette und die am Experimente.

Wir sind jetzt, nachdem wir die Wirkungsweise physiologischer Reize kennen gelernt, vorbereitet genug, um uns weiter mit der Behandlung unserer Fälle beschäftigen zu konnen. Ueber die allgemeine Behandlung, d. i. Einführung günstiger hygienischer Bedingungen, sowie über die Nothwendigkeit, Abführmittel zu reichen, habe ich bereits gesprochen und übergehe nun zu jener Behandlung, bei welcher von physiologischen Reizen Gebrauch gemacht wird zu dem Zwecke, die Herzarbeit zu begünstigen, d. i. die Disposition zum Eintritte der secundären Insufficienz zu beheben. Zuvor möchte ich aber hier Einiges über die Behandlung jener Fälle von Pseudo-Angiosclerose, die zugleich an Fettleibigkeit laboriren, einschalten.

Zweifellos muss bei solchen Individuen, wenn sie gehen oder steigen, also ihre Körpermasse fortbewegen oder heben, die hierbei geleistete Arbeit eine relativ grosse sein.

Mit der Grösse dieser Arbeit muss während derselben der CO_2-Reichthum des Blutes wachsen und in Folge dessen müssen sich Blutreize entwickeln, die das vasomotorische Centrum erregen. Wenn nun hier schon vor dieser Erregung, die an und für sich den Blutdruck zum Steigen bringt, der Blutdruck die Neigung besitzt, höher als gewöhnlich zu steigen, dann muss die unter Körperarbeit entstehende Blutdrucksteigerung einen hohen Grad erreichen. Die unausbleibliche Folge hiervon ist, wie wir wissen, die secundäre Insufficienz, an die sich die Dyspnoe anschliesst.

Wenn nun hier unter entsprechender Diät und mässiger Körperbewegung, das Fett allmälig schwindet, so wird in dem Maasse, als das Körpergewicht abnimmt, beim Gehen und Steigen weniger Arbeit geleistet, und der hierdurch geschaffene Blutreiz wird kleiner. Es wird in Folge dessen jene Blutdruckshöhe, die zur secundären Insufficienz führt, nicht so leicht überschritten, und es kommt daher nicht so leicht zur Blutüberfüllung der Lunge und zur Dyspnoe. Durch die Gewichtsabnahme allein wird also hier die Blutdrucksteigerung während der Körperbewegung hintan gehalten und die Ausbildung der secundären Insufficienz verhindert.

Die ableitende Methode durch glaubersalzhaltige Wässer wirkt hier in mehrfacher Weise günstig. Sie befördert zunächst erfahrungsgemäss die Abmagerung, dann setzt sie, was namentlich sehr wichtig ist, auch den Blutdruck herab. Ich möchte nochmals wiederholen, dass ich nicht den therapeutischen Werth der Marienbader Cur, sondern den Werth der ableitenden Methode betone. Ob man den gleichen Zweck durch diese oder jene salinischen oder durch andere Abführmittel erreicht, scheint mir ganz irrelevant.

Nebst den bisher besprochenen allgemeinen therapeutischen Maassnahmen, die den Zweck verfolgen, den Fettverbrauch zu begünstigen und die Darmthätigkeit anzuregen, kommt bei der Behandlung der die Fettleibigkeit begleitenden Dyspnoe, welche mit höherem Blutdruck einhergeht, noch die physiologische Therapie in Betracht, welche von Eingriffen Gebrauch macht, deren Zweck es ist, durch Reizung sensibler Nerven die Herzthätigkeit zu bessern.

Wir wollen zunächst von den Muskelreizen und deren therapeutischer Bedeutung sprechen. Der Körperbewegung ist jedenfalls der schon erwähnte therapeutische Nutzen beizumessen, dass durch sie der Fettzerfall begünstigt und so die Körperarbeit vermindert und mit ihr auch die Herzanstrengung verkleinert wird. Der günstige Einfluss der Körperbewegung auf die Herzarbeit ist von diesem Standpunkt aus ein indirecter. Erinnert man sich aber an das früher Gesagte, so muss man auch annehmen, dass die Körperbewegung auch in directer Weise das Herz günstig beeinflusst. Man muss nämlich bedenken, dass die Muskeln sowohl als die Sehnen und Muskelfascien zahlreiche sensible Nervenfasern enthalten. Mit der Muskelaction ist also die Bedingung gegeben, dass von den Nervenendigungen, die in den Muskeln,

Sehnen und Fascien liegen, sich Reize entwickeln, welche central verlaufend in der durch den Thierversuch angegebenen Weise auf reflectorischem Wege, d. i. auf der Bahn der Herznerven, die Action des Herzens günstig beeinflussen können. Dass Derartiges möglich ist, darauf deuten nicht bloss die von mir angeführten Versuche, sondern schon frühere, die unter C. Ludwig's Leitung von Asp angestellt wurden.

Diese letzteren Versuche lehrten nämlich, dass durch die Muskelaction die herzbeschleunigenden Nerven erregt werden. In der That zeigt die tägliche Erfahrung, dass bei Körperbewegung der Puls beschleunigt wird. Mit dieser Pulsbeschleunigung geht, wie man annehmen darf, eine günstigere Herzaction einher, denn dieselbe beruht auf einer Reizung der Nn. accelerantes, durch welche, wie meine Erfahrungen lehren, der Druck im linken Vorhofe herabgesetzt, also eine Action des linken Ventrikels geschaffen wird, die, wie man sich vorstellen darf, günstiger ist als die ihr vorhergegangene. Die günstige Reactionsweise des Herzens unter Beeinflussung von Muskelreizen kann selbstverständlich bei jeder Art von Muskelbewegung erfolgen[1]). Von diesem Standpunkte aus erscheinen also Terraincuren sowohl als active und passive Gymnastik mit und ohne Beihilfe von Apparaten jeder Art für die Behandlung der Herzinsufficienz im Allgemeinen indicirt.

Wer aber von einer der eben angeführten Methoden in der

---

[1]) Der günstige Einfluss von Muskelbewegungen aufs Herz wird von Anderen, namentlich den Mechanotherapeuten, in anderem Sinne gedeutet. Auf diese Deutungen, deren theoretische Grundlagen ich für sehr schwankend halte, gehe ich nicht ein, doch beharre ich nicht bei der Ansicht, das die Herzaction nur auf dem Wege der von sensiblen Muskelnerven ausgehenden Reize günstig beeinflusst werde. Möglicherweise kommen noch andere Entstehungsbedingungen zur Geltung. Diese sind aber, so weit ich sehe, bisher nicht bekannt. Vielleicht gelingt es späteren Untersuchungen nach dieser Richtung Neues aufzudecken. Eine gleiche Betrachtung gilt für den günstigen Einfluss von Hautreizen in Form von Bädern. Auch hier kann ich vorläufig nur meine Deutungsweise als eine sichere, weil experimentell begründete, anerkennen. Hiermit will ich aber keinesfalls der Zukunft vorgreifen, und dieselbe für alle Ewigkeit als die einzig zulässige erklären. Weitere Untersuchungen müssen auch hier lehren, ob nicht auch anderen Entstehungsbedingungen eine Rolle zufällt.

Praxis Gebrauch macht, der darf nicht vergessen, dass die Indication, sich derselben zu bedienen, von der Voraussetzung auszugehen hat, dass das Herz sich im Zustande der günstigen Reactionsfähigkeit befindet. Wenn dieses nicht der Fall ist und das Herz vielmehr wie ein durch Amylnitrit vergiftetes auf sensible Reize mit einer Reaction antwortet, die geradezu als eine schädliche betrachtet werden muss, dann kann selbstverständlich von einer Indication derartiger Eingriffe nicht die Rede sein. Nichts scheint mir widersinniger, als solche Curen anzuordnen, ohne dessen sicher zu sein, dass die Herzreaction eine günstige ist. Ich kenne aus meiner Erfahrung Fälle genug, wo namentlich Terraincuren viel Unheil angerichtet haben.

Ein nicht bloss durch die Erfahrung, sondern auch durch das Experiment geschultes Urtheil perhorrescirt nichts so sehr als die sogenannten Curen und Heilmethoden, wie immer sie auch heissen mögen. Ich verstehe hierunter einen Heilplan, der fertig vorliegt, den man auf Treu und Glauben hinnehmen, an dem man nichts ändern soll; für den so auserordentlich complicirten Organismus giebt es keinen fertigen Heilplan. Dieser wäre nur dann möglich, wenn die verschiedenen Organismen nicht nur gleichartig, sondern gleich veränderlich wären. Man darf sich nicht wundern, wenn Laien, die sich als Naturheilkünstler geriren, in vollständiger Unkenntniss der Beziehung zwischen Reiz und Reaction mit ihren planmässigen Heilmethoden Unwesen treiben. Man muss es aber strenge verurtheilen, wenn Aerzte, bei denen man doch naturwissenschaftliche Schulung voraussetzt, sich urtheilslos und blind einer Heilmethode unterwerfen. Eine Entschuldigung hierfür liegt allerdings darin, dass Diejenigen, die derartige Heilmethoden anpreisen, dies gewöhnlich mit grosser Sicherheit thun. Das besticht sehr Viele, denn nicht Jeder erkennt in der betreffenden Literatur das Annoncenhafte.

Man sieht, ich verurtheile nur die unbedingte Annahme der Heilmethode als Ganzes, aber ich plaidire dafür, dass man die therapeutischen Eingriffe als solche acceptire, sich aber derselben mit der grössten Behutsamkeit und Sorgfalt bediene.

Zunächst muss man die günstige Reactionsfähigkeit des Herzens feststellen. Der sicherste Anhaltspunkt für die Beurtheilung derselben ist die Athmung. Wenn diese während der Körperbe-

·wegung frei ist und derart unbehindert von Statten geht, dass
hiermit nicht die geringste Empfindung von Luftmangel, zum Be-
·wusstsein kommt, dann kann man sicher sein, dass die Lungen
leicht dehnbar, also athmungsfähig sind, und dass die Action der
Athmungsmusculatur für die Blut und Luftarticulation ausreicht.
Dies ist ja bekanntlich im Zustande der Körperruhe, selbst bei
solchen Individuen der Fall, die beim Gehen, namentlich beim
Steigen leicht dyspnoisch werden. Aus der freien Athmung dürfen
wir mit Sicherheit auf eine unbehinderte Herzaction schliessen.

Man kann solchen Individuen ohne Weiteres die Ausübung
von Körperbewegung, d. i. Gehen anrathen, aber nur unter folgenden Cautelen. Man stelle nie sofort die Zeit fest, während welcher
sie sich bewegen sollen, und bestimme auch nie die Wegstrecke,
die sie durchzumachen haben. Beides muss man der Empfindung
des Patienten selbst überlassen. Man soll nur allgemeine Anord-
nungen geben und diese haben zu lauten: Der Patient soll nur
mit ganz freiem Atbem gehen resp. steigen. Diese Anordnung
ist nicht so leicht bestimmt zu erfüllen, weil ein und derselbe
Grad von Athemnoth von Verschiedenen nicht gleich lästig empfunden wird.

Da ich es aus Gründen, die ich sofort auseinandersetzen werde,
für sehr wichtig halte, die Bewegung ohne jede Spur von Dyspnoe
ausführen zu lassen, und zu fürchten ist, dass die Patienten unter
Athemnoth nur hochgradige Athemnoth verstehen, so trage ich den
Patienten auf, nur so viel und in jenem Tempo zu gehen, dass
sie hierbei das Gefühl haben, fliessend sprechen zu können.
Wenn sie dieses Gefühl verlieren, dann mögen sie die Bewegung
·unterbrechen und so lange ruhen, bis dieses Gefühl wieder zurück-
gekehrt ist. Auf diese Weise ·trainiren sich die Patienten allmälig
selbst. Ich schärfe ihnen hierbei ein, dass sie den Fortschritt,
den sie machen, nicht nach der Wegstrecke, die sie zurücklegen,
sondern nach der Zahl und Länge der Ruhepausen bemessen sollen,
die sie einzuhalten genöthigt sind.

Die Vorsicht, die ich übe, ist durch die theoretische Ueberlegung begründet und der Nutzen derselben durch die praktische
Erfahrung gewährleistet. Man muss sich gegenwärtig halten, was
geschicht, wenn man Körperbewegungen derart ausführen lässt, dass
hierbei der Athem vollständig freibleibt. Von den thätigen Mus-

keln gehen Reize aus, die, wie Zuntz und Geppert uns gelehrt haben, sich im Muskel entwickeln. Diese Reize erregen das Athmungscentrum und führen zur verstärkten Athembewegung und in Folge dessen zur lebhaften Blut- und Luftventilation. Es kommt zu einem Athmungsmodus, den ich als Hyperpnoe bezeichne.

Durch die Hyperpnoe werden günstige Bedingungen für die allgemeine Ernährung und speciell auch für die Herzernährung geschaffen. Das die Coronararterien durchströmende Blut ist in diesem Falle gut arterialisirt. Wenn zudem die während der Muskelthätigkeit sich entwickelnden chemische Reize auch die vasomotorischen Centren erregen und zugleich auch von den sensiblen Muskelnerven aus Reize ausgehen, dann haben wir eine Summe von Bedingungen vor uns, die alle im gleichen Sinne günstig auf das Herz einwirken. Durch den in Folge vasomotorischer Constriction der Gefässe gesteigerten Aortendruck, werden die Artt. coronariae cordis reichlicher mit gut arterialisirtem Blut gespeist, und die von den sensiblen Muskelnerven ausgehenden Reize begünstigen die Herzarbeit.

Diese günstigen Bedingungen bestehen nicht mehr, und verwandeln sich sogar in ungünstige, wenn man die Körperbewegung unter Dyspnoe, mag diese auch noch so geringfügig sein, ausführen lässt.

Denn auch die allergeringste Dyspnoe ist ein deutliches Merkmal, dass an Stelle der eben angeführten die Herzthätigkeit begünstigenden Bedingungen andere getreten sind, die wohl ihrem allgemeinen Aussehen nach den ersteren gleichen, aber ihrem inneren Wesen nach sich wesentlich von denselben unterscheiden.

Auch unter stärkerer Körperbewegung werden Muskelreize gebildet, aber nicht diejenigen allein, die durch die Muskelthätigkeit bedingt sind, sondern auch Blutreize in Folge stärkerer Verbrennung und stärkerer CO_2-Abscheidung. Auch diese Reize erregen das Athmungscentrum, aber das Blut, welches nun das Herz durchströmt, ist nicht mehr vollständig arterialisirt, weil die Athmung nicht im Stande ist, den CO_2-Ueberschuss aus dem Blute zu entfernen. Weil das Herz nicht von gut arterialisirtem Blute durchflossen wird, wird seine Reactionsweise schlechter, um so schlechter, als auch der gesteigerte Arteriendruck das Herz über-

dehnt und es insufficient macht. Im Anschlusse kommt es zur Blutüberfüllung der Lunge, zu leichten Graden von Lungenschwellung und Lungenstarrheit. Diesen beiden Zuständen gegenüber
ist die tiefere Athmung, die durch stärkere Athmungsreize eingeleitet wird, machtlos. Die von den Muskelnerven ausgehenden
Reize sind nun nicht mehr im Stande, die Arbeit des Herzens zu
begünstigen, denn seine Reactionsfähigkeit hat, wie anzunehmen
ist, in Folge der Durchfluthung mit schlecht arterialisirtem Blute
gelitten. Die stärkere Arbeit der Körpermusculatur schafft also
einen Circulus vitiosus von schädlichen Bedingungen, der erst durch
die Körperruhe unterbrochen wird.

Aus dieser Betrachtung ersieht man, wie wichtig es ist, die
Muskelarbeit nur bei vollkommen freiem Athem durch-
führen zu lassen. Die Dyspnoe in ihren ersten, unschein-
baren Entwicklungsstufen bedeutet schon eine Schädlichkeit.

Ich stehe nicht an zu behaupten, dass die durch angestrengte
Körperbewegung erzeugte Dyspnoe schon für ein gesundes Herz,
das sich bald restituirt, eine Schädlichkeit bedeutet, geschweige
für ein solches, dass von vornherein zur Insufficienz disponirt
und zudem schon unter ganz normalen Verhältnissen, d. i. bei
Körperruhe unter höherem Drucke zu arbeiten genöthigt ist.

Die Durchfluthung des Herzens mit einem schlecht arteria-
lisirten Blute übt, wie noch hervorzuheben ist, nicht bloss einen
nachtheiligen Einfluss auf die Functiontüchtigkeit des Herzens,
man muss sie auch als eine nachhaltige Schädlichkeit betrachten,
welche den Eiweisszerfall und die fettige Degeneration desselben
begünstigt.

Zu diesem Urtheile führen die Untersuchungen A. Fränkel's,
welche gezeigt haben, dass Sauerstoffmangel im Blute die erwähnten nutritiven Störungen nach sich zieht. Mit anderen Worten, man kann leicht durch forcirte Körperbewegung aus einem
zwar noch anatomisch intacten, aber functionell nicht ganz intacten Herzen ein Fettherz machen.

Die eben dargelegten Auseinandersetzungen gelten wohl auch
für andere Arten von Muskelbewegungen, also passiver und
activer Gymnastik mit und ohne Beihilfe von Apparaten. Ich
kann diessbezüglich mich nicht in Erörterungen einlassen, weil

mir die specielle Erfahrung mangelt. Nur die theoretische Betrachtung führt mich zu dem Ausspruch, dass die Muskelreize,
welche durch die eben erwähnten Proceduren geschaffen werden,
in gleicher Weise wirken wie die beim Gehen und Steigen sich
entwickelnden. Ich möchte nur hervorheben, dass es sich bei
diesen Proceduren nicht um grosse Körperarbeit handelt. Denn
hier wird nicht wie beim Steigen das gesammte Körpergewicht
bewegt resp. gehoben, sondern 'es gerathen nur kleinere Muskel-
gruppen in Thätigkeit, und diese Thätigkeit ist keine grosse, weil
selbst da, wo es sich um Widerstandsgymnastik handelt, die geleistete Arbeit keine grosse ist. Meines Erachtens nach kommt
es also hier nicht so leicht zur Bildung von Blutreizen, welche
Veranlassung zur Dyspnoe geben, es können nur die von den sensiblen Muskelnerven ausgehenden Reize sich entwickeln und ihre
wiederholt besprochene Wirksamkeit entfalten. Eine derartige Behandlung empfiehlt sich also vom theoretischen Gesichtspunkte aus
bei Patienten, bei denen besondere Vorsicht geboten scheint, nicht
bloss aus den angeführten Gründen, sondern auch deshalb, weil
hier durch die stete Controle des Arztes sichere Gewähr geboten
ist, dass ein Eingriff vermieden wird, der eine ungünstige Reaction
hervorruft.

. Die gleiche Bedeutung wie Muskelreize haben Hautreize,
in Form von Bädern jeder Art und Temperatur angewendet. Dass
Hautreize sicherlich im Stande sind, die Herzarbeit zu begünstigen,
geht nicht nur aus dem früher erwähnten Experimente, durch
welches der Effect der Ischiadicusreizung sichergestellt ist, hervor,
sondern auch aus directen Thierversuchen, die Dr. Högglin
in meinem Laboratorium vor Jahren ausführte. Derselbe prüfte
nämlich die Wirkungsweise von Douchen an Thieren. Hier ist
es möglich, diese Wirkungsweise genau mit vollkommenen Methoden
zu ermitteln. Die Versuche lehrten, dass Douchen von kurzer
Dauer den arteriellen Druck zum Steigen und den Druck im linken
Vorhofe zum Sinken brachten, also den Nutzeffect der Arbeit des
linken Ventrikels erhöhten. Dieser Versuch hat als Paradigma
für alle in Form hydriatischer Hautreize angewendeten Proceduren
zu gelten, also für Bäder, Kaltwassercuren etc.

Nach meiner Erfahrung kann jedes Bad, ein indifferentes
sowohl als ein Kohlensäurebad, ein Soolenbad sowohl als ein

Moorbad, günstig wirken, ebenso auch Halbbäder, Abreibungen
und Douchen von kurzer Dauer. Selbst das Dampfbad, mit
Mass und Vorsicht angewendet, kann unter Umständen herange-
zogen werden.

Ich will nun jetzt die Frage zur Discussion bringen, durch
welche Merkmale wir uns die Ueberzeugung verschaffen, ob im
gegebenen Falle Muskel- und Hautreize günstig wirken oder nicht.

Die bezügliche Discussion hat von der diagnostischen Thatsache auszugehen, dass im betreffenden Falle eine Insufficienz des
linken Ventrikels vorliegt. Das diagnostische Merkmal dieser Thatsache liegt grossentheils in der Dyspnoe, die wir constatiren. Da
für unsere Fälle ausserdem durch die Blutdruckmessung erwiesen
ist, dass die Disposition zu hohem Blutdruck vorhanden ist, so
können wir unsere Diagnose, die vorläufig nur eine functionelle
ist, dahin erweitern, dass wir von einer secundären Insufficienz
sprechen. Wie lautet nun in solchen Fällen die anatomische Diagnose? Selbstverständlich hat diese mit der Function des Herzens
direct nichts zu schaffen. Sie kann sich nur auf die Grössenverhältnisse des Herzens und die Beschaffenheit der Herzmusculatur
erstrecken. Wenn es möglich wäre, sich nach dieser Richtung
sichere Aufschlüsse zu verschaffen, so würde das unstreitig eine
Erweiterung unserer Einsicht bedeuten. Wir würden dann insofern
genauer diagnosticiren können, als wir von einer secundären Insufficienz bei vergrössertem oder nicht vergrössertem, hypertrophischem oder nicht hypertrophischem Herzen sprechen und eventuell auch uns eine Ansicht darüber bilden könnten, ob die Musculatur des Herzens gesund oder in irgend einer Weise degenerirt ist.

Wir sind nun gewohnt, Anhaltspunkte für die anatomische
Diagnose aus der Percussion uns zu verschaffen. Diese scheinen
mir aber sehr unsicher zu sein. Wenn wir durch die Percussion
eine normale Dämpfungsfigur constatiren, so ist das noch lange
kein Beweis dafür, dass die Grössenverhältnisse des Herzens normal sind. Bei normaler, selbst kleiner Dämpfungsfigur kann eine
Vergrösserung des Herzens bestehen, ja umgekehrt bei grösserer
Dämpfungsfigur können normale Grössenverhältnisse vorliegen. Die
Dämpfungsfigur ist ja, wie jeder weiss, nicht bloss durch das
Herz, sondern durch die Lungen bedingt. Wenn diese das Herz
mehr überdecken, so wird das Herz scheinbar kleiner, und wenn sie

sich retrahiren, wird das Herz scheinbar grösser. Ausgenommen von dieser Betrachtung sind selbstverständlich jene Fälle, wo die Palpation uns nebst der Percussion eine Verschiebung der normalen Herzgrenzen mit Sicherheit erkennen lässt.

Bei der Beurtheilung des Percussionsergebnisses muss man sich meiner Meinung nach immer vor Augen halten, dass bei Patienten, die ausser Bette sind, also gehen, steigen, das Herz einem steten Volumwechsel unterliegt. Das gilt vor Allem für die Fälle von wechselndem Blutdruck. Zu dieser Ansicht kann die klinische Beobachtung allerdings nicht führen, sie schöpft ja das Urtheil aus der Percussion, deren Werth und Bedeutung sie rückhaltslos anerkennt. Die vorgetragene Ansicht stützt sich vielmehr auf Erfahrungen, die aus dem Thierexperiment stammen. Wer hier lange Zeit ein blossgelegtes Herz unter wechselndem Blutdrucke beobachtet, der gewinnt leicht die Ueberzeugung, dass das Herzvolum ununterbrochen sich ändert[1]). Derartige Erfahrungen müssen das Vertrauen in die Deutung der Percussionsergebnisse stark erschüttern.

Nicht minder unsicher sind, was ja von Vielen zugegeben wird, unsere Ansichten, soweit sie sich auf die anatomische Beschaffenheit der Herzmusculatur beziehen. Diesbezüglich erfahren wir durch die Percussion ebenso wenig als durch die Auscultation. All unsere Muthmaassungen können wir hier nur aus dem allgemeinen Krankheitsbilde schöpfen.

Für die leichten Fälle, von denen bisher die Rede ist, fehlt jeder sichere Anhaltspunkt, der auf eine anatomische Veränderung des Myocards schliessen liesse.

In den Fällen von ausgesprochener Fettleibigkeit ist allerdings die Annahme gestattet, dass im Mediastinum Fettmassen angelagert sind, die das Herz überdecken. Wir haben aber nicht das Recht, von einer Verfettung des Myocards zu sprechen. Nur in Fällen, wo mit Fettleibigkeit ein niedriger Blutdruck einhergeht, kann man daran denken, dass die vorhandene schwächere Herzarbeit durch eine fettige Degeneration die Herzmusculatur bedingt sei.

---

[1]) Ich stütze mich grossenheils hier auf Erfahrungen, welche ich bei Gelegenheit von Untersuchungen, die Herr Prof. Heitler gerade über dieses Thema in meinem Laboratorium ausführt, zu machen Gelegenheit fand.

Für unsere Fälle mit normalem und übernormalem Blutdruck ist
diese Annahme unzulässig.

Aus dieser Betrachtung wird man wohl entnehmen, dass ich
der functionellen Diagnose, obgleich sie sich nur auf das Merkmal
der Dyspnoe stützt, eine grössere Sicherheit beimesse als der anatomischen, die sie ergänzen soll. Ich weiche also von der ge-
bräuchlichen, allerdings nicht ausschliesslich herrschenden klinischen
Anschauung ab, die die anatomische Diagnose als die angeblich
sicherere an die Spitze stellt und die functionelle als die wenig
sichere ihr zur Seite stellt.

Ich muss nun weiters die Frage ventiliren, ob nicht auch im
Pulse Anschauungspunkte für die Diagnose der Insufficienz gelegen
sind. Die Antwort, die ich auf diese Frage zu geben habe, lautet
folgendermaassen: Die Frequenz, der Rhythmus des Pulses, ja
selbst das Sphygmogramm sagen nichts Bestimmtes darüber aus,
ob der linke Ventrikel insufficient arbeitet oder nicht[1]), wohl aber
gewährt uns die Pulsspannung insofern einen Einblick in die Natur
der Insufficienz, als wir durch dieselbe wenigstens die secundäre
Insufficienz von der primären unterscheiden lernen. Eine Insufficienz bei niedriger Pulsspannung, d. i. niedrigem Blutdrucke,
kann nur eine primäre sein. Eine Insufficienz bei hoher Pulsspannung muss man jedenfalls mit Bezug auf ihre Entstehung als
eine secundäre deuten. Doch ist nicht ausgeschlossen, dass im
betreffenden Falle auch eine Combination von secundärer und primärer Insufficienz vorliegt, d. i., dass es sich nicht nur um un-
vollkommene Contraction des linken Ventrikels in Folge stärkerer
Ausdehnung desselben, sondern auch um Erkrankung des Myocardiums handelt, die an sich die Contractionsfähigkeit des Ventrikels schädlich beeinflusst.

In der Möglichkeit also, zwischen primärer und secundärer
Insufficienz zu unterscheiden und hierdurch Aufschluss über die
Natur und Entstehungsweise der Insufficienz zu erlangen, liegt
der diagnostische Werth der sphygmomanometrischen Methode.

---

[1]) Hiermit will ich nur sagen, dass die gebräuchliche Deutung des
Sphygmogramms nach dieser Richtung nicht verwerthbar ist. Möglich, dass
spätere Untersuchungen lehren, dass das Sphygmogramm doch diesbezüglich
Aufschlüsse liefert. Diese Andeutung mache ich auf Grund von Versuchen,
die gegenwärtig in meinem Laboratorium ausgeführt werden.

Bei der Beurtheilung der Wirkungen therapeutischer Eingriffe, durch welche wir die Beseitigung der Insufficienz anstreben, haben wir uns, wie leicht ersichtlich, ebenfalls von den Merkmalen der Insufficienz leiten zu lassen, nur in umgekehrter Weise. Während wir bei der Diagnose der Insufficienz diese Merkmale suchen und aus denselben die Natur und Entstehungsweise derselben erkennen, müssen wir bei der Beurtheilung der Wirkung von therapeutischen Eingriffen das Schwinden derselben constatiren und zugleich durch die Untersuchung und Beobachtung nachweisen, unter welchen begleitenden Umständen dieser Rückgang oder im therapeutischen Sinne aufgefasst, dieser Fortschritt erfolgt.

Aus den früheren Betrachtungen ergiebt sich von selbst, dass wir von einem Schwinden der Insufficienz nur dann sprechen können, wenn die Neigung zur Dyspnoe abnimmt und der Athem bei Körperbewegung freier wird. Hierüber können uns nur die Aussagen der Patienten Aufklärung geben. Diese sind aber nicht in allen Fällen leicht und sicher zu erlangen. Am sichersten sind die spontanen Aussagen. Wenn uns ein Patient, ohne dass wir ihn darnach fragen, angiebt, er gehe viel leichter und sein Athem sei freier, so dürfen wir ihm ruhig Glauben schenken. Wir dürfen ihm auch glauben, wenn er ohne Umschweife auf unser Fragen eine bestimmte positive Antwort giebt. Es giebt aber Patienten, die von der Meinung geleitet, dass der Arzt erst dann sein Bestes thut, wenn man recht viel klagt, selbst das Besserbefinden verschweigen und nie unbefangen und wahrheitsgetreu berichten. Da muss man trachten, auf Umwegen der Wahrheit nahe zu kommen. Das gelingt, indem man nicht direct die Frage stellt, ob sie weniger Athemnoth haben, sondern sich nur erzählen lässt, wie viel und welche Wege sie gegangen sind. Sehr häufig erfährt man weit mehr und Sicheres von der Umgebung der Patienten, also von Freunden und Verwandten, die den Auftrag haben, dieselben zu beobachten. Selbstverständlich darf sich der Arzt keinen optimistischen Ansichten hingeben und dem Patienten die Besserung suggeriren. Lieber soll man Pessimist sein. Denn das verbürgt zum Mindesten Vorsicht im therapeutischen Vorgehen.

Wie steht es nun mit der Diagnose von anderen das Schwinden der Insufficienz und den Eintritt der die Sufficienz begleitenden Erscheinungen? Nach dem, was ich früher über die anatomische

Diagnose gesagt habe, wird man begreifen, dass ich jenen Beobachtungen, welche bezwecken, aus der Percussion oder Auscultation Merkmale für den Eintritt der Sufficienz zu gewinnen, keinen besonderen Werth beimesse. Ich kann es hier nicht unausgesprochen lassen, dass mir das Virtuosenthum in der Percussionskunst deshalb nicht imponirt, weil ich vom Experimente her weiss, wie schwierig es ist, aus einem freigelegten Herzen die mit Eintritt der Sufficienz einhergehenden Volumsänderungen wahrzunehmen. Und man wird mir wohl zugeben, dass die directe Wahrnehmung doch zu einem sichereren Urtheil führt als die Percussion.

Aehnliches gilt vom diagnostischen Werthe des Pulszählens, Pulsfühlens und Pulsschreibens.

So lange man in der veränderten Pulsfrequenz, dem veränderten Character des Pulses und im veränderten Sphygmogramm nur den Ausdruck einer im Allgemeinen veränderten Herzthätigkeit erblickt, lässt sich nichts dagegen einwenden. Aber man muss sich davor hüten, aus dieser Veränderung sofort diagnostische Schlüsse mit Bezug auf die Besserung der Herzthätigkeit abzuleiten und nach diesen Schlüssen den Effect des therapeutischen Eingriffes zu beurtheilen.

Selbst der mit dem Sphygmomanometer bestimmten Pulsspannung messe ich keinen directen diagnostischen Werth bei, soweit es sich um die Beurtheilung der Wirkungsweise eines therapeutischen Eingriffes handelt. Die Blutdruckmessung als solche lehrt uns nicht, ob im gegebenen Falle die Herzarbeit eine sufficiente geworden. Das erfahren wir, wie ich schon oft genug betont habe mit Sicherheit nur aus der Athmung. Die Blutdruckmessung ist nur deshalb wichtig und, wie ich meine, für die Beurtheilung des therapeutischen Eingriffes unerlässlich, weil sie uns anzeigt, was wir bei einer entsprechenden erfolgreichen Behandlung zu erwarten haben. Bei der Behandlung der primären Insufficienz soll mit dem Freierwerden der Athmung der Blutdruck steigen, bei der secundären Insufficienz sinken. Doch darf man dies nicht als eine Regel ohne Ausnahme hinnehmen. Denn die Erfahrung lehrt, dass namentlich in Fällen von constant hohem Blutdrucke, die erst später zur Discussion gelangen, eine Besserung der Insufficienz selbst unter steigendem Blutdrucke erfolgen kann.

Auf die Erklärung dieses Verhältnisses, das ich hier nur andeute, komme ich noch zurück.

Nebst dem Blutdruck sind bei der Behandlung der Insufficienz, d. i. der Dyspnoe, noch mechanische Bedingungen zu berücksichtigen, welche mit der Athmung zusammenhängen.

Ich meine hier die schon früher besprochenen Hemmungen der Excursion des Zwerchfelles. Die Beseitigung dieser Hemmungen, hervorgerufen durch Meteorismus, Auftreibung des Magens etc., ist, was nicht oft genug betont werden kann, mit einer der Hauptaufgaben bei der Behandlung der Insufficienz.

Die bisherigen Betrachtungen über die Therapie der Herzinsufficienz nahmen ihren Ausgangspunkt von jenen Fällen, die sich durch Fettleibigkeit auszeichneten, doch gelten sie im Grossen und Ganzen auch für jene, bei denen die Complication mit Fettleibigkeit nicht besteht. Es entfallen nur jene Betrachtungen, welche sich auf die therapeutische Bedeutung der Verminderung des Körpergewichtes bezogen.

Wie Jeder aus meiner Auseinandersetzung entnehmen kann, habe ich der Bedeutung der Hautreize für die Behandlung der Herzinsufficienz genügende Beobachtung geschenkt, so dass der Vorwurf entfällt, ich hätte diese Behandlungsmethode vernachlässigt. Zieht man aber die der Praxis entnommene Erfahrung zu Rathe, so zeigt sich, dass dieselben nicht so wichtig erscheinen, als man in den letzten Jahren auf Grund der aus Nauheim stammenden Literatur anzunehmen geneigt ist. Diese lehrt nämlich, dass von den 15 Fällen von Dyspnoe 9, also 60 pCt., ohne Bäder behandelt werden, und dass auch in diesen ein gutes Resultat erzielt wurde.

Frägt man nach den Gründen, weshalb in diesen Fällen von Bädern Abstand genommen wurde, so kann ich hierauf nur die allgemeine Antwort ertheilen, dass Vorsicht einestheils und die Befürchtung, dass gewisse Zustände durch anderweitige Reflexe, die nicht gerade das Herz betreffen, ungünstig beeinflusst werden konnten, mich davon abhielt, Bäder zu verordnen. So ergiebt beispielsweise in einem Falle die Anamnese, dass der Patientin nicht nur über Dyspnoe, sondern auch über Schwindel klagt, dann wird von einem epileptoiden Anfall berichtet, den sie im Winter hatte. In diesen beiden Zuständen lag für mich ein noli me tangere, und ich liess es bei einer sehr leichten Behandlung bewenden. Als nach einigen Tagen, trotzdem der Blutdruck im Sinken war, die Dyspnoe nicht wich, griff ich zu Strophanthus, das auch seinen Dienst that. In einem anderen Falle hielt ich wegen des Climacteriums Bäder für ausgeschlossen.

Die Apostel der Nauheimer Lehren werden diese Vorsicht für unbegründet, ja vielleicht für übertrieben finden. Dem gegenüber halte ich an dem Grundsatze fest, dass übertriebene Vorsicht bei der Behandlung nie schadet. Man darf nie vergessen, dass die Reactionsweise des Organismus eine ausserordentlich wechselnde ist, und dass wir diesbezüglich nie etwas Bestimmtes von vornherein aussagen können. Einer solchen Betrachtung entstammt das nil nocere! Dessen sollen wir stets eingedenk sein.

Kohlensäurehaltige Bäder kamen in 4 Fällen, also in 26 pCt. der Fälle, und Moorbäder in 3 Fällen, also in 20 pCt. der Fälle, zur Anwendung.

Die ersteren liess ich in allen Fällen nehmen, wo keine von jenen Contraindicationen vorlag, die ich früher angedeutet habe. Von Moorbädern machte ich nur bei weiblichen Individuen Gebrauch. Die Frauen lieben nämlich Moorbäder, und ihre Wirkung ist deshalb, ich möchte fast sagen in vielen Fällen eine suggestive. Da Untersuchungen, die ich vor Jahren vorgenommen hatte, mich überzeugten, dass der Blutdruck im Moorbade keine Steigerung, sondern eher eine Senkung erfahre, so bin ich beim Verordnen von Moorbädern keineswegs ängstlich. Ueberdies hat mich die langjährige Erfahrung gelehrt, dass Moorbäder keineswegs aufregend, sondern eher calmirend wirken. Man braucht also Schwindel und Congestionen, wenn dieselben unter höherem Blutdrucke einhergehen, keinesfalls zu scheuen. Ich übe nur die Vorsicht, keine heissen Moorbäder nehmen zu lassen, sondern nur laue. Das muss ich betonen, weil es in Badeorten häufig Usus ist, sehr warme Moorbäder anzuordnen.

Dieser Usus ist davon herzuleiten, dass Moorbäder häufig bei Frauenleiden behufs Resorption von Exsudaten etc. angewendet werden. Hier sind höhere Temperaturen am Platze, nicht aber da, wo es sich nicht um locale, sondern nur um allgemeine Wirkungen derselben handelt. Diese allgemeine Wirkung lässt sich nicht genau definiren. Es mag sich auch hier, soweit das Herz in Betracht kommt, um die Wirkung von Hautreizen handeln.

Die Behandlung mit Moorbädern, das zeigen meine Fälle, hat jedenfalls keine schädlichen, sondern eher günstigen Folgen. Beweisend nach dieser Hinsicht ist ein Fall, in dem keine Trinkcur vorgenommen wurde; der günstige Erfolg, der sich durch Nachlass der Congestionen und des Herzklopfens, sowie durch Freierwerden der Athmung manifestirte, war also hier einzig und allein den Moorbädern zuzuschreiben.

Den Fällen von Dyspnoe reiht sich eine Gruppe von Fällen an, bei denen Anfälle von Asthma cardiale und Angina pectoris zur Beobachtung kamen.

Zunächst sollen die Fälle von Asthma cardiale, weil sie sich direct an die von Dyspnoe anschliessen und mit denselben das Bestehen einer Insufficienz des linken Ventrikels gemein haben, erörtert werden.

16. Weib, 40 J., Fettleibigkeit. Klagt über schweren Athem mit Herzklopfen, hatte vorigen Winter in der Nacht einen Anfall von Asthma. Leichtes Oedem über der Tibia an beiden Füssen. Vermehrte Harnsecretion. Muss häufig uriniren, hierbei immer grosse Harnmengen.

Während der Cur ist kein Anfall aufgetreten.

Wegen starker Menstruation werden kühle Moorbäder angeordnet. Ausserdem leichte Trinkkur und entsprechende Diät. Trotz Abnahme von 5 Kilo angeblich keine wesentliche Besserung. Der Blutdruck sank nur anfangs, später blieb er gleich hoch.

18/7 160, 25/7 148, 31/7 138, 17/8 162, 28/8 155.

17. Weib, 60 J. Klagt über Athemnoth beim Gehen, Steigen und Bücken. Hatte wiederholt Anfälle von Asthma mit Erstickungsgefühl. Die Anfälle traten sowohl bei Tage als bei Nacht auf. Während des Anfalles hat die Kranke das Gefühl, als ob etwas im Halse stecke. Die Luftaufnahme erfolgt nach ihrer Schilderung unter ungeheurer Anstrengung.

Während des Anfalls auch starker Harndrang.

In der Nacht vom 23/6—23/6 hatte sie einen Anfall, zu dem ich gerufen wurde. Die Messung im Anfalle ergab einen Blutdruck von 200 mm Hg.

Es wurde Morphium innerlich verabfolgt. Der Anfall beruhigt sich und Patientin schläft ein.

Am Morgen hierauf Blutdruck 55 mm Hg.

Medication: Natrium nitrosum und Kali jodatum.

Da die Anfälle ausbleiben, wird am 1/7 nur Natr. nitros. verabreicht. Die Anfälle bleiben auch dann aus, nur ist der Athem noch etwas schwer, aber leichter als zu Beginn der Behandlung.

Sonstige Therapie: Leichte Trinkkur mit Zusatz von Molken. Keine Bäder.

19/6 175, 24/6 155, 26/6 155, 27/6 160, 1/7 170, 7/7 142, 11/7 145.

Zu diesen beiden Fällen ist Folgendes zu bemerken. In dem ersten vermochte die Behandlung die Dyspnoe nicht vollständig zu beseitigen. Hier dauerte die Dyspnoe an, trotzdem das Körpergewicht eine wesentlich Abnahme erfuhr. Der Fall gehört übrigens, da Oedem bestand, jedenfalls nicht mehr zu den ganz leichten.

In Uebereinstimmung mit dem therapeutischen Misserfolg lehren auch die Blutdruckzahlen, dass namentlich zu Ende der Cur dieselben hohen Zahlen wie zu Beginn derselben auftraten. An den Bedingungen, welche zur secundären Insufficienz führen, ist also durch die Behandlung nicht viel geändert worden. Keinesfalls ist eine Verschlechterung eingetreten, auch ist es nicht zu einem Anfall von Asthma gekommen.

Gegenüber den früheren Fällen von Dyspnoe, bei denen durchwegs eine Besserung zu constatiren war, liegt also in diesem Falle die Insufficienz eines Herzens vor, dessen Reactionsfähigkeit auf Muskel- und Hautreize nicht mehr eine günstige gewesen ist. Ob durch Kohlensäurebäder hier ein besserer Erfolg erzielt worden wäre, kann ich natürlich nicht sagen.

Der zweite Fall gleicht dem ersten insofern, als auch die hohen Blutdruckzahlen die niederen bei Weitem überwiegen, was einen Fortbestand der die secundäre Insufficienz veranlassenden Bedingungen bedeutet. Erfolgreich war hier die medicamentöse Behandlung nur mit Bezug auf das Asthma. Coupirt wurde der Anfall durch Morphium, in seiner Wiederholung gehemmt durch den Gebrauch von Jodkalium und Natr. nitrosum. Von letzten Mitteln machte ich Gebrauch, weil ich das Asthma nicht als ein cardiales, sondern als eine Complication von cardialem und bronchialem Asthma ansah. Zu dieser Diagnose führte mich am meisten die im Anfalle vorgenommene Blutdruckmessung, durch die ein sehr hoher Blutdruck constatirt wurde. Dieser hohe Druck, so stellte ich mir vor, kann nicht bloss mit einer secundären Insufficienz des linken Ventrikels zusammenhängen, sondern muss auf einer Gefässverengerung beruhen, die durch behinderte Luftaufnahme bedingt ist. Die behinderte Luftaufnahme bezog ich auf einen Bronchienkrampf.

Von dieser diagnostischen Ueberlegung ausgehend, die in der prompten und raschen Wirkung des Morphiums eine Stütze hatte, fügte ich dem nach dieser Richtung erprobten Jodkali noch Natrium nitrosum zu, letzteres auch in der Absicht, die Blutdrucksenkung zu begünstigen. Der Erfolg sprach für meine Ueberlegung, die Anfälle blieben aus.

Es gelang aber nicht, dem Herzen seine Sufficienz wiederzugeben. Im Einklange mit der diagnostischen Meinung, dass in diesem Falle das Asthma kein rein cardiales war, sondern auf nervöser Grundlage sich entwickelte, stehen zwei Symptome.

Erstens das Gefühl, als ob etwas im Hals steckte und dann der vermehrte Harndrang.

Beiden Symptomen begegnen wir bekanntlich bei der Hysterie, also einem ausgesprochenen allgemein nervösen Zustande.

Dass auch in diesem Falle die Behandlung insofern keine erfolgreiche war, als der erschwerte Athem bei Körperbewegung nicht einer auffallend freieren Platz machte, zeigt nur, dass, sowie in früheren Fällen, die Reactionsweise des Herzens auf Muskelreize keine günstige war.

Wer sich mit der Art der functionellen Diagnose, die ich mit Bezug auf das Herz mache, nicht begnügt, dem steht es frei, in diesen Fällen Fettherz zu diagnosticiren. Für den ersteren Fall, wo Fettleibigkeit bestand, lässt sich hiergegen nichts einwenden. Ich bestreite aber, dass diese Diagnose eine Erweiterung unserer Einsicht bedeutet.

Weit eher ist für die diagnostische Einsicht der Umstand zu verwerthen, dass der Blutdruck nicht wesentlich und dauernd zum Sinken gebracht werden konnte. Auf dieser Thatsache wenigstens kann man die Meinung aufbauen, dass hier schon jene dauernden Veränderungen der Gefässwand vorlagen, wie sie in später zu besprechenden Fällen sicher und in der Regel zu constatiren sind.

Ich lasse nun eine Reihe von Fällen folgen, bei denen der Symptomencomplex von Angina pectoris in mehr weniger vollständiger Weise beobachtet wurde.

Ich unterscheide nämlich zwischen zwei Formen. In der

einen, der Abortivform, fehlen die ausstrahlenden Sensationen
resp. Schmerzen, wir constatiren nur Präcordialbeklemmung, Prä-
cordialdruckgefühl, in der zweiten, ausgebildeten, ist das Symptomen-
bild ein vollständigeres.

Von der ersteren Form beobachtete ich drei, von der anderen
sechs Fälle. Hier theile ich wieder nur einen Fall mit, bei dem
eine genügende Zahl von Druckmessungen vorgenommen wurde.
Die anderen finden sich unten.

18. Weib, 50 J. Nach dem Berichte des behandelnden Arztes leidet
Patientin an allgemeiner Adiposität, an der auch das Herz theilweise betheiligt
ist. Die Beschwerden der Patientin bestehen in öfters sich wiederholenden
Ohnmachtsanfällen, Schwächeanfällen und andeutungsweise vielleicht von
Angina pectoris. Patientin ist zur Zeit im Climax.

Mein anamnestischer Befund lautet: Patientin klagt über Anfälle von
Präcordialbeklemmung in Verbindung mit Herzklopfen.

Ausserdem klagt dieselbe über Athemnoth beim Steigen und mässige
Stuhlverstopfung.

Ordination: Leichte Trinkkur, keine Bäder.

18/6. Starkes Herzklopfen nach etwas anstrengendem Spaziergang am
Tage; hierauf zeigt Messung noch höheren Blutdruck.

Anfälle bleiben aus.

24/6. Menstruation wieder eingetreten. Blutdruck stark gesunken. Allgemeinbefinden gut. Gewichtsabnahme 5 Kilo.

7/6 170, 13/6 165, 19/6 158, 24/6 132, 27/6 140, 8/7 145.

Ausführliche Erörterungen über die Angina pectoris will ich
erst folgen lassen, wenn das gesammte diesbezügliche Material vorgeführt sein wird. Vorläufig seien nur jene Betrachtungen wiedergegeben, welche sich auf die Diagnose der Herz- und Kreislaufsfunction und deren Beeinflussung durch therapeutische Eingriffe beziehen.

In allen drei Fällen war der Herzbefund negativ, d. h. es
liess sich durch Percussion und Auscultation nichts Abnormes nachweisen.

In zwei Fällen (19 und 20) fehlten auch Anzeichen der gestörten Herzfunction, wenn man, wie ich meine, als solche die
Insufficienz auffasst. Denn es fehlte die Dyspnoe. Nur im 20. Falle
begegnen wir der Angabe, dass zeitweilig nach dem Essen bei
Aufgetriebenheit des Magens das Athmen beschwerlich wird. Da
das Gehen und Steigen ohne Anstand erfolgt, so handelt es sich

wohl hier nur um eine Dyspnoe, die auf die mechanische Behinderung der Zwerchfellaction zurückzuführen ist. Das Herzklopfen, über welches hier Beschwerde geführt wird, fasse ich so lange nicht als Störung der Herzfunction auf, als dasselbe nicht mit Dyspnoe einhergeht. Das Herzklopfen als solches bedeutet nach meiner Auffassung eine Störung des sensiblen Herznervenapparats. Mit demselben braucht keine Störung des Muskelapparates einherzugehen. Ich lasse es hier nur an diesen Andeutungen bewenden und werde später diesen Punkt noch ausführlicher besprechen. Ich wollte hier nur feststellen, dass das Symptom Herzklopfen keinen Anhaltspunkt für die Diagnose Herzinsufficienz bietet. Trotzdem in diesen Fällen keine Veranlassung vorliegt, an eine Störung der Herzfunction zu denken, so ist man doch durch die Erfahrung, welche lehrt, dass derartige abortive Formen von Angina pectoris in ausgesprochene übergehen, gewöhnt, auch das Herz als leidenden Theil zu betrachten. Vom prophylaktischen Standpunkt aus hat diese Erwägung volle Berechtigung, und es muss derselben bei der Behandlung Rechnung getragen werden.

Für die Beurtheilung des Verlaufes erscheint die Thatsache besonders berücksichtigenswerth, dass wir während desselben viel niedrigeren Drücken begegnen als anfangs.

Weitere Fälle von Angina pectoris (Abortivform).

19. Mann, 45 J., mässig fettleibig. Bekommt seit einiger Zeit Nachts folgende Anfälle: Gefühl von Druck und Beklemmung in Präcordialgegend. Die Anfälle treten 2—3mal wöchentlich auf.

Patient war früher starker Raucher. — Klagt nicht über sonstige Beschwerden.

Nebst einer leichten Trinkkur, combinirt mit Milch, wird Natrium nitros. verabreicht. Da die Anfälle nach dieser Medication nicht schwinden, wird Jodnatrium gegeben und nebstbei auch Purgantien. Hierauf werden zunächst die Anfälle leichter und seltener und verschwinden ganz.

Bäder wurden nicht ordinirt.

10/9 180, 18/9 140.

20. Mann, 51 J. Patient klagt über Anfälle von Druckgefühl in der Herzgegend mit Herzklopfen.

Nach dem Essen Gefühl von Aufgetriebenheit, verbunden mit schwerem Athem.

Milde Trinkkur und Marienquellbäder.

Schon nach 10 Tagen Befinden ein sehr gutes. Anfälle sind verschwunden.

8/8 180, 24/8 120, 3/9 140.

Dies zeigt neben Anderem der vorgeführte Fall 18, der
übrigens auch deshalb bemerkbar erscheint, weil hier die Disposition zur Herzinsufficienz vorhanden ist: Das geht aus der
Klage des Patienten über schweren Athem hervor. Die Blutdruckmessung giebt einen Anhaltspunkt hierfür, denn hier besteht
der übernormale Druck in den ersten Tagen und sinkt mit ein-
tretender Besserung, d. h. mit freierer Athmung. Dies Absinken
ist sogar zeitweilig ein beträchtliches. Am 24/6 war ein Blutdruck von nur 132 mm Hg zu constatiren. Dieser niedrige Druck
fiel, worauf ich aufmerksam machen muss, mit dem Eintritt der
Menstruation, die durch Wochen ausgesetzt hatte, zusammen.
Man muss diesbezüglich an die Möglichkeit denken, dass der vorhergehende höhere Blutdruck, der in die Vorbereitungszeit der Menstruation fiel, mit Innervationsänderungen zusammenhängt, welche
zu dieser Zeit, nämlich zur Zeit des Climax, vorkommen und
zu Congestionen etc. Veranlassung geben.

Medicamentöses Einschreiten war in allen drei Fällen nicht
nöthig. Die leicht ableitende Behandlung nebst mässiger Körperbewegung, zu der nur in einem Fall der Gebrauch von Bädern
hinzutrat, war durchgehend von günstigem Erfolge begleitet. Man
sieht — ich komme hierauf bei der Besprechung der Therapie der
Angina pectoris noch zurück —, dass in vielen Fällen die ein-
fachste Behandlung genügt.

Ich lasse nun Beispiele von ausgesprochener Angina pectoris
folgen.

21. Mann, 40 J. Klagt über Anfälle von Brustbeklemmung zugleich mit
Herzklopfen — Gefühl von Herzflattern. Sensation von Schwäche in den Armen,
zugleich auch allgemeines Schwächegefühl.

Es wird ausser einer leichten Trinkkur auch Natr. nitros. verordnet. Die
Anfälle werden seltener und schwächer, der Puls stark verlangsamt.

Am 21/7 Nachts Anfall mit Athemnoth, nachher dauernd Besserung.

12/7 160, 21/7 135, 22/7 120, 26/7 140, 6/140.

22. Mann, 43 J. Klagt über Anfälle von Schmerzen an der Herzgegend,
die in den linken Arm ausstrahlen. Früher waren die Anfälle mit Angstgefühl
verbunden, jetzt nicht mehr.

Während der Aufnahme bekommt Patient einen Anfall; es wird sofort
eine Messung vorgenommen. — Blutdruck 120 mm Hg, eine halbe Minute
später 140, eine Minute hierauf 110, nach einer weiteren Minute 140. Nach
völligem Sistiren des Anfalls 140.

Der Patient berichtet weiter, dass er auch beim Steigen leicht kurzathmig werde. Herzbefund negativ.

Nebst einer leichten Trinkkur, wird auch Natr. nitros. verabreicht.

Am 3/8 wird, da die Anfälle nicht aufhören, statt Natr. nitros. Nitroglycerin gegeben.

Am 12/8 berichtet Patient, dass seine Anfälle fast verschwunden sind. Nur die Sensationen am linken Arm sind noch nicht ganz verschwunden.

23/7 145, 25/7 150, 3/8 120, 6/8 140, 12/8 150.

23. Mann, 47 J. Starker Raucher. Klagt über Anfälle von Schmerz in der Sternalgegend, die in den linken Oberarm ausstrahlen. Die Anfälle kommen bei raschem Gehen und nach Aufregungen. Vor zwei Tagen letzter Anfall während des Anfalles keine Herzerscheinungen, keine Dyspnoe. — Leichte Stuhlverstopfung.

Unter milder Trinkkur, ohne medicamentöse Behandlung, schwinden die Anfälle. Rauchverbot.

9/7 150, 12/7 155, 23/7 150, 6/8 140.

24. Weib, 52 J. Patientin litt früher an Hemicranie und laborirt jetzt an folgenden Anfällen: In beiden Epigastrien beginnt Schmerz, der erst zum Thorax und dann in beide Arme ausstrahlt. Dann tritt Herzklopfen ein. Die Anfälle treten 2—3 mal in der Woche auf und dauern $1/2$—$3/4$ Stunde.

Unmittelbar nach der ersten Untersuchung treten Spuren eines Anfalls auf. Vorher war der Blutdruck gemessen und der Werth von 155 mm Hg constatirt worden.

In dem Abortivanfalle sinkt der Blutdruck auf 145 mm Hg.

Am 22. Juni erscheint wieder während der Ordination ein Anfall, der diesmal etwas stärker ist und mit Herzklopfen einhergeht. Bei der Messung zeigt sich ein Blutdruck von 170 mm Hg. Der Puls ist aussetzend.

Es wird Natr. nitros. verordnet.

23. Juni. Allgemeinbefinden schlecht, häufig Herzklopfen, keine Anfälle. Puls irregulär.

25. Juni. Befinden besser, Puls regelmässig.

26. Juni. Gutes Befinden hält an.

27. Juni. Wieder viel Herzklopfen, Puls unregelmässig.

29. Juni. Besser. Puls regelmässig.

4. Juli. In der Zwischenzeit gut. Keine Anfälle, kein Herzklopfen. Heute wieder Herzklopfen und Beklemmungsgefühl, unregelmässiger Puls.

5. Juni. Befinden wieder gut. Puls regelmässig.

Von da ab fortschreitende Besserung unter steigendem Druck. Gewichtsverlust 8 Pfund, von 173 auf 165 Pfund.

Sonstige Therapie: Leichte Trinkkur, keine Bäder.

18/6 155, 22/6 170, 23/6 145, 25/6 142, 27/6 120, 29/6 122, 4/7 125, 9/7 149, 12/7 145.

25. Weib, 60 J. Seit 3 Monaten folgende Anfälle: Es beginnen Schmerzen im rechten und linken Arm, die zur Schulter und zum Herzen

ziehen. Dann ändert sich der Anfall insofern, als zuerst Schmerzen in der
Herzgegend auftreten, die in beide Arme ausstrahlen. Während des Anfalles
Herzklopfen und Dyspnoe. Dauer $1/4$—$1/2$ Stunde. Ausserdem Stuhl-
verstopfung.

Die Anfälle wiederholen sich täglich. Es wird sofort Natr. jodat. mit
Natr. nitros. verordnet.

Der Erfolg ist ein eclatanter. Die Anfälle bleiben aus. Nur manchmal
treten Schmerzen am Arm auf, die aber localisirt bleiben. Leichte Trinkkur,
keine Bäder.

12/7 150, 14/7 150, 17/7 150, 20/7 140, 23/7 120, 26/7 140.

Allen 7 Fällen, von denen ich hier in Anbetracht des causui-
stischen Interesses, das sie bieten, 5, nämlich 21—25, vorführe,
ist gemeinschaftlich, dass anfallsweise bestimmte Sensationen in
der Gegend auftreten, die zugleich mit Sensationen in peripheren
Gebieten verbunden sind.

Die Sensationen in der Herzgegend sind manchmal schmerzhaft, manchmal sind es nur Druck- und Beklemmungsgefühle, von
denen berichtet wird.

In der Regel beginnt der Anfall mit der Sensation in der
Herzgegend und im Verlauf desselben kommt es zur Ausbreitung
derselben in peripheren Gebieten. Es kommt aber auch das Umgekehrte vor, die Sensationen beginnen in peripheren Körpergebieten,
und erst diesen folgt die Sensation in der Herzgegend. Man
muss also zwischen centrifugalen vom Herzen austrahlenden
und centripetalen zum Herzen ziehenden und von der Peripherie
ausgehenden Sensationen unterscheiden. Dieser Unterschied ist übrigens schon von Barié gemacht worden.

Bei den mitgetheilten Fällen sehen wir in dreien den Anfall
mit Sensationen in der Herzgegend, die in den linken Arm ausstrahlen, im Falle 21 strahlt die Herzsensation in beide Arme aus,
auch Ausstrahlungen in beide Arme und Füsse wurden in einem
hier nicht mitgetheilten Falle angegeben.

In den Fällen 24, 25 beginnt der Anfall peripher und zwar
im 24 Falle mit Schmerzen in beiden Epigastrien, im 25 Falle
mit Schmerzen in beiden Armen, in einem anderen Falle, welcher
im Anhange mitgetheilt ist, begann der Anfall mit Schmerzen im
linken Arme.

Herzerscheinungen waren nicht in allen Fällen und auch nicht
in gleicher Weise zu constatiren. In einigen Fällen fehlen sie ganz.

Im Fall 21, 24 und 25 trat im Anfall Herzklopfen ein, aber nur im 21 Falle ist das Herzklopfen mit Dyspnoe combinirt. Im 24. Falle ist die Neigung zu Herzklopfen auch in der anfallsfreien Zeit vorhanden. Im 22. Fall bestand die Disposition zur Dyspnoe in der anfallsfreien Zeit.

Die pathologischen Erscheinungen, die wir unter den Bezeichnung Angina pectoris zusammenfassen, sind, wie man sieht, vielseitig. Diese Vielseitigkeit wird sich uns noch mehr aufdrängen, wenn wir auch jene Fälle vor Augen haben werden, welche mit anderen Formen der Angiosclerosis einhergehen. Hier soll nur betont werden, dass die in der Gruppe der Pseudo-Angiosclerosis vorkommenden Fälle jedenfalls zu den leichteren gehören. Zu dieser Ansicht muss man gelangen, wenn man den Verlauf derselben in Betracht zieht. Dieser ist nicht nur bei den Abortivfällen ein günstiger, sondern auch bei den eben mitgetheilten mit ausgesprochenem

Weitere Fälle von Angina pectoris (vollständige Form).

26. Mann, 38 J. Vor 8 Jahren hatte Patient zum ersten Male folgenden Anfall: Gefühl von Druck und Schmerz in der Herzgegend; letzterer strahlt in den linken Arm aus. Dauer des Anfalles 1/4 Stunde. Nach diesem Anfall durch eine Woche Schmerzen in der linken Hand.

Die Anfälle wiederholen sich in letzter Zeif häufiger. Symptomengruppe derselben wie im ersten Anfall, nur noch dabei Angstgefühl mit Schweissaustritt auf der Stirn, Herzklopfen, beschleunigte, unregelmässige Herzaction.

Die Untersuchung des Herzens ergiebt ein systolisches Geräusch über dem linken Ventrikel, das sich, da eine vorhergegangene Endocarditis ausgeschlossen erscheint, auf eine functionelle Mitralinsufficienz bezieht.

Nach leichter Trinkkur und Natr. nitros. bessert sich der Zustand wesentlich, die Anfälle kommen seltener und sind viel leichter.

Patient besuchte uns 4 Monate später. Die Besserung war anhaltend. 10/7 160, 27/7 140.

27. Mann, 66 J. Klagt schon seit langer Zeit über Schmerzen in der Schulter, die zeitweilig auftreten. In letzterer Zeit erscheinen anfallsweise Schmerzen im linken Arm, die bis zum Daumen ausstrahlen. Ihnen folgen Präcordialdruck, Beklemmungsgefühl mit schweren Athem.

Die Anfälle sind im Winter seltener als im Sommer.

In den letzten Tagen wiederholen sich leichte Anfälle.

Es wird sofort Natr. nitros. gereicht.

11. Juli. Anfälle besser.

22. Juli. Anfälle geschwunden. Allgemeinbefinden gut.

Leichte Trinkkur mit Molken, keine Bäder.

28/6 150, 1/7 140, 22/7 145.

Symptomencomplex. Ich brauche wohl nicht zu betonen, dass die aus meiner Beobachtung, namentlich aus der Blutdruckmessung sich ergebende Thatsache, dass bei der Pseudo-Angiosclerose nur leichtere Fälle von Angina pectoris vorkommen, von diagnostischer sowohl als prognostischer Bedeutung ist und kann wohl auf eine weitere Begründung und Ausführung dieses Gedankens verzichten.

Nur hervorheben will ich, dass die Leichtigkeit der Fälle, ebenso wie andere nervöse Symptome, darauf hindeuten, dass die Pseudo-Angiosclerose vorwiegend nervösen Ursprunges ist.

Von besonderer pathognomischer Wichtigkeit sind jene Fälle, in denen sich Gelegenheit fand, Blutdruckmessungen während des Anfalls vorzunehmen.

Im Falle 22 war zu Beginn des Anfalls ein deutliches Sinken des Blutdrucks zu constatiren. Die Beobachtung war hier allerdings keine ganz vollständige, weil die Messung schon im Anfall vorgenommen und das Steigen des Blutdrucks erst im Schwinden des Anfalls constatirt wurde. Beachtenswerth bleibt aber immerhin diese Thatsache, die wir auch später bei den allgemeinen Betrachtungen über die Theorie der Angina pectoris verwerthen werden.

Auch in dem 24. Falle, wo die Beobachtung vollständiger war, weil durch dieselbe der Blutdruck vor Beginn des Anfalls constatirt wurde, sah ich, und zwar während eines Abortivanfalles, den Blutdruck sinken und zwar von 155 auf 145 mm Hg. Einige Tage später beobachtete ich wieder während meiner Sprechstunde einen Anfall, der aber stärker war und mit Herzklopfen und Pulsarrhythmie einherging. Die Messung ergiebt hier eine beträchtliche Steigerung des Blutdrucks und zwar bis 170 mm Hg. Hieraus ist zu ersehen, dass die Aenderungen des Blutdrucks nicht in allen Anfällen gleich sind. Dass aber Aenderungen des Blutdrucks im Anfalle eintreten, ist gewiss. Hiervon werden wir Gelegenheit haben, uns noch mehrfach zu überzeugen. Ich möchte hier nur andeutungsweise betonen, wie schwach es mit der namentlich von A. Fränkel im Anschluss an Parry vertretenen Theorie, der zu Folge der anginöse Anfall immer mit Herzschwäche verbunden sein soll, bestellt ist.

Von diagnostischer resp. prognostischer Wichtigkeit ist nicht nur die aus dem Verlaufe abgeleitete Thatsache, dass es sich hier um leichtere Fälle von Angina pectoris handelt, sondern auch das Ergebniss der im Verlaufe vorgenommenen Blutdruckmessungen. Aus diesen ergiebt sich nicht nur, dass im Stadium der continuirlichen Besserung der Blutdruck nicht die Grenze des normalen überschreitet, sondern dass überhaupt grosse Blutdruckschwankungen, den Fall ausgenommen, wo im Anfall ein Druck von 170 constatirt wurde, im Verlaufe nicht vorkommen.

Die Diagnose leichte Form von Angina pectoris, in Verbindung mit Pseudo-Angiosclerosis, führt mit Bezug auf das Herz zur weiteren Diagnose, dass keine essentielle, auf Gewebsveränderungen beruhende Erkrankung desselben vorliege. Die Hauptstütze für die das Herz betreffende Diagnose, die im gewissen Sinne eine negative oder vielmehr ausschliessende ist, liegt nicht so sehr in den durch die Percussion und Auscultation gelieferten Merkmalen, welche negativer Natur sind, d. i. nicht auf eine Veränderung des Herzens schliessen lassen, als im Blutdruckbefunde, der im Ganzen auf mittlere, d. i. normale Druckverhältnisse schliessen lässt. Der milde Verlauf der Erscheinungen spricht, was ich übrigens schon erwähnt habe, gleichfalls für die ausgesprochene Ansicht.

Der leicht zu erzielende therapeutische Erfolg weist zudem darauf hin, dass das Herz im günstigen Reactionszustande sich befindet, was nur möglich ist, wenn der Zustand seiner Ernährung, soweit derselbe von der Beschaffenheit der das Herz speisenden Arterien abhängt, ein günstiger ist. Nach dieser Betrachtung erscheinen also in solchen Fällen Erkrankungen des Coronararteriensystems ausgeschlossen.

Ich übergehe nun zur Besprechung der Behandlung dieser Fälle.

Zieht man die betreffenden Krankenprotokolle zu Rathe, so erfährt man aus denselben, dass fast in allen Fällen von der medicamentösen Behandlung nicht sowie in den Abortivfällen abgesehen werden konnte.

Im 26., 21., 27., 25. und 24. Falle wurde Natr. nitrosum und im 22. Falle anfangs Natr. nitros. und später Nitroglycerin verordnet. Nur im 23. Falle fiel jede medicamentöse Behandlung weg. Das Natr. nitrosum verschreibe ich als Lösung von 0,5 auf 150 und lasse hiervon 2—3 Esslöffel täglich nehmen. Nitroglycerin reiche ich in der bekannten Tablettenform von $\frac{1}{2}$ mg.

Da, wo ich auch zugleich Jodnatrium nehmen lasse, setze ich
der Natriumnitritlösung noch 3—5 g Jodnatrium hinzu.

Ausser der medicamentösen Behandlung, auf welche ich den
Hauptwerth lege, unterzog ich die Patienten nur einer sehr leichten
Trinkcur, mit den hierbei geübten Körperbewegungen. Von Bädern
habe ich Abstand genommen und zwar, wie man sieht, nicht zum
Nachtheile der Patienten. Die Ueberlegung, die mich veranlasste,
von Bädern Abstand zu nehmen, ruht auf der Vorstellung, dass wir
in der Angina pectoris einen pathologischen Reflexact vor uns
haben. Deshalb muss meiner Meinung nach jeder Eingriff vermieden werden, der einen Reflex hervorrufen oder die Reflexerreg-
barkeit steigern kann. Man muss vielmehr trachten, letztere herabzusetzen. Dies thut, wie es scheint, die medicamentöse Behandlung. Die Trinkcur, die ableitend wirkt und, wie wir gesehen
haben, den Blutdruck erniedrigt, kann nur die Herabsetzung der
Erregbarkeit fördern. Vor Bädern aber hüte ich mich. Ich bin
eben nicht so kühn wie die Nauheimer Aerzte, dafür aber vorsichtiger. Meine Furcht vor Bädern mag ja unbegründet, und
es kann ja möglich sein, dass Bäder von solchen Kranken trotz
ihrer Anfälle gut vertragen werden. Indem ich das zugebe, muss
ich bei der durch die Erfahrung befürworteten Meinung bleiben,
dass die durch die therapeutische Mode in die Behandlung hineingezerrte Bademethode ein ganz überflüssiges
Experiment bedeutet[1]). Wenn auch manchmal, ja vielleicht
oft, ein solches Experiment günstig ausfällt, so beweist dieses gar
nichts für die Unerlässlichkeit desselben. Bei der Behandlung der
schweren Fälle von Angina pectoris komme ich übrigens auf diesen
Gegenstand nochmals zurück.

---

[1]) Dieser Betrachtung möchte ich noch Folgendes beifügen: Das Thierexperiment ist, abgesehen von seiner Unentbehrlichkeit für das Verständnis
lebender Vorgänge, die beste Vorbereitung und Schulung für das klinische,
namentlich das klinisch-therapeutische Experiment, das wir ja ununterbrochen
in der Praxis üben. Wer mit dem Thierexperimente vertraut ist, entschliesst
sich weit schwerer als Jene, welche sich in ihrem ärztlichen Handeln nur von
der klinischen Erfahrung leiten lassen, zum Experiment am Menschen. Und,
wenn er es thut, dann geschieht es mit peinlichster Sorgfalt, und unter Cautelen, die jede Schädigung ausschliessen. In diesem Sinne aufgefasst, ist die
nicht bloss von Laien begreiflicherweise vielverpönte, sondern auch von Aerzten
belächelte Vivisection der grösste Schutz für den Menschen.

Ich lasse nun eine Reihe von Fällen folgen, in welchen durchwegs Herzaffectionen vorlagen. Zum Theil solche, bei denen die Herzthätigkeit durch Aenderungen des Rhythmus oder durch ungleichmässigen Ablauf der Herzphasen alterirt erscheint, zum Theil solche, bei denen sich durch Geräusche eine Störung im Klappenapparate nachweisen lässt.

Zu den ersteren gehören 2, zu letzteren 5 Fälle. Ich führe zum Theil aus casuistischen Gründen, zum Theil deshalb, weil mit Ausnahme der ersten alle Blutdruckmessungen in genügender Zahl enthalten, alle vor.

28. Mann, 52 J. Leidet seit 3—4 Monate an Anfällen von Herzklopfen. Die Anfälle wiederholen sich mehrere Male des Tages.

Bei der ersten Untersuchung ist Patient etwas aufgeregt.

Blutdruck 160 mm Hg. Nach einigen Minuten Ruhe 140 mm Hg. Es wird nur eine leichte Trinkkur angeordnet.

Am 24. Juni hat Patient während der Visite einen Anfall von Herzklopfen; während des Anfalls ist der Puls beschleunigt, über 120; es ist auch Bigeminie-Typus bemerkbar. Blutdruck anfangs 180 mm Hg, sinkt nach dem Anfall auf 140.

Endbefinden gut.

20/6 160—140, 24/6 180—140, 11/7 140.

29. Mann, 51 J. Laut ärztlichem Berichte leidet Pat. an chron. Darmcatarrh mit Verstopfung — Leberhyperämie mit Fettherz und Endocarditis valvularis. Alle diese Leiden bilden ein exquisites Bild der Plethora abdominalis.

Bei meiner Aufnahme klagt Pat. über Congestion, Druck am Hinterkopfe. Nach Aufregung und bei Aufgetriebenheit des Bauches entsteht häufig Herzklopfen von Athemnoth begleitet.

Ueber den linken Ventrikel ein lautes systol. Geräusch hörbar. Acuter Gelenkrheumatismus nicht vorhergegangen. Leber nicht vergrössert. Insuff. mitral. funct.

Therapie: leichte Trinkkur unterstützt durch Purgantien.

28. Mai. Nachts vorher hatte Patient einen Anfall von Herzklopfen (Herzzittern). 1. Juni. Patient klagt über schlechte Entleerung, Kollern im Leibe. Athemnoth.

20. Juni wird um den Blutdruck herabzusetzen, Natr. nitros. gereicht.

25. Juni. Da der Druck hoch bleibt, wird der Lösung von Natr. nitros. Jodkali hinzugefügt.

29. Juni. Athem viel freier.

26/5 160, 29/5 148, 1/6 145, 7/6 155, 11/6 150, 20/6 160, 25/6 165, 29/6 140.

30. Mann, 49 J. Voriges Jahr wegen Haemorrhoiden operirt; träger Stuhlgang. Stark nervös. Zeitweilig Anfälle von Angstgefühl, namentlich nach

Thee, Cigarre. Die Anfälle wiederholten sich oft binnen kurzer Zeit, in 2 Stunden mehrmals. Seit 3 Monaten auch Schwindel und Kopfschmerz.

Die Angsgefühle sind mit Blähungen verbunden. Nach Abgang von Flatus Erleichterung.

Therapie: leichte Trinkkur mit Milchzusatz.

Systolischer Ton verdoppelt. Der 2. Ton von einem echoartigen Geräusche, das aus der Tiefe zu kommen scheint, begleitet.

Am 13. Juli ist Doppelschlag und Geräusch verschwunden.

Dauernde Besserung.

25/6 200, 12/7 140, 13/7 140, 15/7 140, 28/7 170, 10/8 160.

31. Mann, 53 J. Vorherige Diagnose: Cor adiposum, Stauungsleber, Harn eiweissfrei. Pat. klagt über Dyspnoe. Hat früher viel Rheinwein getrunken.

Oedem an beiden Füssen. Systolischer Ton über dem linken Ventrikel rauh, holprig. Gewicht 116 Kilo.

Vor Beginn der Trinkkur wird Digitalis in Pillen durch 4 Tage gegeben. Dann leichte Trinkkur mit Milchzusatz.

11. Juli Befinden besser. Es werden Marienquellbäder verordnet.

31. Juli. Pat. hustet. Bronchitis nachweisbar. — Strophanthus.

5. Aug. Befinden gut. 10. Aug. Gutes Befinden dauert an.

6/7 162, 8/7 125, 16/7 138, 23/7 142, 30/7 152, 5/8 142, 10/8 145.

32. Mann, 50 J. Adipositas. Anfangsgewicht 82 Kilo. Pat. klagt über Nervosität, Stuhlverstopfung, Sodbrennen, Aufstossen von Flüssigkeit, selten auch Erbrechen. Anfälle von Kopfschmerzen, Schwindel von Flimmerscotom begleitet. Anfall dauert $1/_4$ Stunde. Athembeschwerden beim Gehen und Steigen.

Pat. lässt oft und viel Harn. Harn eiweissfrei. Systol. Geräusch über dem linken Ventrikel.

Unter leichter Trinkkur und Abnahme des Körpergewichtes um $5^1/_2$ Kilo wird der Athem freier, auch Darm- und Magenbeschwerden wesentlich besser. Functionelle Mitralinsufficienz.

25/5 200, 29/5 155, 31/5 155, 4/6 140, 13/6 140, 22/6 140.

33. Mann, 50 J., fettleibig. In den letzten Jahren häufige Bronchialcatarrhe. Häufig leichte Schwindelanfälle. Selten starke mit völligem Schwinden des Bewusstseins. Ausserdem auch Kurzathmigkeit. Systolischer Ton über linken Ventrikel von einem schwachen Geräusch begleitet. Zeitweilig hört man auch über der Aorta ein deutliches blasendes Geräusch. Soweit der Bericht des behandelnden Hausarztes.

Ich finde keine Geräusche, nur deutlichen Galopprhythmus.

22. Mai. Galopprhythmus verschwunden.

Leichte Trinkkur. Unter Gewichtsabnahme von 3 Kilo wird Athem viel besser.

Allgemeinbefinden gut.

14/5 175, 22/5 170, 27/5 145, 30/5 138, 5/6 130.

Die eben angeführten Fälle verdienen mit Rücksicht auf Diagnose und Therapie eine gesonderte Discussion.

In 28. Falle handelt es sich um Herzklopfen. Es bot sich hier die Gelegenheit, den Patienten zweimal mit Rücksicht auf die Reaction seines Gefässsystems sphygmomanometrisch zu untersuchen. Bei der ersten Untersuchung, wo Patient angab, aufgeregt zu sein, aber nicht über Herzklopfen klagte, fiel auf, dass die Messung einen Druck von 160 mm Hg ergab. In der That war die Aufregung die veranlassende Ursache dieser Drucksteigerung, denn als ich den Patienten eine Weile sich ruhig verhalten liess, die Aufregung mittlerweile wich, und wieder gemessen wurde, constatirte ich nur einen Werth von 140 mm Hg.

Patient kam nach 4 Tagen wieder und bekam diesmal, während er mir berichtete, einen ausgesprochenen Anfall von Herzklopfen. Der Druck war noch höher als beim ersten Male, wo nur Aufregung bestand; er betrug 180 mm Hg. Zugleich ergab die Zählung eine Pulsfrequenz von 120 in der Minute. Zudem liess sich durch den tastenden Finger feststellen, dass deutliche Bigeminie vorhanden war. Der Anfall währte nur wenige Minuten. Als Patient angab, dass derselbe vorüber sei, wurde wieder gemessen und ein normaler Druck von 140 mm constatirt.

Ich stellte hier die Diagnose einer Neurose der sensiblen Herznerven. Die Herzfunction selbst musste als intact betrachtet werden, denn es fehlte jede Disposition zur Dyspnoe. Auch objectiv war durch die Auscultation keine Aenderung nachweisbar. Die Höhe der Drucksteigerung im Anfalle lässt, wenn man die geringere Drucksteigerung sich vor Augen hält, die im Thierversuche während der Acceleransreizung zu Stande kommt, die Vorstellung nicht aufkommen, dass nur die Beschleunigung der Herzaction und die hiermit einhergehende Beschleunigung des Blutstroms hier die alleinige veranlassende Ursache der Drucksteigerung darstelle, man muss vielmehr annehmen, dass es sich in diesem Falle um einen reflectorischen Vorgang handelte, bei dem eine Erregung des vasomotorischen Centrums stattfand. Da von Carl Ludwig die Ansicht vertreten wurde, dass schon die geringe Drucksteigerung nach Acceleransreizung auf einer gleichzeitigen vasomotorischen Erregung gewisser Gefässgebiete beruhe, die von den durch rasche Herzaction erregten sensiblen Herznerven ausgehe, so muss zu-

nächst an eine Erklärung gedacht werden, die dieser Annahme
Carl Ludwig's entspricht. Hiergegen spricht aber der frühere
Befund, welcher lehrt, dass es auch ohne Herzklopfen zur Drucksteigerung kommt. Man kann also den Angriffspunkt für die
reflectorische Erregung, die zur Drucksteigerung führt, nicht ins
Herz verlegen, sondern ausserhalb. Wo dieser zu suchen ist, lässt
sich nicht bestimmt aussagen. Man kann nur vermuthen, dass
die auftretenden Erscheinungen mit einer psychischen Erregung zusammenfallen. Hierfür spricht wenigstens die bekannte Erfahrung,
dass starke psychische Erregungen derartige Vorgänge veranlassen.
Man muss sich, wie ich glaube, vorstellen, dass in diesem Falle
Reize sich entwickelten, welche zu gleicher Zeit die Centren der
Beschleunigungsnerven und die vasomotorischen Centren in Erregung versetzen. Mit den in solcher Weise ausgelösten Vorgängen,
d. i. der Beschleunigung der Herzaction und der Blutdrucksteigerung,
geht das Gefühl des Herzklopfens einher. Dieses letztere beruht,
wie ich schon früher bemerkt habe, auf einer erhöhten Sensibi-
lität des Herzens, welche bewirkt, dass die Herzaction zum Bewusstsein gelangt.

Nebst der Herzdiagnose ist aber hier auch, wie in allen
übrigen Fällen, die auf das Verhalten der Gefässe sich beziehende
allgemeine Diagnose im Auge zu behalten, d. i. die physiologische
Angiosclerosis. Die Gefässveränderungen waren sicherlich hier
nur spastischer, d. i. vasomotorischer Natur. Das zeigt der Blutdruck,
denn dieser war, die Steigerungen ausgenommen, die immer auf
Erregungen zurückzuführen waren, stets ein normaler.

In derartigen Fällen hat man nicht das Herz zu behandeln.
Zweckmässige Diät, geistige Ruhe, Regelung der Darmfunction
reichen in der Regel aus.

Man sieht übrigens, dass eine leichte Trinkkur hier zum Ziele
führte, und dass es gar nicht nöthig war, von Bädern, hydriatischen
Proceduren etc. Gebrauch zu machen. Ich möchte sogar meinen,
dass auch die Trinkkur als solche entbehrlich ist, und dass sie gewissermaassen nur den Vorwand abgiebt, die Patienten zu einer
geregelten Lebensweise, Enthalten von Aufregungen jeder Art etc.
zu veranlassen.

Im 29. Falle liegt eine Störung der Herzfunction vor. Hier
besteht wohl auch Herzklopfen, aber dasselbe geht mit Dyspnoe

einher, was darauf hindeutet, dass während der Sensation des Herzklopfens die Herzaction eine insufficiente ist. Ausserdem liess sich durch die Auscultation ein deutliches, die Systole begleitendes, Geräusch nachweisen. Da die Anamnese keine Anhaltspunkte für eine vorhergegangene Endocarditis ergab, so war kein Grund vorhanden, hier eine organische Mitralinsufficienz zu diagnosticiren, ich konnte nur das Bestehen einer functionellen Mitralinsufficienz, beruhend auf einer Parakinese[1]) des Herzens annehmen.

Da in diesem Falle der Blutdruck im Mittel ein hoher ist, so ist auch die weitere Diagnose gestattet, dass der linke Ventrikel hypertrophisch ist. Möglicherweise war mit dieser Hypertrophie auch eine Dilatation desselben verbunden. Aus der Diagnose functionelle Mitralinsufficienz konnte man weiterhin den diagnostischen Schluss ableiten, dass diese Dilatation vornehmlich das Ostium venosum betreffe.

Vergleicht man die hier wiedergegebene Auffassungsweise mit der im Protocolle wiedergegebenen Ansicht des Arztes, welcher den Patienten vorher behandelte, so erkennt man deutlich den Unterschied zwischen meiner und den geläufigen Anschauungen. Wir finden dort die Diagnose Fettherz, Endocarditis valvularis und Plethora abdominalis. Von der Leberhyperämie spreche ich nicht, weil ich die Möglichkeit nicht in Abrede stelle, dass zeitweilig eine Vergrösserung der Leber nachweisbar gewesen ist.

Mit Bezug auf die Aenderung der Gefässe finden wir hier die Thatsache, dass die Bedingungen, welche Gefässwiderstände veranlassen, prävaliren. Denn wir begegnen sehr häufig hohen Drücken. Bemerkenswerth ist auch, dass mit dem niedrigsten Drucke die bessere Respiration einhergeht.

Die Therapie bestand zunächst in einer leichten Trinkkur, die durch Purgantien unterstützt wurde. Da das Befinden sich nicht änderte, und ich dies mit dem höheren Drucke in Zusammenhang brachte, so verordnete ich zunächst nur Natrium nitrosum, und als trotzdem keine Aenderung eintrat, fügte ich noch Jod-

---

[1]) Ich nenne Parakinese einen Herzzustand, bei dem die Contraction, sei es des Myocards oder der Papillarmuskeln, ungleichmässig ist. Die Parakinese ist die Entstehungsbedingung der functionellen Mitralinsufficienz. Das ist an anderer Stelle von mir auseinandergesetzt worden.

kalium hinzu. Erst dann trat Besserung ein, der Athem wurde
freier und auch die Anfälle von Herzklopfen kehrten nicht wieder.
Jod war also auch in diesem Falle, wie in manchen der
früher angeführten, wirksam. Aus dieser Wirkung des Jod schliesse
ich, dass meine Diagnose Pseudo-Angiosclerose d. i. physiologische
Angiosclerose für diesen Fall nicht ganz zutreffe, dass es sich
vielmehr hier schon um einen vorgeschrittenen Process, d. i. um
latente Angiosclerose handle. Nur der Umstand, dass in diesem
Falle zeitweilig noch normale Drucke nachweisbar waren, veranlasste mich, ihn noch in diese Gruppe, d. i. in die Pseudo-
Angiosclerose einzureihen. In der That haben wir hier jedenfalls
eine Uebergangsform vor uns.

Man sieht, ich bin mir klar darüber, dass man in der Praxis
sich nicht der Strenge eines Eintheilungsprincips unterwerfen darf.

Man darf nie vergessen, dass die Vorgänge der Natur in
einander überfliessen und sich nicht strenge von einander ab-
grenzen. Für die Darstellung ist ein Ordnungszwang, eine Art
von Disciplin nothwendig. Damit ist nicht gesagt, dass wir uns
am Krankenbette in unserer diagnostischen Denkungsweise dieser
Disciplin um jeden Preis unterwerfen müssen.

Die hier vorgeführten Betrachtungen können übrigens auch
für alle jene Fälle, wo Jodbehandlung sich günstig erwies, gelten.

Wenn ich nach dem alten, so weit mir erinnerlich, von
Hippokrates herrührenden Spruche: „naturam morborum ostendit
curatio" dem günstigen Effecte der Jodbehandlung einen diagnostischen Werth beilege, so darf ich, wenn ich auch hiermit späteren
Erörterungen vorgreife, nicht unerwähnt lassen, dass das Jod in
vielen Fällen, namentlich in solchen, wo die Diagnose Angiosclerose und Arteriosclerose über allen Zweifel feststeht, ganz im
Stiche lässt. Diese Thatsache ist jedenfalls eine berücksichtigens-
werthe, ebenso muss auch die aus meinen Fällen sich ergebende
Thatsache berücksichtigt werden, dass gerade in jenen Fällen,
welche als Uebergangsformen zwischen Pseudo-Angiosclerosis und
Angiosclerosis aufzufassen sind, man kann sagen bei entstehender
Angiosclerosis, das Jod sich als Heilmittel bewährt.

Dass es sich in der That um Uebergangsformen handelt, wird
sich später aus der Vorführung von Fällen mit mehrjähriger Beobachtung ergeben.

Vom 30. Falle muss ebenfalls die Diagnose Störung der Herz-function gelten. Dieselbe stützt sich auf den durch die Auscul-tation wahrnehmbaren Galopprhythmus, sowie auf ein den zweiten Ton begleitendes, aus der Tiefe kommendes echoartiges Geräusch.

Dass das Geräusch, dessen Entstehungsweise ich nicht zu deuten vermochte, mit einer Störung der Herzfunction zusammen-hing, kann ich nicht bestimmt sagen. Möglicherweise deutet das-selbe auf eine functionelle Mitralinsufficienz hin. Diese Möglich-keit schwebt mir vor, wenn ich mich an die Versuche erinnere, die F. Winkler in meinem Laboratorium über die artificielle functionelle Mitralinsufficienz angestellt hat. Bei diesen Versuchen wurden Fäden durchs Herz gezogen, die die Klappen unversehrt liessen. Hierbei beobachteten wir meistentheils systo-lische Geräusche, manchmal aber auch diastolische.

Der Galopprhythmus kennzeichnete sich hier durch eine deutliche Verdoppelung des sonst einfachen systolischen Tones. Das lässt sich meiner Meinung nach nur so deuten, dass entweder die Systole in Absätzen erfolgt, oder dass der Schluss der Mitral-klappe sich verfrüht oder verspätet. In jedem Falle haben wir eine von der Norm abweichende Herzthätigkeit vor uns.

Hervorgehoben muss werden, dass in diesem Falle der Galopp-rhythmus sowohl als das Geräusch keine stationäre, sondern vor-übergehende Erscheinung darstellte. Wir sehen sie ungefähr nach 18 Tagen verschwinden. Mit dem Verschwinden derselben wurde auch das Befinden des Patienten ein besseres.

Auch in diesem Falle begegnen wir häufig sehr hohen Drücken, was auf zeitweilig sehr grosse Gefässwiderstände hindeutet. Da mitunter aber auch normale Druckwerthe vorkommen, so können wir nicht von einer dauernden Gefässveränderung sprechen. Aller-dings liegt der normale Druckwerth ziemlich hart an der Grenze des hohen.

Auffallend ist hier noch zweierlei. Galopprhythmus und Ge-räusch verschwinden bei relativ niedrigem Druck und erscheinen nicht wieder, trotzdem der Druck sich wieder erhöht. Die Besse-rung stellt sich mit niedrigerem Druck ein und hält trotz höherem Druck an. Beide Erscheinungen sind nur in dem Sinne zu deuten, dass das Herz resistenzfähiger wurde und eine stärkere Spannung seines Inhaltes leichter zu ertragen im Stande war.

Von Bädern wurde auch in diesem Falle Abstand genommen, ich verordnete auch, da ich eine Herzinsufficienz ausschloss, keine Herztonica, also weder Strophanthus noch Digitalis. Eine leichte Trinkkur im Zusammenhange mit den sie begleitenden Factoren genügte.

Im 31. Falle lautete die frühere, nicht von mir gemachte Diagnose: Fettherz, Stauungsleber. Ich diagnosticire functionelle Mitralinsufficienz, zugleich mit Insufficienz des linken Ventrikels. Die Diagnose Fettherz stützte sich zweifellos auf die vorhandene Fettleibigkeit. Das Körpergewicht betrug 116 Kilo.

Ich begann hier die Behandlung mit Darreichung von Digitalis. Erst als nach 4 tägigem Gebrauche von Digitalis der Athem freier wurde, ging ich zu einer leichten Trinkkur mit Milchzusatz über. Diese hatte vornehmlich den Zweck, den Patienten zur Körperbewegung zu veranlassen. Als das Befinden deselben sich entschieden besserte, verordnete ich auch Marienquellbäder.

Die Behandlung hatte einen günstigen Erfolg.

Auch im 32. Falle bestand eine Functionsstörung des Herzens. Das Merkmal hierfür war ein systolisches Geräusch über dem linken Ventrikel. Es bestand also nach meiner Auffassung eine functionelle Mitralinsufficienz, ausserdem aber auch, da Dyspnoe bestand, eine Herzinsufficienz. Hier war der Blutdruck anfangs auffallend hoch, sank aber im Verlaufe allmälig ab, und bot zum Schlusse keine besondern Schwankungen dar. Man reichte auch hier mit der blossen Trinkkur aus. Unter derselben reducirte sich das Körpergewicht, der Athem wurde freier, d. i. die Neigung zur Insufficienz schwand.

Vom 33. Falle berichtet der den Patienten vorher behandelnde Arzt, dass der systolische Ton über dem linken Ventrikel von einem leichten Geräusche begleitet werde, und dass auch über der Aorta ein deutliches blasendes Geräusch gehört werde.

Bei meiner Untersuchung konnte ich keine Geräusche wahrnehmen, wohl aber einen deutlichen Galopprhythmus. Auch dieser schwand schon nach achttägiger Behandlung und zwar, wie gleich hervorgehoben werden soll, ohne bemerkenswerthes Sinken des Blutdrucks.

In diesem Falle bestand nicht bloss Parakinese, sondern auch Insufficienz des Herzens. Früher muss wohl auch, da ich keinen Grund habe, an dem Befunde des behandelnden Arztes zu rütteln, functionelle Mitralinsufficienz bestanden haben. Das Verschwinden von Aortengeräuschen ist mir gleichfalls keine unbekannte Erscheinung. In später mitgetheilten Fällen wird man mehrere finden, in denen ebenfalls deutliche Geräusche über der Aorta verschwanden.

Wir sehen auch hier die Störungen der Herzfunction ohne besondere therapeutische Eingriffe schwinden.

Der Druck, der anfangs beträchtlich hoch war, nahm allmälig ab. Es erschienen normale Druckwerthe, was wieder darauf hinweist, dass die vorhandene Gefässveränderung nicht organischer Natur gewesen ist.

Werfen wir einen kurzen Ueberblick über das in diesem Capitel Mitgetheilte, so können wir constatiren, dass wir bei Pseudo-Angiosclerose, d. i. der auf physiologische Bedingungen beruhenden Angiosclerose folgenden Herzerkrankungen begegnen:

I. der reinen secundären Insufficienz des linken Ventrikels, die sich durch die Disposition zur Dyspnoe kennzeichnet,

II. dem Asthma cardiacum und dem Asthma bronchiale,

III. der Angina pectoris in den zwei Formen der abortiven und ausgesprochenen,

IV. Störungen der Herzfunctionen, die nur parakinetischen Ursprungs, nicht mit Insufficienz des linken Ventrikels verbunden sind und solchen, die mit Insufficienz einhergehen. Ferner Störungen des Herzrhythmus mit und ohne Insufficienz.

Im Ganzen und Grossen ist die Natur der Herzerkrankung eine leichte. Hypertrophie des linken Ventrikels scheint hier so gut wie sicher ausgeschlossen, ebenso dauernde Structurveränderungen myogener Natur.

Die Diagnose, dass bei der Pseudo-Angiosclerose die Herzerkrankungen leicht, d. i. vorübergehend sind, schöpfen wir nicht aus der Untersuchung, sie resultirt vielmehr aus der Beobachtung und der Beurtheilung des therapeutischen Erfolges.

Die Fälle erscheinen um so leichter, je geringfügiger der therapeutische Eingriff ist, auf den sie reagiren. Am leichtesten sind aber selbstverständlich jene, wo medicamentöse Behandlung, d. i. Herztonica, Jod etc., nicht zur Anwendung kamen.

Vergleichen wir das Verhalten des Herzens, mit dem der Gefässe, so finden wir eine gewisse Uebereinstimmung. Der Pseudo-Angiosclerosis liegt meiner Auffassung nach nur ein Wechsel der physiologischen Erregung und Erregbarkeit zu Grunde, in gleicher Weise dürfen wir die Herzerscheinungen auf wechselnde Zustände der Reactions- und Accommodationsfähigkeit des Herzens beziehen.

II. Abschnitt.

Latente Angiosclerose.

Die Fälle, welche nun zur Discussion gelangen, kennzeichnen sich durch das Allen gemeinschaftliche Merkmal der hohen Blutspannung. Der Unterschied zwischen diesen und den früher besprochenen Fällen von Pseudo-Angiosclerose besteht darin, dass die Blutspannung hier immer die Norm übersteigt. Der Blutdruck schwankt wohl auch in diesen Fällen, nie aber wird die Grenze des Normalen erreicht. Es bestehen also continuirlich beträchtliche Gefässwiderstände, mit anderen Worten, es hat sich ein Dauerzustand ausgebildet, welchem zufolge der Abfluss des Blutes aus dem linken Ventrikel in die arterielle Strombahn ununterbrochen erschwert erscheint.

Diesem Dauerzustande müssen, wie nicht anders möglich, auch dauernde Bedingungen zu Grunde liegen. Welches sind nun diese Bedingungen? Wir haben zunächst an die physiologischen zu denken, welche den Gefässwiderstand erhöhen. Diese sind bekanntlich durch die Contraction der Gefässmuskeln gegeben. Auf diese Bedingungen mussten wir in den früheren Fällen von Pseudo-Angiosclerosis die zeitweilig auftretenden Blutdruckssteigerungen beziehen. Denn hier handelte es sich um vorübergehende Zustände. Diese Anschauung entspricht, wie wiederholt sein soll, der Vorstellung, die wir aus der Erfahrung ableiten, dass die Dauer der Contraction an eine bestimmte Zeit gebunden ist. Die Grenze derselben ist durch den Eintritt der Ermüdung und den Nachlass der Reize, welche die Contraction veranlassen, gegeben.

Auf dem Gebiete der Neurologie begegnen wir allerdings Contracturen, erzeugt durch dauernde Contraction quergestreifter

Muskelfasern, und es wäre demzufolge der Analogieschluss gestattet, dass desgleichen sich auch im Gebiete der glatten Musku-
latur ereignet.

In dem mächtigen Gebiete der Magen-Darm-Blasen-Uterus-
Musculatur sind aber so viel uns bekannt ist, bisher dauernde Con-
tractionszustänte nicht nachgewiesen worden. Wir wissen hier nur
von vorübergehenden zeitlich beschränkten Krämpfen zu berichten.
Die Annahme also, dass der dauernd hohe Blutdruck durch eine
Wochen, Monate, ja Jahre lange andauernde Contraction der Ge-
fässmuskulatur bedingt sei, entbehrt, so weit ich sehe, der sichern
Begründung. Dagegen kann man ,gegen die Annahme keinen
Einwand erheben, dass dauernde Aenderungen der Gefässwand,
welche die Dehnbarkeit derselben vermindern, sehr wohl möglich sind.

Gewiss ist, dass solche Aenderungen durch veränderte morphologische Verhältnisse erzeugt werden. Jede Verdickung der Gefässwand, ob nun dieselbe die Intima oder Media betrifft, muss
zur verminderten Dehnbarkeit oder zur Verengerung des Gefässlumens führen. Für solche morphologische Aenderungen, wenn sie
die kleinen und kleinsten Gefässe betreffen, ist die von Duroziez
vorgeschlagene Bezeichnung Angiosclerosis zutreffend. Mit Bezug
auf grössere Arterienstämme ist übrigens der Nachweis, dass bei
Atheromatose die Dehnbarkeit derselben vermindert wird, durch
Thoma geliefert worden Was für grosse Gefässe gilt, das kann
selbstverständlich auch für kleinere gelten. Ich betone das, weil
nicht oft genug daran erinnert werden kann, dass wir die Entstehungsbedingungen des vermehrten Widerstandes nicht in den
grossen, sondern in den kleinen und kleinsten Gefässen zu suchen
haben.

Es ist nun keineswegs verwehrt, sich der Anschauung hinzugeben, dass überall da, wo wir einen hohen Blutdruck antreffen,
sclerotische Structurveränderungen der kleinen Gefässe bestehen
und mithin manifeste Angiosclerose zu diagnosticiren sei. Das
werden namentlich Jene thun, deren klinische Denkungsweise vollkommen von der Vorstellung beherrscht ist, dass es keine klinische Diagnose gebe, die nicht zugleich eine anatomische
ist. Meine Vorstellungsweise ist keine solche. Ich kann mir ganz gut
denken, dass Gefässveränderungen im Sinne einer verminderten Dehn-

barkeit zu einer Zeit vorhanden sein können, wo der Anatom weder mit freiem Auge, noch mit dem Mikroskope etwas hiervon entdeckt. Es kann ja das Gefüge der Arterienwand derber, weniger dehnbar geworden sein, ohne dass sichtliche Aenderungen der Structur nachweisbar sind. Solche Arterien werden sich nicht so leicht wie normale, wenn der Blutstrom in sie eindringt, in dem Maasse wie normale ausdehnen können, es bedarf hierzu einer grösseren Anstrengung von Seiten des linken Ventrikels, der Blutdruck muss in Folge dessen steigen, und wenn dies längere Zeit geschieht, so muss sich im linken Ventrikel eine Arbeitshypertrophie entwickeln. Solche Hypertrophien des linken Ventrikels bei mangelndem Befunde von sclerotischen Veränderungen in den Arterien sind schon lange bekannt. Man nennt dieselben idiopathische Herzhypertrophien. Diese Bezeichnung bedeutet nach meiner Meinung eine physikalische Unmöglichkeit. Das Herz kann ja doch nur hypertrophiren, wenn es unter Anstrengung Arbeit leistet. Das kann aber nur geschehen, wenn die Widerstände, die es zu überwinden hat, wachsen. Der Druck, den der hohle Herzmuskel auf seinen Inhalt ausübt, entspricht immer dem Gegendrucke, der durch die Gefässwiderstände gegeben wird. Das Herz kann aus sich selbst, und wenn seine Wände noch so dick wären, keinen hohen Druck erzeugen, wenn der entsprechende Gegendruck fehlt. Dass der vorhandene Gegendruck ein hoher ist, erfährt man durch das Sphygmomanometer.

Aus dieser Erfahrung ist der Schluss abzuleiten, dass die Gefässwiderstände gewachsen sind und dass die Herzanstrengung eine grössere geworden ist. Es ist aber vom physikalischen Standpunkte aus nicht gestattet, anzunehmen, dass die höhere Blutspannung ceteris paribus, d. i. bei gleichbleibender Blutmenge und bei gleichbleibenden Gefässwiderständen, nur vom Herzen ausgeht.

Durch den höheren Druck erfahren wir aber nicht nur, dass die Widerstände in den Gefässen gewachsen sind und dass die Herzanstrengung eine grössere geworden ist, wir können, wenn wir der Erfahrung sicher sind, dass dieser hohe Druck längere Zeit besteht, mit Sicherheit eine Hypertrophie des linken Ventrikels diagnosticiren. In dieser Diagnose dürfen wir uns nicht durch die etwa negativ lautenden Ergebnisse der Percussion beirrren lassen. Die Vergrösserung des Herzens kann der Untersuchung sowohl mittelst Percussion, als mittelst Palpation leicht entgehen. Es braucht nur die Lunge mehr als sonst das Herz zu überlagern, es braucht nur der Thorax starrer zu sein. Ebenso wenig ist die Auscultation maassgebend, denn die Herztöne können bei einem hypertrophischen Herzen ebenso gut laut als leise sein.

Ich halte also die Diagnose einer Herzhypertrophie mittelst des Sphygmomanometers für vollständig sicher. Deshalb meine ich nicht, dass die Percussion und Palpation entbehrlich sei. Letztere Methoden geben uns namentlich Aufschluss über besonders vorgeschrittene Stadien der Herzhypertrophie, ich meine jene, wo die Erschütterung der Thoraxwand bis nahe der Axillarlinie deutlich verspürt wird.

Bei sicherem Nachweise eines dauernd hohen Blutdrucks ist man zunächst berechtigt, chronische, d. i. pathologische Angiosclerosis, d. i. verminderte Dehnbarkeit der Gefässe, zu diagnosticiren, ich gebrauche für diesen Zustand auch die Bezeichnung latente Angiosclerosis. Hiermit gebe ich zu erkennen, dass wir keine klinischen Anhaltspunkte für die Diagnose manifeste Angiosclerosis besitzen, und dass wir in dem Processe, der die Arterienwand starrer, d. i. weniger dehnbar macht, das Vorstadium der manifesten Angiosclerosis, d. i. des ausgesprochenen anatomisch nachweisbaren sclerotischen Processes, von dem die Arterienwand ergriffen wird, selbst dann zu erblicken haben, wenn die nachträgliche Untersuchung der kleinen und kleinsten Gefässe keinen positiven Befund ergiebt[1]).

Für die Diagnose latente Angiosclerose haben wir nur das klinische Merkmal der hohen Blutspannung; welches die klinischen Merkmale der manifesten Angiosclerose sind, darüber werde ich mich später aussprechen.

Ich will nun die Fälle von latenter Angiosclerose vorführen. Hierbei werde ich bloss auf jene, wo Herzerkrankungen bestehen,

[1]) Beim Schreiben dieses Buches kommt mir eine Abhandlung von Hirsch zu Gesichte, in welcher auf Gefässbefunde aufmerksam gemacht wird, die auch bei der von mir so bezeichneten latenten Angiosclerose zu constatiren sind. Um so besser. Ich sehe hierin gar keinen Widerspruch. Ich habe ja oben ausdrücklich bemerkt, dass es keineswegs verwehrt sei, sich der Anschauung hinzugeben, dass überall, wo hoher Blutdruck besteht, manifeste Angiosclerose diagnosticirt werden dürfe.

Rücksicht nehmen, und für diese soll dieselbe Ordnung eingehalten werden wie früher, d. i. in den Fällen von Pseudo-Angiosclerosis.

Es sollen vorher einige Betrachtungen hier Platz finden, welche sich auf Befunde und auf die Erfahrung stützen, dass in allen Fällen von latenter und, wie wir später sehen werden, auch von manifester Angiosclerose viel geringere Blutdruckschwankungen bemerkbar sind als in den eben besprochenen Fällen von Pseudo-Angiosclerosis, d. i. physiologischer Angiosclerose.

Diese Erscheinung ist wohl darauf zurückzuführen, dass die Action der Gefässmusculatur wegen der Starrheit der angrenzenden Theile der Gefässwand, vor Allem der Intima, zum Theil behindert ist. Es ist aber auch daran zu denken, dass die Gefässmusculatur selbst in den sclerotischen Process einbezogen ist, und dass deshalb deren Contractilität eine Einbusse erleidet. Letzteres würde eine Insufficienz der Gefässmusculatur bedeuten.

Ich muss auch eine Thatsache hervorheben, die unzweifelhaft von besonderem pathologischem und klinischem Interesse ist. Unter meinem Materiale befindet sich eine ganz erhebliche Anzahl von Fällen, bei denen im Laufe einer durch längere Zeit fortgesetzten Untersuchung hohe Drücke, die selbst den Werth von 200 mm Hg erzielten, constatirt wurden, ohne dass auch nur die geringsten Erscheinungen vorlagen, aus welchen man den Schluss ableiten konnte, dass das Herz in seiner Function geschädigt sei. Aus dem constant hohen Blutdrucke muss man hier die Diagnose einer Hypertrophie des linken Ventrikels machen. Es ist wenigstens undenkbar, dass ein Herz, das lange Zeit gegen derartige colossale Widerstände, d. i. mit übermässiger Anstrengung arbeitet, nicht hypertrophirt. In einer solchen Hypertrophie, die ja eine Arbeitshypertrophie ist, haben wir einen ganz natürlichen Vorgang zu erblicken. Auffallend ist nur, dass einem solchen Herzen seine volle Accommodationsfähigkeit, wie ich aus Erfahrung weiss, selbst Jahre lang erhalten bleibt. Es giebt also zweifellos Herzen, die hypertrophisch und doch gesund sind. Solche Herzen nennen Andere, die den Begriff Compensation für unentbehrlich halten, gut compensirte Herzen. Ich finde nicht den entferntesten Anlass, den teleologischen Begriff der compensatorischen Fürsorge der Natur in meine Betrachtung aufzunehmen. Für mich genügt die Thatsache, dass unter Umständen eine Hypertrophie besteht, ohne dass das Herz seiner physiologischen Accommodationsfähigkeit verlustig wird.

Es seien nach diesen allgemeinen Bemerkungen diejenigen Fälle vorgeführt, bei denen bloss Dyspnoe bestand, sonst aber keine anderen Herzerscheinungen zu constatiren waren, und zwar nur jene, wo genügend viele Blutdruckmessungen vorgenommen.

34. Mann, 39 J. Exquisiter Wohlleber, isst und trinkt viel und gut. Fettleibigkeit. Gewicht 122 Kilo.

Athem schwer schon beim Bücken und Gehen.

Nach Trinkkur mit Marienquellbädern Gewichtsverlust 13,5 Kilo. Athem frei.

25/5 168, 26/5 170, 28/5 185, 30/5 150, 2/6 162, 6/6 162, 13/6 158, 20/6 160, 25/6 160.

35. Mann, 39 J. Fettleibigkeit hochgradig, 122 Kilo. Schwerer Athem beim Gehen.

Nach Trinkkur und Marienquellbädern Gewichtsverlust 13,5 Kilo. Athem ganz frei.

25/5 168, 26/5 170, 28/5 158, 30/5 150, 2/6 162, 6/5 162, 13/6 158, 20/7 160, 25/6 160.

36. Mann, 55 J. Fettleibigkeit, wiegt 115 Kilo.

Nach leichter Trinkkur Befinden sehr gut. Athem frei.

Am 14. Juni Herzklopfen während der Messung.

30/5 200, 4/6 175, 14/6 200 (Herzklopfen), 20/6, 160.

37. Mann, 45 J. Patient klagt über mangelhafte Stuhlentleerung und Anfälle von Erbrechen, die mit Athemnoth verbunden sind. Ausserdem klagt er auch über Athemnoth beim Gehen. Mässige Fettleibigkeit, anämisches Aussehen, das vom consultirten Arzt als Anämie diagnosticirt wird.

Unter leichter Trinkkur und milder hydriatischer Behandlung. Befinden sehr gut. Athem frei.

29/6 152, 10/7 150, 18/7 160, 23/7 158, 29/7 162, 4/8 160.

38. Weib, 53 J. Klagt über Dyspnoe mit Herzklopfen. Stuhlverstopfung. Leichte Trinkkur mit Milchzusatz.

Am 7. Juli Athem besser. Von da ab fortdauernd gut.

29/6 180, 1/7 180, 7/7 180, 14/7 170, 18/7 170, 23/7 170, 25/7 165.

39. Weib, 51 J. Mässige Fettleibigkeit. Athemnoth beim Gehen. Klagt über Kreuzschmerzen.

Trinkkur, Moorbäder.

Am 20. Juni klagt Patientin über schweren Athem. Jodnatrium angeordnet. Vom 24. Juni ab viel besser.

12/6 180, 20/6 190, 24/6 182, 27/7 178, 2/7 175, 6/7 178, 10/7 170.

Ueber die Natur der Herzfunctionsstörung in diesen Fällen kann wohl kein Zweifel bestehen. Es handelt sich, wenn wir uns die hohen Blutdruckwerthe vor Augen halten, die wir im Verlaufe derselben beobachten, um secundäre Insufficienz des linken Ventrikels. Der hohen Blutdruckspannung gegenüber hat das Herz also nicht so, wie in den hier nicht wiedergegebenen, aber andeutungsweise besprochenen Fällen, die trotz Herzhypertrophie ohne Dyspnoe verliefen, seine Accommodationsfähigkeit bewahrt.

Bei körperlichen Anstrengungen, ja manchmal schon beim blossen Bücken, tritt Dyspnoe in Folge von Stauung des Blutes im linken Vorhof und jenen Lungenzuständen ein, die sich hieran anschliessen: die Lungenschwellung und Lungenstarrheit. In der weitaus überwiegenden Mehrzahl der Fälle sehen wir auch hier nach relativ

---

Weitere Fälle von Dyspnoe:

40. Mann, 42 J. Fettleibigkeit, wiegt 106 Kilo. Klagt über schweren Athem beim Gehen und Steigen. Epigastrische Pulsation. Oedem an beiden Beinen.
Hat unter leichter Trinkkur 7,6 Kilo abgenommen. Athem viel leichter.
5/8 180, 12/8 165, 17/8 168, 31/8 175.

41. Mann, 41 J. Klagt seit 3 Jahren über Athembeschwerden, verbunden mit Herzklopfen. Fettleibigkeit, Gewicht 90 Kilo.
Im Harn 0,15 pCt. Zucker.
Nach leichter Trinkkur Abnahme von 2,2 Kilo. Athem freier.
22/7 185, 25/7 185, 3/8 170, 11/8 170.

42. Mann, 42 J. Klagt über schweren Athem beim Steigen, verbunden mit Herzklopfen. Leber bei Druck schmerzhaft. Fettleibigkeit, Gewicht 106,7 Kilo.
Im Harn 0,1 pCt. Zucker.
Nach leichter Trinkkur und Marienquellbädern Gewichtsabnahme 7,6 Kilo. Athem leichter.
5/8 185, 12/8 175, 16/8 168, 31/8 175.

43. Mann, 44 J. Klagt über Athembeschwerden beim Gehen und Steigen. Wandernde Schmerzen in Gelenken, auch Kreuzschmerz.
Nach leichter Trinkkur und Moorbädern Besserung. Athem leichter.
17/7 170, 12/7 150, 30/7 150.

44. Mann, 52 J. Fettleibigkeit. Hatte zu wiederholten Malen Gelenkrheumatismus. Klagt über Athemnoth bei Bewegung. Im Harn Spuren von Zucker.
Nach milder Trinkkur, Moorbädern und Marienquellbädern Erleichterung.
25/7 170, 29/7 175, 3/8 180.

schwachen therapeutischen Eingriffen wesentliche Besserung eintreten. Die Patienten, die bei ihrer Ankunft nur unter Athemnoth in der Ebene gehen, geschweige steigen konnten, fangen nach
verhältnissmässig kurzer Zeit an, längere Spaziergänge, bei denen
selbst Steigungen nicht vermieden werden, zu machen, und geben
zufriedengestellt an, dass sie freier athmen. Das geschieht sehr
häufig schon nach einer sehr milden Trinkkur und zweck-
entsprechender leichter Diät, bei der vor Allem, was nachträglich
hier bemerkt sein soll, das Gewicht darauf gelegt wird, dass die
Patienten nicht bis zum Gefühl der Sattheit essen und auch nicht
viel trinken. Diese Maassnahme bei der ich nicht an die Oertel-
sche Flüssigkeitsentziehung denke, ist wichtig, damit die Zwerchfellaction nicht durch unnütze Auftreibung des Magens behindert
werde.

Weitere Fälle von Dyspnoe:

45. Mann, 63 J. Klagt über Dyspnoe, verbunden mit Herzklopfen.
Nach leichter Trinkkur Befinden gut. Athem frei.
2/7 200, 10/7 175, 18/7 190, 27/7 185.

46. Mann, 59 J. Sehr starke Kurzathmigkeit, auch beim Gehen in der
Ebene, selbst in Ruhe. Rheumatische Schmerzen in verschiedenen Gelenken.
Leichte Trinkkur, Marienquellbäder. Die Schmerzen unwesentlich besser,
der Athem etwas freier.
24/7 220, 4/8 200, 15/8 200.

47. Mann, 50 J. Klagt über Athemnoth, verbunden mit Herzklopfen.
Starker Raucher. Stuhlverstopfung. Hämorrhoiden.
Nach leichter Trinkkur Athem leicht, Herzklopfen besser.
5/6 190, 25/6 160.

48. Mann, 47 J. Ausser geringfügiger Dyspnoe beim Gehen und Steigen
und mässiger Stuhlverstopfung keine Beschwerden.
Nach leichter Trinkkur und Marienquellbädern Befinden gut.
12/7 195, 19/7 164, 32/7 170.

49. Weib, 60 J. Seit 8 Jahren Obstipation. Vor 4 Jahren 4,5pCt. Zucker
im Harn entdeckt, nach 3 Wochen verschwunden. Jetzt Zuckergehalt 0,5 pCt.
Klagt über schweren Athem beim Gehen, auch spontan Anfälle von Athemnoth.
Trinkkur, unterstützt durch Purgantien. Athem wird wesentlich freier.
Stuhlverstopfung besteht fort.
7/7 180, 15/7 190, 22/7 160, 1/8 175.

50. Weib, 47 J. Vor 4 Jahren Rheumatismus. Seit 6 Monaten Menstruation unregelmässig, setzt Monate aus. Starke Menorrhagie. Klagt über
Athemnoth beim Gehen. Nervosität, Herzklopfen.

Ich wiederhole nochmals, dass ich nicht gerade auf die Marienbader Trinkkur, d. i. darauf Werth lege, dass die Kranken behufs regelmässiger und leichter Entleerung des Darmes, die ohne Anstrengung, also ohne Anwendung der Bauchpresse erfolgt, gerade Kreuz- oder Ferdinandsbrunnen trinken. Derselbe Zweck kann wahrscheinlich auch durch andere Abführmittel erreicht werden. Ich halte es aber für sehr wichtig, in Fällen, wo eine hohe Blutspannung entsteht, den Darm reichlicher als gewöhnlich zu entleeren.

Nicht unwichtig erscheinen mir aber, was ich vorhin nicht erwähnt habe, gewisse Nebenumstände, die mit der Trinkkur verknüpft sind. Die Patienten machen, wenn sie systematisch, oder wie man sich ausdrückt, kurgemäss trinken, schon im nüchternen Zustande, wo also der Magen nicht mit Speisen angefüllt ist, Be-

Weitere Fälle von Dyspnoe:

Leichte Trinkkur, kalte Moorbäder. Befinden gut.
20/7 165, 28/7 175, 10/8 160.

51. Weib, 45 J. Hat im vergangenen Winter eine Pneumonie durchgemacht. Klagt jetzt über Athemnoth beim Gehen, Herzklopfen. Transspirirt sehr leicht. Seit Jahren keine Menstruation. Stuhlverstopfung.
Leichte Trinkkur mit Milchzusatz. Später, da Athemnoth anhält, Strophanthus. Keine Besserung.
3/6 185, 5/6 160, 10/6 160, 1/7 160.

52. Weib, 58 J. Klagt über Athemnoth und Herzklopfen.
Leichte Trinkkur. Jodnatrium. Deutliche Besserung.
28/7 180. 10/8 160.

53. Weib, 58 J. Fettleibigkeit. Klagt über Athemnoth beim Gehen, Congestionen, Schwindel, Ohrensausen. Leichtes Oedem über der Tibia.
Leichte Trinkkur. Marienquellbäder. Besserung.
7/7 180, 13/7 180, 20/7 160.

54. Weib, 44 J. Seit einem Jahre keine Menstruation. Klagt über Athemnoth beim Gehen. Stuhlverstopfung. Oedem über der Tibia.
Nach Trinkkur und Moorbäder besser.
26. Juli vorübergehende Verschlechterung in Folge forcirten Gehens. Oedem geschwunden.
2/7 155, 8/7 160, 16/7 152, 26/7 150.

55. Weib, 45 J. Klagt über reissende Schmerzen in allen Gliedern. Kopfschmerzen, Congestionen. Seit 7 Monaten keine Menstruation, Climacterium. Herzklopfen nach Aufregung, beim Gehen Athemnoth und Herzklopfen.

wegung im Freien. Entschieden ist ihnen das Gehen da am
leichtesten. Abgesehen davon, dass sie mit frischen Kräften, also
vollständig unermüdet an die Arbeit gehen, ist ja die Athmung
bei nüchternem leeren Magen eine leichtere, vorausgesetzt natürlich, dass man nicht, wie dies vor vielen Jahren geschah, gleich
den nüchternen Magen mit einem Liter Flüssigkeit überschwemmt.
Bei diesem Morgenspaziergang, den man solchen Patienten anrathen kann, auch wenn sie keine Kur gebrauchen, verbiete ich
jede forcirte Bewegung. Dies nicht allein aus Gründen, die ich
bereits entwickelt, und die in der Absicht gegründet sind, keine,
auch die geringste Spur von Dyspnoe aufkommen zu lassen, sondern
aus ganz speciellen Gründen, die mit der Wirkungsweise der ein-
genommenen Abführmittel zusammenhängen. Salinische Abführmittel, wie Glaubersalz, schwefelsaure Magnesia, Kochsalz, wirken

Weitere Fälle von Dyspnoe:

Leichte Trinkkur, Hydrotherapie. Verträgt nicht warme Bäder.
Vem 24. Juli ab Befinden gut.
9/7 162, 12/7 162, 24/7 165.

56. Weib, 59 J. Klagt nur über Athemnoth beim Gehen, sonst keine
Beschwerden. Fettleibigkeit, Gewicht 116 Kilo.
Nach leichter Trinkkur und Marienquellbädern Athem viel besser.
2/8 190, 8/8 175, 29/8 160.

57. Weib, 50 J. Climacterium. Klagt über Verdauungsbeschwerden,
Aufgetriebenheit des Magens, Aufstossen. Athemnoth beim Gehen. Oedem
über der Tibia.
Nach leichter Trinkkur und Moorbädern Erleichterung.
29/6 250, 10/7 200, 21/7 180.

58. Weib, 46 J. Unregelmässige Menstruation. Leichte Dyspnoe beim
Gehen.
Nach leichter Trinkkur, Marienquell- und Moorbädern keine Besserung.
14/7 160, 29/7 170.

59. Weib, 49 J. Patientin befindet sich im Climacterium. Klagt über
Athemnoth mit Herzklopfen. Hemicranie.
Leichte Trinkkur, Marienquellbäder.
Am 14. Juni Athem besser, von da ab andauernd gutes Befinden.
1/6 175, 9/6 145, 14/6 145, 20/6 142, 24/6 150, 3/7 170.

60. Weib, 59 J. Seit 12 Jahren Schwindel mit Scotom, Hemianopsie.
Seit 4 Jahren auch Dyspnoe. Anfälle von Herzklopfen (Herzzittern). Gestern
hatte Patientin einen Anfall von Schwindel mit vorübergehender vollständiger
Amaurose.

in der Regel ziemlich rasch, d. h. es entwickelt sich bald nach Einnahme derselben eine lebhafte Peristaltik. Diese Peristaltik kann aber leicht unterbrochen, d. i. die Action der glatten Musculatur kann leicht gehemmt werden, wenn man die quergestreifte Musculatur allzusehr in Action setzt. Es ist eine allgemeine Erfahrung, die wohl Jeder einmal im Leben an sich selbst gemacht hat, dass die Neigung zum Stuhldrang leicht durch rasches Gehen unterdrückt wird. Wie diese Hemmung zu Stande kommt, lässt sich nicht mit Bestimmtheit sagen. Man kann sich aber diesbezüglich folgender Vorstellung hingeben: Jeder Muskel, wenn er functioniren, wenn er arbeiten soll, bedarf einer reichen Durchfluthung von Blut. Die dem Willen nicht unterworfenen glatten Muskelfasern erhalten die Blutmengen, deren sie bedürfen, um eine ausgiebige Peristaltik auszuführen, auf dem Wege von vasodilatatori-

---

Weitere Fälle von Dyspnoe:

Nach leichter Trinkkur und Gebrauch von Bromnatrium bessert sich der Zustand.

21/6 165, 16/7 175.

61. Weib, 52 J. Mässige Fettleibigkeit, beginnende Arthritis deformans. (Diagnose des consultirenden Arztes Anämie.)

Nach leichter Trinkkur und Moorbädern wesentliche Besserung.

4/7 160, 10/7 170, 16/7 160.

62. Weib, 52 J., Bericht des behandelnden Arztes: Pat. hat eine schwere Pneumonie im März, d. i. vor 4 Monaten durchgemacht. Obwohl die Resolution eine vollständige war, blieben doch Residuen in der linken Axillarlinie, die sich mit feuchten Rasselgeräuschen noch kennzeichnen. Dabei Husten, Transspiration, Fettleibigkeit.

Pat. klagt über Athemnoth, Schmerzen in den Füssen. Meine Untersuchung ergiebt gleichfalls in der Axillarlinie verschärftes Athmen und leichte Rasselgeräusche.

Unter leichter Trinkkur und Gebrauch von Strophanthus Athem freier, Katarrh besser.

26/7 170, 1/8 160, 24/8 160.

63. Weib, 56 J., klagt über Stuhlverstopfung, leichte Athemnoth mit Herzklopfen beim Gehen. Muss des Nachts viel uriniren.

Nach leichter Trinkkur unterstützt durch Laxantien Besserung.

28/6 190, 2/7 160, 17/7 160.

64. Weib, 47 J. Climacterium — Athemnoth beim Gehen, Congestionen.
Nach milder Trinkkur Besserung.

1/8 95, 8/8 175, 29/8 165.

schen Reizen, die sich nach bestimmter Zeit in Folge der Einfuhr von
Abführmitteln entwickeln. Wenn man nun in diesem Stadium
grosse Muskelmassen beim raschen Gehen in starke Action setzt,
so werden auch dahin durch Vermittelung dilatatorischer Gefässnerven, die nach bekannten physiologischen Versuchen von Sadler
und Gaskell mit den Muskelnerven zugleich in Erregung versetzt
werden, grosse Blutmengen befördert. Diese müssen unbedingt
dem Darm entzogen und, wenn dies geschieht, kann leicht die
Peristaltik unterbrochen werden.

Mässige Körperbewegung zur Zeit des Eintrittes der
Darmperistaltik wirkt erfahrungsgemäss nicht hemmend,
wohl aber forcirte.

Es ist auch, beiläufig bemerkt, nicht gerathen, die Patienten
zwischen den einzelnen Gläsern, die sie trinken, allzugrosse Pausen

---

Weitere Fälle von Dyspnoe:

65. Weib, 50 J., klagt über wandernde Schmerzen in Händen und
Füssen. Stuhlverstopfung, schwerer Athem beim Gehen.

Nach leichter Trinkkur und Moorbädern Befinden gut.

20/8 165, 25/8 160, 31/8 160, 7/9 155.

66. Weib, 48 J. Hat schon seit längerer Zeit Athembeschwerden. Selten
Herzklopfen. Klagt ausserdem über dumpfes Gefühl im Kopfe, Gedanken-
schwäche.

Ordinat.: Leichte Trinkkur, Marienquellbäder.

24. Juli schlechter Schlaf, Herzklopfen. Es wird Jodnatrium angeordnet.
27. Juli. Befinden viel besser.

8/7 160, 24/7 180, 27/7 140.

67. Mann, 44 J. Pat. überstand vor 7 Jahren eine langdauernde Pleuritis,
die eine Punction nöthig machte. Im Anschlusse hieran traten Störungen der
Herzthätigkeit ein, Athemnoth, kleiner frequenter Puls, Oedem an den Beinen.
Es liess sich eine Vergrösserung des Herzens, sowie Schwäche desselben nach-
weisen. Digitalis, Milchdiät, entsprechendes Verhalten besserten den Zustand.
In letzterer Zeit zeigte sich wieder angeblich nach grösseren Spaziergängen
Athemnoth, sehr rascher Puls, schwache dumpfe Herztöne, Herzvergrösserung.
Auf Digitalis wieder Schwinden der Symptome. (Bericht des behandelnden
Arztes.)

Jetzt: Fettleibigkeit, Athemnoth beim Gehen und Steigen.

Nach leichter Trinkkur Abnahme von 11 Pfund, Athem freier.

17/5 175, 28/5 165, 1/6 145, 11/6 155.

68. Mann, 64 J., klagt über Athemnoth beim Steigen; ausserdem über
Stuhlverstopfung.

machen zu lassen. Die salinischen Abführmittel wirken wahrscheinlich nach dem Gesetze der Summation von Reizen. Diese Summation kann nicht zu Stande kommen, wenn zwischen der Einnahme verschiedener Portionen zu viel Zeit verstreicht.

Ich habe schon früher auseinandergesetzt, welchen Werth ich den Muskelreizen, die mit der Körperbewegung sich entwickeln, mit Bezug auf die Beeinflussung des Herzens zuschreibe.

Ich möchte hier noch nachträglich bemerken, dass der Vortheil der Muskelreize auch darin zu suchen ist, dass sie continuirlich wirken und so im Stande sind, durch längere Zeit das Herz in einem günstigen Contractionszustande zu erhalten. Es wird auf diese Weise, wie man sich vorstellen darf, durch fortgesetzte Uebung dem Herzen die Gewohnheit beigebracht mit vollem Nutzeffecte zu arbeiten.

Weitere Fälle von Dyspnoe:

Nach leichter Trinkkur mit Milchzusatz Befinden sehr gut.
9/7 180, 19/7 160, 24/7 158, 28/7 172.

69. Mann, 50 J. Der behandelnde Arzt berichtet: Pat. leidet seit längerer Zeit an Neurasthenie. Früher Haemarrhoidarius, bekam er vor zwei Jahren vage Beschwerden im Urogenitalapparat, für die sich keine organische Veränderungen erweisen lassen. Im vorigen Herbst hatte Patient einen apoplectiformen Anfall, dessen Typus den Verdacht eines bestehenden Cor adiposum erweckte.

Bei meiner Aufnahme giebt Patient an, im vorigen Jahre einen Ohnmachtsanfall gehabt zu haben, auch schon früher einmal vor sechs Jahren aber leichter.

Seit zwei Tagen klagt er über Angstgefühle, Aufgeregtheit, Congestionen. Ausserdem auch über Stuhlverstopfung und rheumatische Schmerzen. Beim Steigen bekommt er leicht Athemnoth.

Nach leichter Trinkkur unterstützt durch Purgantien, Marienquelle und Moorbädern Befinden gut, Athem frei.
22/6 190, 3/7 160, 13/7 150.

70. Mann, 48 J. Vor $1\frac{1}{2}$ Jahren starke Gemüthsbewegung familiärer Natur. Seither leicht aufgeregt, nervös. Klagt über Stuhlverstopfung und schweren Athem beim Gehen.
Trinkkur, Bäder. Endbefinden gut.
6/7 160, 13/7 150, 4/8 150, 15/8 160.

71. Mann, 63 J. Klagt über Schwindel, Athemnoth nicht bloss beim Gehen, auch spontan in der Ruhe mit Herzklopfen. Obstipatio.
Nach milder Trinkkur Befinden sehr gut.
9/7 165, 16/7 160, 29/7 170.

Nur darf man, das kann nicht oft genug hervorgehoben
werden, das Herz nicht in dieser seiner successiven, ich möchte
sagen anerzogenen Gewohnheit durch übermässige Anstrengung
unterbrechen. Hieran tragen zumeist wohl die Patienten · selbst
Schuld, die weniger vorsichtig als der Arzt und sicher gemacht
durch eine auffällige Besserung ihres Befindens, sehr leicht über
die ärztliche Anordnung hinausgehend, grössere anstrengende Touren
unternehmen. Da kommt das Herz leicht aus dem bisherigen
Gleichgewicht und es bedarf wieder einer Zeit der Ruhe, oft des
Eingreifens durch Herztonica, um den früheren günstigen Zustand
desselben wieder herzustellen.

In der continuirlichen Wirkung, die unter Umständen
Stunden lang ausgedehnt werden kann, liegt, wie ich meine, das
Uebergewicht dieser Art von physiologischer Behand-
lungsweise der secundären Herzinsufficienz.

Anders scheint die Sache da zu stehen, wo es sich um
die Wirkung von Hautreizen in Form von Bädern handelt.
Wenn man vom Thierversuch her weiss, wie flüchtig und vorübergehend die Wirkung von sensiblen Reizen auf das Herz ist,
wird man von Eingriffen, die in Form von Hautreizen wirken, wie
Bädern, hydriatischen Proceduren, sich von vorn herein keine nachhaltige Wirkung versprechen. Doch will ich mit meinem Urtheile
nicht vorgreifen, vielmehr untersuchen, welche Antwort die Erfahrung auf die Frage giebt, wie Bäder bei Fällen von latenter Angiosclerose wirken. Ich beziehe mich hier nicht bloss auf die im
Text vorgeführten, sondern auch auf die anderen unter dem Strich
mitgetheilten Fälle.

Es sind im Ganzen 38. Von diesen wurden 36 geheilt resp.
gebessert, also circa 95 pCt. aller Fälle. Von den 36 Fällen
wurden 15, d. i. circa 42 pCt. ohne und 21, d. i. 58 pCt. mit
Beihilfe von Bädern behandelt und zwar 10 Fälle mit Marienquellbädern, 7 mit Moorbädern, 2 gebrauchten sowohl Marienquelle
als Moorbäder, und bei 2 kamen hydriatische Proceduren zur Anwendung.

Von den zwei ungeheilten Fällen hatte der eine keine Bäder
genommen, der zweite sowohl Marienquelle als Moorbäder.

Die Zahl von 42 pCt. ist gross genug, um auf Grund der-

selben die Meinung auszusprechen, dass die Bäderbehandlung nicht
als eine absolut nothwendige zu betrachten sei.

Der Beweis vollends, dass Bäder allein für die Behandlung
der Insufficienz genügen, ist gar nicht zu erbringen. Hierfür wäre
es nothwendig, jede andere Behandlung auszuschalten, was ja bekanntlich nie geschieht. Legen doch selbst die Aerzte in Nauheim, dem jetzt als Bad für Herzkranke besonders in Schwung
stehenden und angepriesenen Curorte, darauf Werth, dass auch
Widerstandsgymnastik geübt wird, und es lässt sich kaum annehmen, dass man dort den Patienten anräth, ruhig zu Hause zu
sitzen.

Man möge mich aber wieder nicht missverstehen. Indem ich
Bäder für entbehrlich halte, will ich nicht gesagt haben, dass
sie unter Umständen nicht nützlich seien, und mit zur günstigen
Beeinflussung der Herzarbeit beitragen. Ich habe mich hierüber
schon früher deutlich genug ausgesprochen und in den vorgeführten
Zahlen liegt kein Grund, hiervon abzugehen. Wie meine Fälle
darthun, weiche ich der Anwendung von Bädern nicht aus. Schon
in früheren Jahren, d. i. als ich die Wirkung von Hautreizen aufs
Herz noch nicht kannte und als auch von der Nauheimer Methode
keine Rede war, machte ich von denselben Gebrauch im Hinblick
auf die Arbeiten von Zuntz und Röhrig, durch welche nachgewiesen worden war, dass Bäder, namentlich kohlensäurehaltige,
den Stoffumsatz beschleunigen. Durch eigene Untersuchungen, die
ich vor nahezu 30 Jahren im Verein mit meinem seither verstor-
benen Freunde Dietl anstellte, hatte ich auch die Ueberzeugung
erlangt, dass das kohlensäurehaltige Bad einen mächtigen Reiz abgebe, der die Tastempfindlichkeit der Haut wesentlich erhöht. Als
ich meine sphygmomanometrischen Messungen begann, unterliess
ich auch nicht, Versuche vorzunehmen, die der Frage galten, ob
im kohlensäurehaltigen Bade der Blutdruck sich ändere. Ich fand
hierbei, dass der Blutdruck nicht nur eine Steigerung erfahre, sondern dass es auch namentlich bei wärmeren Bädern zu Irregulari-
täten des Pulses komme. Das Steigen des Blutdrucks im kohlensäurehaltigen Bade ist übrigens später auch von Ewald mittelst
meines Sphygmomanometers nachgewiesen worden. Auch über das
Verhalten des Blutdrucks im Moorbade habe ich Versuche angestellt, die ich aber ebenso wenig wie die früher angeführten

veröffentlichte. Diese ergaben, dass der Blutdruck im Moorbade
sinke.

Die Kenntniss dieser Thatsachen führte mich anfänglich zu
der Vorsicht, kohlensäurehaltige Bäder grossentheils in Fällen an-
zuwenden, bei denen von vornherein ein niedriger Blutdruck vorlag[1]). Erst später, als ich von der günstigen Wirkung der Hautreize aufs Herz durch das Experiment unterrichtet wurde, zum
Theil auch beeinflusst durch die Berichte der Nauheimer Aerzte,
liess ich auch in Fällen von hohem Blutdruck kohlensäurehaltige
Bäder nehmen, immer aber nur die schwächsten. Wir verfügen
in Marienbad über schwächere und stärkere kohlensäurehaltige
Bäder. Die schwächsten sind die Marienquellbäder, die stärksten
die Ferdinandsbäder. In der Mitte zwischen beiden liegen die
Ambrosiusbäder. Ich halte nun seit Jahren an der Regel fest,
in Fällen von hohem Blutdruck nie über Marienquellbäder hinaus
zu gehen. Ambrosius- und Ferdinandsbäder pflege ich nur da anzuordnen, wo der Blutdruck niedrig ist. An dem Festhalten dieser
Regel wurde ich auch durch einen Fall veranlasst, der nicht meiner
Praxis entstammte. Ich wurde vor ca. 10 Jahren in das Bade-
haus gerufen, in welchem Marienquellbäder genommen wurden.
Hier sah ich einen Mann, der im Bade einen Anfall von Asthma
cardiale mit exquisitem Lungenödem — man konnte dies ohne
Auscultation an den rosig schaumigen Sputa erkennen — bekommen
hatte. Es war eine ausgesprochene Arteriosclerose vorhanden. Der
Mann erholte sich, wie ich später erfuhr. Für mich bedeutet dieser
Fall zeitlebens eine Warnung betreffs des Gebrauches selbst der
schwächsten kohlensäurehaltigen Bäder.

Von derartigen Fällen wird aus Nauheim, dem jetzigen
Mekka aller Herzkranken, nichts berichtet. Doch habe ich, wie
man sieht, allen Grund zu der Vermuthung, dass, wenn auch ver-
einzelt, dort solche Fälle vorkommen.

Wenn ich dessen gedenke, so habe ich, wie wohl Jeder zugeben wird, noch weniger Grund von dieser Regel abzuweichen.
Ich fühle mich sogar durch mein ärztliches Gewissen verpflichtet,

---

[1]) Anmerkung. Beiläufig bemerkt, halte ich noch immer an der Meinung fest, dass das kohlensäurehaltige Bad in Fällen von niedrigem Blutdrucke
am ehesten indicirt ist. Hier verwende ich es auch am häufigsten, und hier
habe ich häufig günstige Erfolge beobachtet.

diese zur allgemeinen Darnachachtung in der Praxis dringend zu empfehlen.

Bei Moorbädern fällt wohl die Besorgniss, dass der Blutdruck im Bade steigen könnte, soweit sich aus den hierauf gerichteten Versuchen folgern lässt, weg, dafür verursacht aber das Ungewohnte im Gebrauch eines Moorbades, das Einsteigen in einen dunklen Brei und das Verweilen in demselben bei Manchen eine gewisse psychische Erregung. Wer schon einmal Moorbäder genommen hat, dem kann man dieselben ohne Weiteres anordnen. Neulingen pflege ich sie nur anzurathen, wenn bestimmte Gründe vorliegen, die den Gebrauch derselben als direct indicirt erscheinen lassen, wie abgelaufene Appendicitis, Neigung zur Kolik, rheumatische Gelenks- oder Muskelschmerzen etc. Ich halte wohl dieselben in Fällen von hoher Blutspannung für indicirt, mache aber aus Traditionsgründen, d. i. deshalb, weil sie im Rufe stehen, aufregend zu wirken, nur selten bei der Herzinsufficienz Gebrauch davon. Möglich, dass im Laufe der Zeit ihr Ruf sich ändert, wie ja der Ruf von Bädern überhaupt sich — Nauheim ist ein Exempel hierfür — ändert. Dann werden Moorbäder vielleicht als ein Specificum gegen Arteriosclerose gepriesen und angewendet werden. Schüchterne Versuche werden ja, wie ich auf dem letzten balneologischen Congress in Wien erfuhr, schon von Dorna aus gemacht.

Es geht ja sehr häufig so bei der Einführung neuer Heilmethoden. Nicht der Erfolg allein ist hier das veranlassende Moment. Vor Allem wirkt mit suggestiver Macht nicht sowohl auf das heilsuchende Publikum, als auf die Aerzte, dass Jemand auf den Plan tritt, der tüchtig die Trommel zu rühren versteht. Auf Oertel's Anregung schossen Terraincurorte wie Pilze in die Höhe, jetzt rühmt sich jeder Curort, der Kohlensäurebäder besitzt, die früher als Stahlbäder die Anämie bekämpfen oder Rheumatismen beseitigen sollten, eine Panacee für Herzkranke zu sein. Hiergegen lässt sich im gewissen Sinne nichts einwenden. Man kann in der That an jedem Orte, also auch an einem Curorte, Herzkranke mit Erfolg behandeln, nur muss man sich, wo immer es sei, nicht durch einen bestimmten, mit den Mitteln des Curortes in Zusammenhange stehenden Heilplan, sondern nur durch klare, unbefangene Beurtheilung der vorliegenden Zustände leiten lassen.

Ich will nun nach diesen allgemeinen Betrachtungen mich

den Fällen selbst zuwenden und zweierlei an der Hand derselben
besprechen. Erstens wollen wir speciell auf die Therapie eingehen
und dann untersuchen, unter welchen Bedingungen die Besserung
erfolgt.

Bei den Fällen, wo keine Bäder zur Anwendung kamen, hielt
ich nur in vier Fällen zugleich die medicamentöse Behandlung
nebst der gewöhnlichen für angezeigt. Zwei hiervon brauchten
Jodnatrium, einer Bromnatrium und einer Strophanthus.

Mit Bezug auf das Verhalten des Blutdrucks zeigten fast alle,
dass derselbe im Verlaufe sank, nur bei einem Falle war die Tendenz zum Steigen vorhanden und in einem anderen war keine
wesentliche Aenderung desselben im Verlaufe zu constatiren.

Es leuchtet ohne weiteres ein, dass die Besserung der Herzarbeit, die in der freieren Athmung zum Ausdruck gelangt, wenn
sie unter sinkendem Druck erfolgt, eine günstigere diagnostische
und prognostische Beurtheilung zulässt, als wenn sie unter Gleichbleiben des hohen Drucks, oder unter Steigerung desselben erfolgt.
Das Sinken des Blutdrucks lässt nämlich die Annahme plausibel
erscheinen, dass in den Gefässen selbst eine Aenderung im Sinne
einer vermehrten Dehnbarkeit stattgefunden hat. Das würde bedeuten, dass die Angiosclerose selbst sich gebessert hat. Das
Schwinden der secundären Insufficienz wäre also zumeist auf die
Hebung der Grundursache, d. i. auf Erniedrigung der durch vermehrte Gefässwiderstande erzeugten höheren Herzspannung zu beziehen. Anders verhält es sich, wenn unter Besserung der Herzarbeit der Blutdruck sich gleich bleibt oder sogar steigt.

In den Fällen, wo Marienquellbäder verordnet waren, wurde
nur einmal auch zur medicamentösen Behandlung und zwar zu
Jodnatrium geschritten. Der Blutdruck zeigte zumeist die Tendenz
zum Sinken und blieb nur in einem Falle unverändert.

Das Verhalten des Blutdrucks unterscheidet sich also da, wo
Marienquellbäder zur Anwendung kamen, nicht vom frühern, wo
die Behandlung ohne Bäder durchgeführt wurde.

Moorbäder kamen bei Gelenks- und Kreuzschmerzen, rheuma-
tischen Schmerzen, Arthritis und wegen Menstruationsstörungen zur
Verwendung.

Das Verhalten des Blutdrucks war hier ein wechselndes. In

drei Fällen sank der Blutdruck, in drei anderen blieb er unverändert.

In zwei Fällen liess ich hydriatische Proceduren vornehmen, Halbbäder und Abreibungen. Hierbei war im Verlaufe keine Aenderung der Blutdrucks zu beobachten.

An das beschriebene Verhalten des Blutdrucks knüpfen sich folgende Ueberlegungen.

Die Fälle, wo keine Bäder zur Anwendung kamen, sind, was die Deutung des Blutdruckverhaltens betrifft, am reinsten. Hier wird man das Sinken des Blutdrucks, das in der überwiegenden Mehrzahl der Fälle eintritt, wohl zumeist auf die ableitende Behandlung beziehen. Die Bedeutung dieses Absinkens für die secundäre Insufficienz des linken Ventrikels und die Besserung der Athmung habe ich schon früher dargelegt.

Für die Fälle, wo Marienquellbäder genommen wurden, bei welchen ebenfalls zum grössten Theile der Blutdruck sank, lässt sich nur aussagen, dass nach Gebrauch dieser Bäder die Steigerung des Blutdrucks, die, wie anzunehmen ist, im Bade eintritt, nicht anhält.

Ob das unter besserer Herzarbeit erfolgende Sinken des Blutdrucks als eine Nachwirkung der Bäder aufzufassen, oder ob dasselbe nicht vielmehr auf die sonstige Behandlung zu beziehen sei, lässt sich schwer entscheiden, doch muss die Möglichkeit einer Nachwirkung, von der ich sofort noch sprechen werde, offen gelassen werden.

Von einer Nachwirkung, die in antagonistischem Sinne erfolgt, kann man bei Moorbädern sprechen. Denn hier beobachten wir ja nicht so selten ein Steigen des Blutdrucks. Das erscheint auffallend und im Widerspruche zu der Thatsache, dass im Moorbade selbst der Blutdruck erniedrigt wird. Man kann also, wie ich eben erwähnte, daran denken, dass es sich bei der Wirkungsweise der Bäder überhaupt mehr um eine Nachwirkung als um eine direkte Wirkung handelt. Die Nachwirkung der kohlensäurehaltigen Bäder, die direkt, d. i. während ihrer Einwirkung auf den Körper den Blutdruck erhöhen, bestände demzufolge in einer Erniedrigung des Blutdrucks und umgekehrt die Nachwirkung der Moorbäder in einer Erhöhung des Blutdrucks.

Für hydriatische Proceduren lässt sich nach den hier angeführten spärlichen Erfahrungen nichts Bestimmtes aussagen.
Wir müssen vorläufig das Factum, dass der Blutdruck sich für
die Dauer nicht ändert, so hinnehmen, wie es ist. Uebrigens
denke ich nicht daran, die hier ausgesprochene Ansicht über
den Contrast von direkter und Nachwirkung als Axiom hinzu-
stellen: Die Betrachtung schien mir nur mittheilenswerth, weil
sie den Ausgangspunkt für fortgesetzte und fortzusetzende Versuche und Beobachtungen abgeben kann.

Aus meiner Darstellung und der Besprechung der durch die
Blutdruckmessung gegebenen Daten ersieht man, dass ich nicht
von der Frage ausging, ob die Insufficienz des linken Ventrikels
sich unter steigendem oder sinkendem Blutdrucke bessert. Ich
ging vielmehr von der Thatsache aus, dass unter einer gewissen
Behandlung sich die Insufficienz bessert. Als Merkmal hiefür hat,
wie ich schon öfters wiederholte, einzig und allein die bessere
Athmung zu gelten. Diese Besserung erfolgt, das ergiebt sich aus
der Beobachtung und Blutdruckmessung, grösstentheils unter sinkendem Drucke. Sie kann aber auch unter gleichbleibendem, ja
sogar unter steigendem Drucke eintreten. Wenn man sich die
Entstehungsweise der secundären Insufficienz und den Zusammenhang derselben mit der hohen Blutspannung vor Augen hält, so
erscheint, was schon wiederholt betont wurde, die Besserung derselben unter sinkendem Drucke weitaus am begreiflichsten. Für
die Erklärung der Besserung unter gleichem und steigenden Druck,
also bei gleichbleibenden Gefässwiderständen, müssen wir die Annahme herbeiziehen, dass die Arbeit des Herzens so kräftig wird,
dass es Widerstände vollkommener zu überwinden vermag als
früher. Nur unter dieser Annahme erscheint es begreiflich, dass
das Herz selbst unter grossen Gefässwiderständen vollkommener
arbeitet. Die Erhöhung des Blutdrucks hätten wir dann hier nicht
auf vermehrte Widerstände, sondern auf eine vollkommene Aus-
treibung des Herzinhalts zu beziehen.

Das diagnostische und prognostische Urtheil kann trotz der
Besserung der Herzarbeit in solchen Fällen nicht so günstig lauten,
als in jenen, wo der Blutdruck sinkt, denn in dem grundlegenden
Processe, der Angiosclerose, ist hier keine Aenderung eingetreten.
Die hohe intracardiale Spannung besteht fort. Das Herz muss

ununterbrochen unter grosser Anstrengung arbeiten. Es drängt sich in Folge dessen die Besorgniss erregende Frage auf: Wie lange noch wird das Herz dies aushalten?

Man wird es nach dieser Darlegung begreiflich finden, dass ich den subtilen Betimmungen des Herzvolums für die Beurtheilung der Besserung der Herzinsufficienz keinen Werth beimesse. Die Percussionsdiagramme, mit denen man Publicationen, welches dieses Thema behandeln, schmückt, haben meiner Meinung nach keinen hohen Werth.

Ich anerkenne vollkommen die mühevolle Untersuchung, die ihnen zu Grunde liegt. Aus den Diagrammen bekommt man aber keine Aufklärung. Sie sind nur als eine werthvolle Ergänzung der Beschreibung der vorliegenden Vorgänge aufzufassen. Das Gleiche gilt von den Sphygmogrammen, die man in derartigen Publicationen findet. Die Deutung des Sphygmogramms ist weit schwieriger als man sich vorstellt. Es ist, wenn ich mich so aus-drücken darf, die Function von zahlreichen Variablen. Ich halte derzeit eine sichere Deutung des Sphygmogramms für unmöglich, denn der Chiffrirschlüssel für die Pulscurvendeutung, der von manchen Autoren angegeben wird, ist nach meinem Dafürhalten nicht verlässlich genug.

Ich bin überhaupt der Meinung, dass man sich in der Praxis nur klarer, verständlicher Methoden bedienen soll. Die Sphygmographie blendet durch ihre Schönheit und scheinbare Sicherheit. In der Forschung wird sie ihren Platz behalten, von da aus wird gewiss noch manche Aufklärung kommen. In der Praxis angewendet, fördert sie nur eine gewisse Art von Dilettan-tismus, die den Mantel der Exactheit umhängt, um würdiger und ernster auszusehen.

Wenn man schon dieser Methode sich bedient, so muss man bedenken, dass man durch sie wohl über Aenderungen des Rhythmus, der Pulsgrösse unterrichtet wird; dass sie aber auch über Gefässelasti-cität, Blutdruck, Herzarbeit, Auskunft giebt, das glauben wohl Viele, wie man aus den Commentaren, mit denen die Sphygmogramme begleitet werden, ersehen kann. Ich gehöre, wiewohl ich mich mit derartigen Methoden viel beschäftigt habe, zu den Vorsich-tigen und würde mich nicht getrauen, derartige Commentare, die

gewissen Codices entnommen sind, niederzuschreiben und sie als
Thatsachen aufzutischen.

Die sichere Diagnose, soweit sie das Herz betrifft, lautet in
allen den Fällen, wo mit latenter Angiosclerose die Disposition zu
Dyspnoe besteht, Hypertrophie des linken Ventrikels mit herab-
gesetzter Accommodationsfähigkeit und aus letzterem Grunde Neigung zur secundären Insufficienz. Die Grösse der Hypertrophie steht
in Relation zur Höhe des gefundenen mittleren Blutdrucks. Nicht
auszuschliessen ist in solchen Fällen die Möglichkeit, dass auch der
rechte Ventrikel sich im Zustande der Hypertrophie befindet. Die
Entstehungsbedingung hierfür ist indirect durch die Insufficienz des
linken Ventrikels gegeben. Mit Eintritt derselben steigt ja der
Druck in der Art. pulm. und vermehrt sich die Anstrengung des
rechten Ventrikels. Je öfter also Dyspnoe eintritt, um so öfter
muss der rechte Ventrikel unter den erhöhten Widerständen, die
vom linken Vorhofe ausgehen, arbeiten, und hiermit ist die Entstehungsbedingung für die Entwickelung einer Hypertrophie desselben gegeben. Es ist selbstverständlich, dass man hier den
Nachweis für das Bestehen derselben auch in anderen durch die
Percussion gelieferten Merkmalen zu suchen hat.

Ob man es nebst einer Hypertrophie des rechten Ventrikels auch
mit einer Insufficienz desselben zu thun hat, ergiebt sich aus dem
Nachweise von Stauungen im Körpervenengebiete. Wenn, wie in
einigen unserer Fälle, Oedeme auch nur vorübergehend auftreten,
so kann man an eine Insufficienz des rechten Ventrikels denken.
Man darf aber meiner Meinung nach hier die Ueberlegung nicht
ausser Acht lassen, dass die leichten Oedeme über der Tibia, die
man bei der Angiosclerose beobachtet, auch mit veränderter Gefässbeschaffenheit zusammenhängen können, d. i dass dieselben möglicher Weise sich ohne Beihilfe von Venenstauung entwickeln. Aus
dieser Betrachtung erhellt, dass man, um ein sicheres diagnostisches
Urtheil über die Insufficienz des rechten Ventrikels zu gewinnen,
auch das Verhalten der oberflächlich liegenden Venen, namentlich
der Halsvenen, berücksichtigen muss.

Ich möchte noch schliesslich bemerken, dass bei der Diagnose
Hypertrophie des rechten Ventrikels das bekannte Merkmal, Accentuirung des zweiten Pulmonaltones, dessen Wichtigkeit aus der

Diagnose der Herzfehler Jedem bekannt ist, nicht ausser Acht gelassen werden darf.

Wenn man bei der Diagnose Fettherz von der Vorstellung ausgeht, dass die Ueberlagerung oder Einlagerung von Fett oder die fettige Degeneration eine Einbusse von Actionstüchtigkeit der Herzmusculatur bedeutet, so erscheint die Diagnose Fettherz da, wo hohe Blutdrucke vorkommen, also das Herz jedenfalls unter grosser Anstrengung zu arbeiten vermag, ganz ausgeschlossen. Wenn nichtsdestoweniger hier, wie ich aus fremden Angaben und aus Berichten der Patienten erfahre, sehr häufig Fettherz diagnosticirt wird, so hat das seinen Grund darin, dass man in der Regel bei der Diagnose die Blutdruckmessung ganz ausser Acht lässt. Als ich vor 20 Jahren anfing, Blutdruck zu messen, kam mir eine Patientin in die Hände, von der ich kurz zuvor in einer Vorlesung von einem klinischen Assistenten, der diese Patientin seinen Schülern vorstellte, die Diagnose Fettherz machen hörte, mit der Begründung: kleiner Puls, schwache Herzthätigkeit, Fettleibigkeit. Wie erstaunte ich, als ich nun selbst die Patientin untersuchte, einen Blutdruck von 190 mm Hg fand, in Folge dessen den Harn prüfte und Albumen fand. Solche Irrthümer müssen zu Dutzenden unterlaufen, wenn man sich ganz und gar auf seinen Finger verlässt und demselben blindes Vertraun entgegenbringt. So lange es Aerzte giebt, die die Methode der Blutdruckmessung nicht üben, und solche, welche sie üben, wird es nie zu einer Uniformität und Uebereinstimmung des diagnostischen Urtheils kommen. Zwischen denen, die sie nicht üben, und das ist gewiss die überwiegende Mehrzahl, giebt es eine solche Uniformität und Uebereinstimmung. Und wegen dieser Uebereinstimmung herrscht unter der Majorität der Aerzte und Kliniker die Meinung, dass die Blutdruckmessung überflüssig sei. Bei der Minorität derjenigen, die nur mit dem Sphygmomanometer Praxis üben, herrscht aber, soweit mir bekannt ist, auch Uniformität und Uebereinstimmung. Der ruhig Ueberlegende wird sich nun fragen, auf welcher Seite liegt das Recht. Dort, wo man mit unvollkommenen Methoden auszureichen wähnt, oder hier, wo man über die wichtige Function des Blutdrucks sich genau zu unterrichten bestrebt ist? Ich werfe nur die Frage auf. Die Antwort soll Jeder selbst sich suchen. Nur folgende allge-

meine Betrachtung sei mir hier gestattet. Die Ingenieure, die
Architecten, die Electrotechniker verständigen sich leicht unter
einander, weil sie alle bei ihrem Urtheile von gewissen Maasseinheiten ausgehen, die ihnen durch die Wissenschaft, welche sich
gern in den Dienst der Praxis stellt, geliefert werden. Sie Alle
unterwerfen sich gern diesem Zwange, weil sie einsehen, dass sie
aus demselben Nutzen ziehen. Nur in der Medicin ist es anders
und zwar, wie ich meine, deshalb, weil sie die Meisten als angewandte pathologische Anatomie, nicht aber als angewandte Physiologie auffassen. Der Kreislaufskliniker namentlich, der, nicht
bloss ein Kenner des todten Herzens, sondern auch ein Ingenieur
des Blutlaufs sein soll, kann der Methode der Blutdruckmessung
nie entrathen.

Kehren wir nun zu unseren früheren Auseinandersetzungen
zurück, die in der Zurückweisung der Diagnose Fettherz gipfeln.
Fasst man den praktischen Gesichtspunkt, der das therapeutische Ziel stets festhält, ins Auge, so muss man sagen, dass
die Diagnose Fettherz sehr unpraktisch ist. Was soll man mit
einem Fettherzen machen, um es zu curiren. Beim Mastfettherzen
allenfalls, dessen Aetiologie mir, beiläufig bemerkt, nicht verständlich ist, kann man an ein Entmästen denken. Was
thut man aber bei dem Fettherzen der nicht Gemästeten, ja
sogar Magern, und deren soll es ja nach dem übereinstimmenden
Urtheile der Meisten viele geben. Auf diese Schwierigkeit stossen
wir nicht, wenn wir die functionelle Diagnose Insufficienz des linken
Ventrikels machen und uns weniger ums Fett als um die Function
des Herzens kümmern. Störungen einer Function kann man rückgängig zu machen versuchen.

Da die Erfahrung lehrt, dass selbst die Insufficienz bei latenter
Angiosclerosis ebenso wenig der Behandlung erheblichen Widerstand
leistet wie die Insufficienz bei Pseudo-Angiosclerosis, und desgleichen die Erfahrung lehrt, dass selbst bei der latenten Angiosclerosis anscheinend gesunde, wenn auch hypertrophische Herzen vorkommen, so könnte man leicht den Schluss ziehen, dass wir in
beiden Fällen, d. i. der Pseudo-Angiosclerosis und der latenten
Angiosclerosis, gleich normale Herzzustande vor uns haben.

Diesen Schluss zu ziehen, bin ich aber keinesfalls geneigt,
wenigstens soweit nicht, als es sich um die Prognose handelt.

Herzen, die dauernd unter grossen Widerständen, also unter grosser Anstrengung arbeiten, befinden sich zweifelsohne unter weit ungünstigeren Bedingungen als solche, die nur zeitweilig zur grösseren Anstrengung genöthigt werden. Wenn auch hier die Hypertrophie als Präventiveinrichtung Jahre lang ihren Zweck erfüllt, so müssen wir doch bedenken, dass die Arbeitshypertrophie der Herzmusculatur nicht so wie die Arbeitshypertrophie der Körpermusculatur ein physiologisches Phänomen darstellt. Schon aus dem Grunde nicht, weil erstere nicht sowie letztere durch rein physiologische Bedingungen erzeugt wird. Denn die Arbeitshypertrophie des Herzens beruht auf pathologischen Gefässveränderungen, die fortschreiten. Dieses Fortschreiten müssen wir uns nicht so sehr bei unserem diagnostischen, sondern namentlich bei unserem prognostischen Urtheil vor Augen halten und indem wir dies thun, wird dasselbe auch für die Herzzustände bei latenter Angiosclerosis pessimistischer ausfallen müssen, als für diejenigen bei Pseudo-Angiosclerosis.

Das gilt in noch weit höherem Grade für die folgenden Fälle, wo zur Dyspnoe sich noch das Asthma cardiale oder die Angina pectoris hinzugesellen.

Diese Fälle sollen jetzt besprochen werden und zwar zunächst die mit Asthma cardiale.

71. Mann, 54 J. Klagt über Athemnoth, die zeitweilig mit Schmerzen in der Herzgegend verbunden ist.
Kurz vorher hatte Patient Nachts einen Anfall von Asthma.
Leichte Trinkkur mit Milchzusatz und halber Milchdiät.
Befinden sehr gut.
20/5 200, 13/5 190, 18/5 170, 8/6 190, 14/6 190, 18/6 170.

72. Mann, 42 J. Ein Kliniker giebt folgenden Bericht: „Patient hatte seit October also seit ca. 8 Monaten mehrere Anfälle von Asthma cardiale mit blutigem Auswurf (Lungenödem) gehabt. Zum ersten Male nach einem Coitus. Die Untersuchung ergiebt leichte Hypertrophie und Dilatation des Cor. Galoppgeräusch."
Laut meiner Aufnahme hatte Pat. seit Januar d. J. 21 theils stärkere, theils leichtere Anfälle von Asthma.
Deutlicher Galopprhythmus, der zweite Ton gespalten. Die Herzaction ungleichmässig. Stärkere und schwächere Schläge wechseln mit einander ab. Leichte Dyspnoe beim Gehen und Steigen.

Nach bisheriger Verordnung nimmt Pat. Digitalis in Pillen, täglich 0,1, die ich auch zu Beginn der Trinkkur fortsetzen lasse.

Am 29. Mai wird der Gebrauch von Digitalis sistirt.

Während der Behandlung keine Anfälle.

25/5 180, 26/5 190, 27/5 200 (unmittelbar nach Gehen), 29/5 185, 5/6 180, 6/6 170, 8/6 185, 18/6 185.

73. Weib, 50 J. Patientin leidet an Herzklopfen und aussetzendem Pulse, giebt ausserdem an, dass in der Nacht Anfälle von Asthma auftreten. Hierbei hat sie die Empfindung, dass das Herz gross sei und zugleich unbestimmte Sensationen in der Herzgegend empfinde. Dauer der Anfälle kurz. Der Anfall verschwindet schon, wenn Pat. das Bett verlässt und im Zimmer Bewegung macht.

Ausserdem klagt Pat. auch über Kurzathmigkeit.

Der Puls ist arhythmisch.

Leichte Trinkkur. Wegen der Arhythmie wird Atropin 1 g einer 0,3 procentigen Lösung auf 150 Wasser pro die ca. 0,001 verordnet.

Am 29. Mai Nachts. Kurzer leichter Anfall von Asthma.

7. Juni Nachts. Langdauernder Anfall mit starkem Herzklopfen und

Weitere Fälle von Asthma cardiale.

75. Mann, 56 J., klagt über Athemnoth beim Gehen und Steigen. Ueber Tibia an beiden Füssen leichtes Oedem. In der Nacht pflegen Anfälle von Asthma aufzutreten. Bemerkenswerth ist die flache Thoraxathmung und die inspiratorische Einziehung an beiden Epigastrien als Merkmal der Lungenstarrheit. Die Leber ist nach abwärts gerückt und deutlich palpabel. Das Herabrücken der Leber ist durch die geschwellte Lunge bedingt.

Von anderer Seite wird in Uebereinstimmung mit meinem Befunde und dem Ergebniss der Blutdruckmessung Arteriosclerose und Hypertrophia cordis diagnosticirt.

Nach Trinkkur mit Milchzusatz Besserung. Während der Behandlung treten keine Anfälle auf. Bäder wurden nicht angeordnet.

28/7 190, 12/8 170.

76. Mann, 50 J. Pat. ist hochgradig dyspnoisch, sogar orthopnoisch, kann nur sitzend einschlafen, und leidet an häufigen Anfällen von Asthma. Patient steht nur wenige Tage unter meiner Behandlung und Beobachtung, weil ich ihn nach Hause befördern lasse. Nach einigen Wochen starb er in einem Anfalle von Asthma. Deutlicher Galopprhythmus. Beide Töne verdoppelt. Der systolische Doppelton ist von einem Geräusche begleitet.

Am 8. Juli ist das Geräusch verschwunden.

Nur solatii causa lasse ich $\frac{1}{2}$ Glas Kreuzbrunn mit Molke trinken. Ausserdem Digitalis, das aber ohne Erfolg bleibt.

19/6 180, 5/7 162, 8/7 180, 12/7 180.

Pulsbeschleunigung. Nach dem Anfalle sehr starke Harnsecretion. Wie es scheint Atropinintoxication — Atropin wird ausgesetzt.

Vollständige Restitution nach 3 Tagen.

Leichte Trinkkur, Besserung.

23/5 180, 31/5 160, 2/6 160, 10/7 180.

74. Weib, 54 J. Hatte vergangenen Herbst Anfälle von Asthma, die mit Husten und Erstickungsgefahr beginnen. Im und nach dem Anfall Epectoration von rosig-schaumigem Sputum (Lungenödem).

Seit Februar, also seit 3 Monaten kein Anfall.

Pat. klagt ausserdem über Kurzathmigkeit beim Gehen.

Die Auscultation im Liegen ergiebt ein stark systolisches und diastolisches Geräusch über linken Ventikel.

Unmittelbar beim Uebergang aus der horizontalen Lage in die verticale, d. i. beim Aufstehen Geräusche noch hörbar. Dieselben verschwinden fast vollständig bei längerem Stehen. Vor 24 Jahren hat Pat. einen Gelenkrheumatismus überstanden.

Leichte Trinkkur mit Milchzusatz — Besserung.

Keine Anfälle.

25/5 165, 29/5 175, 2/6 160, 9/6 170, 16/6 150, 23/6 170.

Weitere Fälle von Asthma cardiale.

77. Patient 52 J., starke Fettleibigkeit. Klagt über Kurzathmigkeit, Congestionen und Schwindel. Seit einigen Monaten stellen sich Nachts Anfälle von Asthma ein, die mit Praecordialangst einhergehen, und die mit Schweissausbruch endigen.

Leichte Trinkkur. Athmung viel besser. Keine Anfälle.

25/5 170, 12/6 170.

78. Weib, 48 J. Bekommt seit 3 Wochen jeden Tag Morgens $1/_2 4$ Uhr einen Anfall von Asthma. Magen und Darm aufgetrieben. Herzbefund negativ. Athembeschwerden beim Gehen.

Leichte Trinkkur mit Milchzusatz — Strophantus.

9. Aug. Athem besser. 17. Aug. wegen Herzklopfen Strophantus ausgesetzt.

Keine Anfälle. Besserung.

5/8 180, 9/8 160, 13/8 158, 22/8 165.

79. Weib, 50 J. Pat. klagt über schweren Athem, namentlich im Winter Nachts treten zuweilen Anfälle von Asthma und Herzklopfen auf.

Leichte Trinkkur mit Milchzusatz und Strophantus.

28. Juni. Fühlt sich schwach, Athem noch schwerer, es wird statt Strophantus Digitalis verabreicht.

5. Juli. Wesentlich besser. Athem leichter.

Kein Anfall.

25/6 160, 28/6 135, 30/6 160, 5/7 140.

Die Complication der Dyspnoe mit Asthma cardiale — letztere Diagnose erscheint hier durchwegs sicher — bedeutet jedenfalls, dass es sich schon um eine schwerere Herzerkrankung handelt. Der asthmatische Anfall ist wohl auch, sowie die cardiale Dyspnoe auf eine Insufficienz des linken Ventrikels zurückzuführen. Aber diese Insufficienz ist jedenfalls eine solche höhern Grades. Hierfür spricht die stärkere Dyspnoe, die zumeist in der Form der Orthopnoe auftritt. Die Patienten müssen während des Anfalls im Bette sich aufsetzen, weil sie durch diese Körperlage das Reibungshinderniss, welches bei der Rückenlage die Bewegung des hinteren Abschnittes der Thoraxwand erschwert, beseitigen, und zudem die Arbeit der Auxilliarmuskeln wie der Scaleni etc. erleichtern. Hierzu kommt, dass bei Verticalstellung des Thorax, die Zwerchfellsaction erleichtert wird, weil dasselbe schon in der Ruhelage, dem Zuge der Leber und der Eingeweide folgend mehr herabsinkt, und die inspiratorische Abflachung desselben aus gleichem Grunde auch leichter erfolgt.

Aber nicht nur in der starken Dyspnoe findet die stärkere Insufficienz des linken Ventrikels ihren Ausdruck. Es liegen nämlich ausserdem Merkmale vor, welche auf eine grössere Blutstauung in den Lungen hinweisen. Das allerwichtigste besteht in dem Auftreten eines ausgesprochen Lungenödems, das sich durch das bekannte rosig-schaumige Sputum charakterisirt. Aber auch, wo dieses fehlt, muss man aus den Angaben der Patienten über den Verlauf ihrer Anfälle — zu directen Beobachtungen gelangt man ja nicht immer — schliessen, dass sich im Anfalle eine leichte ödematöse Transsudation entwickelt. Ich meine hier die Angabe, dass im Anfalle Hustenreiz besteht, oder dass während, namentlich nach dem Anfalle, starke Expectorationen erfolgen. Von dem Werthe der Auscultation und den durch sie gelieferten Merkmalen von Transsudation in die Alveolen brauche ich wohl nicht besonders zu sprechen.

Ein wesentlicher Unterschied zwischen jener Insufficienz, die zur Dyspnoe führt und jener, die dem Asthma cardiale zu Grunde liegt, besteht in der Verschiedenheit der Entstehungsbedingungen. Dort ist der deutliche Anlass hierfür die Körperbewegung, welche den Blutdruck steigert und somit zur secundären Insufficienz führt.

Hier besteht keine klar nachweisbare Veranlassung. Scheinbar ohne jede Ursache, manchmal mitten im Schlafe, manchmal noch vor dem Einschlafen, aber bei vollständiger Körperruhe, kommt das Asthma plötzlich. Wir sagen spontan, weil wir die Entstehungsbedingungen nicht kennen, die die Insufficienz des linken Ventrikels hervorrufen. Wir wissen nur, dass das Herz durch eine bestimmte, definirbare Reaction eine Reihe von Erscheinungen inaugurirt, deren Complex wir als Asthma cardiale bezeichnen. Aus dieser Reaction schliessen wir auf eine besondere Empfindlichkeit des Herzens. Wir sprechen mit Traube von einer Labilität des Herzens. Ich acceptire diesen Ausdruck, bemerke aber hierbei, dass er nur unsere bisherige Unkenntniss von den Entwicklungsbedingungen, die dem Asthma cardiale zu Grunde liegen, verdeckt. Immerhin aber dürfen wir in der Labilität des Herzens ein wichtiges pathognostisches Moment erblicken. Durch dieses Moment unterscheidet sich nicht sowohl die Insufficienz, die zur Dyspnoe von jener, die zum Asthma führt, als dadurch, dass erstere mehr auf einen stabilen, letztere dagegen auf einen labilen Herzzustand hindeutet. Um die Vorstellung der Labilität zu verkörperlichen, können wir das stabile Herz mit einer nur schwer zersetzbaren und das labile Herz mit einer leicht zersetzbaren chemischen Substanz vergleichen. Mit diesem Bilde müssen wir, wenn wir den Vergleich vervollständigen und das normale gesunde Herz als das stabile bezeichnen, die Vorstellung verknüpfen, dass sich das labile Herz am meisten von dem gesunden entfernt, und jedenfalls kränker erscheint, als dasjenige, das nur zur Dyspnoeinsufficienz neigt.

Die Natur der das Asthma cardiale begleitenden Insufficienz kann verschieden sein. Es kann hier die Insufficienz eine secundäre sein. Das wird geschehen, wenn dem Anfalle eine Blutdrucksteigerung vorhergeht. Die Möglichkeit, dass solche Blutdrucksteigerungen im Liegen und während des Schlafes zu Stande kommen, kann nicht in Abrede gestellt werden. Bekanntlich ist der Blutdruck im Liegen immer höher als im Stehen oder Sitzen. Im Schlafe kann zu dieser physiologischen Bedingung für die Steigerung des Blutdrucks noch eine andere hinzutreten. Die Athmung wird bekanntlich im Schlafe nicht nur flacher, sondern zuweilen auch unregelmässig. Nach den Untersuchungen Mosso's

kommt es manchmal zu einem periodisch intermittirenden Athmungsmodus, der ·grosse Aehnlichkeit mit dem Cheyne-Stokes-
schen Athmungsmodus hat. Bei Patienten nun mit hohem Blutdruck und dementsprechend leichten Graden von Lungenschwellung
und Lungenstarrheit — die im Wachen leicht durch die normale
tiefere Athmung überwunden werden — kann eine flachere Athmung, die zudem durch Athmungspausen unterbrochen wird,
leicht zu einer veränderten Blutbeschaffenheit führen, und mit
dieser können Reize zur Entwicklung gelangen, die einestheils den
Blutdruck steigern und somit zur secundären Insufficienz führen,
andererseits kann aber die Reactionsweise des Herzens, dessen
Coronararterien jetzt von schlechterem Blute durchflossen würden,
im Sinne einer primären Insufficienz beeinflusst werden. Als
differential-diagnostisches Unterscheidungszeichen zwischen primärer
und secundärer Insufficienz hat der Blutdruckbefund zu gelten.
Im ersteren Falle muss mit dem Asthma ein niedriger, im letzteren ein hoher Blutdruck einhergehen. Die aus der Percussion
gewonnenen Merkmale sind wohl auch berücksichtigungswert, aber
nicht entscheidend, weil ja sowohl bei der primären als secundären Insufficienz eine Volumzunahme des Herzens eintreten kann.

Man sieht so ganz und gar unserem Verständnisse entrückt
sind die Vorgänge nicht, um die es sich hier handelt. Doch bin
ich vorsichtig genug, die Möglichkeit dieses Verständnisses hier
nur anzudeuten.

Klinisch wichtig ist es, bei solchen Kranken sich über den
gewöhnlichen Athmungsmodus im Ruhezustande genau zu infor-
miren, weil wir hier bei der Untersuchung in der Regel schon auf
Erscheinungen stossen, die die Annahme eines schon im Ruhezustande bestehenden geringen Grades von Lungenschwellung und
Lungenstarrheit begründen. Die Lungenschwellung wird häufig
percutorisch als Volumen pulmonum acutum oder vielmehr dem
practischen Usus gemäss als Lungenemphysem diagnosticirt. Nicht
selten ist die Lungenvergrösserung so bedeutend, dass in Folge
derselben die Leber herabgedrängt wird. Hierdurch wird manchmal der Schein hervorgerufen, als ob die Leber vergössert sei.

Die Lungenstarrheit findet ihren Ausdruck in der Unbeweglichkeit des starreren Thoraxantheils und in der Einziehung des
nachgiebigeren Antheils desselben.

Nach diesen allgemeinen Bemerkungen übergehe ich zur Besprechung der früher vorgeführten Fälle.

Der Fall 75 ist dadurch bemerkenswerth, dass hier bei der Untersuchung jene Anzeichen von Lungenschwellung und Lungenstarrheit deutlich in objectiver Weise zu Tage treten, von welchen ich früher gesprochen habe.

Die Leber erscheint in Folge der Lungenschwellung und des hierdurch bedingten Tiefstandes des Zwerchfells herabgerückt. Während der Inspiration werden die nachgiebigen Theile der Thoraxwand durch den äussern Atmosphärendruck eingedrückt, weil die starr gewordene Lunge sich nicht genügend ausdehnen kann und in Folge dessen der intrathoracale Druck erniedrigt wird. Die Differenz zwischen Atmosphären-, d. i. Aussendruck und intrathoracalem Druck wird hierdurch eine grössere, der Aussendruck kommt mehr zur Geltung, doch kann er nur die weicheren Theile der Thoraxwand beeinflussen. Das findet seinen Ausdruck in einer Einziehung der Epigastrien. In Wirklichkeit ist das keine Einziehung, denn es wirken nicht Kräfte von innen, sondern es findet ein Eindrücken statt, veranlasst durch den äusseren Atmosphärendruck.

Aus dem günstigen Erfolge der leichten Behandlung in diesem Falle, bei dem es nicht nöthig war, von Herztonicis Gebrauch zu machen, darf man schliessen, dass er, soweit es sich um das Herz handelt, zu den relativ leichteren zu zählen ist, d. i. sich jenen nähert, bei denen nur Dyspnoe besteht. Eine vollständige Gleichheit mit den Fällen von Dyspnoe besteht aber deshalb nicht, weil die Disposition zum Asthma eine Labilität des Herzens bedeutet.

Gleichen Charakters ist der hier mitgetheilte Fall 71. In beiden Fällen sehen wir auch unter der Behandlung, die unter Ausschluss von Bädern durchgeführt wurde, eine Abnahme des Blutdrucks.

Der Fall 72 ist nach mehrfacher Richtung bemerkenswerth. Das cardiale Asthma tritt hier unter Entwickelung von Lungenödem, das sich durch die bekannten Sputa manifestirt, auf. Dann ist hier ein ätiologisches Moment von Wichtigkeit.

Die Veranlassung zum Auftreten des ersten Anfalls bildete nämlich ein Coitus. Die mit dem Coitus verbundene Erregung hat also das Herz aus seinem Gleichgewichtszustande gebracht. Dieses

Herz war übrigens von vornherein kein gesundes. Sowohl meine Untersuchung als die vorhergehende eines Klinikers constatirte die Gegenwart eines Galopprhythmus. Ich fand zudem eine ungleichmässige Herzaction.

Der Ablauf der Contraction sowohl als die Regelmässigkeit derselben war also keine vollständige und diese musste zur Annahme führen, das das Myocardium auch histologisch nicht unversehrt war.

Einen schweren myocarditischen Process zu diagnosticiren lag keine zwingende Veranlassung vor, wohl aber musste man sich hier vor einer günstigen Prognose hüten, vielmehr der Muthmaassung Raum geben, dass der Process in seinem Fortschreiten allmälig zu schwereren Anfällen von Asthma etc. führen werde. Auf Grund einer solchen Ueberlegung wird die Behandlung in derartigen Fällen stets eine umsichtige und vorsichtige sein müssen. Die eingeleitete Digitalisbehandlung wurde deshalb von mir anfänglich fortgesetzt und erst sistirt, nachdem ich mich vom Wohlbefinden des Patienten überzeugt hatte. Bäder vermied ich, weil ich, wie ich schon auseinandergesetzt habe, diesen Eingriff bei hohem Blutdruck aus schon erwähnten Gründen scheue. Wie gross hier die Neigung des Blutdrucks ist, in die Höhe zu gehen, sieht man aus der Beobachtung vom 27. Mai. Hier wurde die Messung, welche einen Werth von 200 mm Hg ergab, unmittelbar nach einem Spaziergange vorgenommen. Der Fall verlief günstig, es traten während der Behandlung keine Anfälle von Asthma auf, und der Athem wurde freier. Der Blutdruck erfuhr hierbei eine auffallende Erniedrigung. Wie das zu deuten ist, wurde bereits erörtert.

Der Fall 73 bietet nicht bloss deshalb Interesse, weil die Herzaction arhythmisch ist, also auch eine andere Functionsstörung als die Disposition zur secundären Insufficienz besteht, sondern weil hier die, wie es scheint, mit dem asthmatischen Anfalle einhergehende Herzdilatation als die Empfindung, das Herz werde grösser, zum Bewusstsein gelangt. Dieser Fall ist aber auch für die von mir aufgestellte Theorie von der Wirkungsweise der Muskelreize sehr belehrend.

Es erscheint mir nämlich diesbezüglich die Angabe der Patientin von Wichtigkeit, dass die asthmatischen Anfälle sehr oft durch Körperbewegung unterbrochen werden konnten. Als ein seltenes Vorkommniss ist noch hier hervorzuheben, dass nach mehrtägigem Gebrauch von sehr kleinen Atropindosen, die ich wegen der Arhythmie anordnete, ein asthmatischer Anfall auftrat, der ungewöhnlich lang dauerte und mit starker Pulsbeschleunigung einherging. Ich brachte den Charakter desselben mit dem Atropin in Zusammenhang, setzte dasselbe aus und es kam in der That nicht mehr zu einem solchen. Auch andere Anfälle ohne Pulsbeschleunigung sind seither nicht aufgetreten. Der Blutdruck sank zu Anfang der Behandlung, kehrte aber zuletzt wieder, ohne dass Verschlimmerung eintrat, zu seiner ursprünglichen Höhe zurück.

Im Falle 74 ist der asthmatische Anfall wieder mit Lungenödem verbunden. Es bleibt also hier sowie im Falle 72 nicht bei den Prodromalstadien des Lungenödems, d. i. der Lungenschwellung und Lungenstarrheit, sondern es entwickelt sich wirkliches Lungenödem, das aber sofort mit Schwinden des Anfalls, d. i. mit Restitution der Herzarbeit, sich zurückbildet und verschwindet. Welches die Bedingungen sind, die in diesen beiden Fällen die Transsudation begünstigen, weiss ich nicht anzugeben. Sie können ebenso durch eine besondere Beschaffenheit der Lungengefässe, als durch eine bestimmte Blutbeschaffenheit bedingt sein.

Man muss übrigens auch daran denken, dass in diesem Falle die Stauung des Blutes in den Lungenvenen deshalb eine relativ grössere ist, weil ein Klappenfehler besteht und zwar, wie man aus der Anwesenheit eines systolischen und diastolischen Geräusches schliessen muss, eine Mitralinsufficienz und Stenose. Da die Patientin einen acuten Gelenkrheumatismus durchgemacht hatte, so ist wohl anzunehmen, dass ein organisches Vitium cordis vorlag.

Die Geräusche waren, wie noch bemerkt werden muss, nur bei horizontaler Lagerung der Patientin zu hören, im Stehen weniger, auch gar nicht. Ein solcher Befund ist nicht selten und beziehe ich die Verstärkung der Geräusche auf die Erhöhung des Blutdrucks im Liegen, die ich mit Dr. Friedmann seiner Zeit beim Menschen durch die sphygmomanometrische Messung nachgewiesen habe. Die Thatsache ist auch, wie ich schon zuvor auseinander gesetzt habe, für die Entstehungsweise des asthmatischen Anfalls von Wichtigkeit.

In dem eben besprochenen Falle trat keine bemerkenswerthe Aenderung des Blutdrucks während des günstigen Verlaufs ein.

Der Fall 77 ist deshalb nicht rein, weil die Anfälle von Asthma hier mit Präcordialangst einhergehen und von Schweissausbruch gefolgt werden. Diese beiden letzteren Symptome gehören aber mehr der Angina pectoris an. Ich habe aber denselben hier aufgenommen, weil doch die Herzerscheinungen insofern prävaliren, als in den anfallsfreien Pausen Kurzathmigkeit besteht. Ueber die Diagnose secundäre Herzinsufficienz kann man hier nicht hinausgehen.

Im Falle 78 beobachteten wir als veranlassendes Moment für das Auftreten von Asthma die Behinderung der Zwerchfellaction durch Auftreibung des Magens und der Gedärme. Man kann also hier in gewissem Sinne von einem Asthma dyspepticum sprechen. Nichtsdestoweniger hielt ich, weil ich eine Störung der Herzaction nicht ausschloss, auch den Gebrauch von Strophantus für rathsam. Dasselbe wurde aber ausgesetzt, als Pat. über Herzklopfen klagte. Der Verlauf war ebenfalls ein günstiger. Während dessen sank der Blutdruck, was ich auf die Beseitigung der Magen- und Darmauftreibung durch leichte Diät und regelmässige, reichlichere Darmentleerung beziehe.

Der Fall 79 gehört zu den weniger leichten. Als solchen fasste ich ihn wenigstens auf und begnügte mich deshalb nicht mit der blossen Diät und Trinkcur, sondern verordnete auch gleich anfangs Strophantus. Da dieses erfolglos blieb, schritt ich zur Digitalisbehandlung, die in der That von günstigem Erfolge begleitet war.

Nach den vorhandenen Blutdruckschwankungen, die lehren, dass mitunter normale Werthe auftreten, kann man übrigens diesen Fall auch zu jenen zählen, die der Gruppe der Pseudo-Angiosclerose angehören.

Zuletzt will ich noch des Falles 76 gedenken, bei dem ich eine schlechte Prognose stellte, die auf der Diagnose basirte, dass es sich um einen schweren, unheilbaren Fall handle. Ich rieth auch demzufolge der Umgebung an, den Kranken nach Hause zu bringen. Das geschah zu einer Zeit, wo ich annehmen durfte, dass die Reise selbst noch von dem Kranken gut zu ertragen sei. In der That erfolgte der letale Ausgang, den ich voraussah, erst einige Wochen später. Welche Diagnose war hier zu machen? Ueber die Gefässveränderung konnte nach dem hohen Blutdrucke, der nur einmal auf 162 mm Hg herabging, sonst aber immer sich auf der Höhe von 180 mm Hg erhielt, kein Zweifel bestehen. Da aber die Dyspnoe eine dauernde war und sich selbst in anfallsfreier Zeit bis zur Orthopnoe steigerte, musste eine schwere Herzerkrankung angenommen werden, die eine dauernde Herzinsufficienz herbeiführte. Eine solche konnte aber nicht mehr bloss als secundäre bezeichnet werden, deren Entstehungsbedingung in der erhöhten intracardialen Spannung zu suchen ist. Wir mussten, da zudem auch Galopprhythmus, wenn auch nur vorübergehend bestand, vielmehr annehmen, dass hier das Myocardium degenerirt ist, also eine primäre Insufficienz besteht, die allerdings mit einer secundären insofern combinirt ist, als durch die hohe intracardiale Spannung das Herz resp. der linke Ventrikel ausgedehnt und somit in zweifacher Weise, d. i. primär und secundär, an seiner Contractionsfähigkeit behindert wird. Den myocarditischen Process selbst darf man wohl mit der bestehenden Angiosclerosis, die wie es scheint die Coronararterien ergriffen hat, in Zusammenhang bringen.

Von diesem Gesichtspunkte aus betrachtet, gehörte also dieser Fall eigentlich nicht in die Gruppe der latenten Angiosclerose, sondern in die nächste, d. i. in die Gruppe der manifesten Angiosclerose. Ich habe ihn hier nur aufgenommen, weil sich kein Albumen im Harn nachweisen liess und der Patient auch nicht alt genug war, also jene Merkmale fehlten, welche ich als charakteristisch für die Diagnose manifeste Angiosclerose hinstelle. Es gilt also wieder hier der Satz, dass man bei der Darstellung sich der Ordnung halber an Eintheilungsprincipien halten darf. In der Praxis aber darf man sich durch diesen Principienzwang nicht beengen und beeinflussen lassen.

Es seien nun die Fälle von Angina pectoris vorgeführt und zwar zunächst diejenigen, die ich als Abortivformen bezeichne.

80. Mann, 46 J. Nach Bericht des behandelnden Arztes leidet Pat. an mässigem Cor adiposum und fortschreitender Fettleibigkeit.

Bei der Aufnahme klagt Pat. über Kurzathmigkeit beim Steigen und über

Herzklopfen. Ausserdem berichtet er, dass zuweilen Herzbeklemmungen auftreten. Pat. trinkt viel Bier.

Nach mässiger Trinkkur und Gebrauch von Marienquellbädern Athem besser. Während der Behandlung keine Anfälle.

7/6 190, 15/6 180, 29/6 200.

81. Mann, 55 J. Pat. klagt über Dyspnoe und Neigung zu Lungencatarrh. Manchmal treten Beklemmungsgefühle in der Herzgegend auf, mit der Empfindung von Herzzittern und Aussetzen des Herzschlags. Patient ist trotz seiner Kurzathmigkeit Jäger, raucht und trinkt mässig. Die Auscultation ergiebt Andeutung von Galopprhythmus und systolisches Geräusch über dem linken Ventrikel.

Nur leichte Trinkkur. Besserung. Kein Herzklopfen, keine Beklemmung, nur undeutliches Gefühl, als ob das Herz zeitweilig vibrire.

12/7 210, 18/7 175, 25/7 170.

Man sieht auch in der Gruppe latente Angiosclerosis begegnen wir Abortivformen von Angina pectoris, die wir wie die früher angeführten analogen Fälle nur mit Rücksicht auf die eingeschlagene Therapie besprechen wollen.

Eine medicamentöse Behandlung wurde nur im Falle 82 (s. Anhang) eingeleitet und zwar wurde Natrium nitrosum, das ich wegen seiner milden Wirkung und der leichteren Dosirung dem Nitroglycerin vorziehe, verabreicht. Wie man sieht, mit gutem Erfolge. Eine Veranlassung zur Darreichung von Jod fand ich

---

Weitere Fälle von Angina pectoris. (Abortivformen.)

82. Weib, 56 J. Klagt über Athemnoth und vorübergehende Sternalschmerzen verbunden mit Beklemmungsgefühl.

Leichte Trinkkur, ausserdem Natr. nitrosum. Befinden dauernd gut. Keine Anfälle.

16/7 220, 18/8 205.

83. Weib, 51 J. Klagt über Kurzathmigkeit und Anfälle von Druck in der Magengegend, die gegen den Rücken ausstrahlen und mit einem Gefühl von Brustbeklemmung verbunden sind. Aufstossen gewährt Erleichterung. Spur von Oedem über Tibia.

Nach leichter Trinkkur mit Milchzusatz und halber Milchdiät wesentliche Besserung.

24/7 220, 19/8 160, 2/9 170.

84. Weib, 46 J. Pat. leidet an Schmerzanfällen in der Brust, die bei Bewegungen auftreten. Keine Dyspnoe.

Leichte Trinkkur. Befinden gut.

30/6 180, 10/7 180.

nicht, wenigstens zeigte der Verlauf, dass es nicht nöthig war, strenger einzugreifen. Von Bädern wurde in allen Fällen Abstand genommen.

Soweit es sich um Herzerscheinungen handelt, treffen wir Kurzathmigkeit, d. i. Disposition zur Herzinsufficienz, in allen Fällen, mit Ausnahme des Falles 84 (s. Anhang). Es ist demnach für diese Fälle mit Bezug auf das Herz dieselbe Diagnose zu machen wie in den Fällen von Dyspnoe, und es gelten auch hierfür die gleichen oben angeführten Betrachtungen.

Nachfolgend erscheinen die Fälle von ausgesprochener Angina pectoris.

85. Mann, 56 J. Klagt über Anfälle von Schmerzen über dem Sternum, die in beide Arme, Hals und Kiefer ausstrahlen. Der Anfall dauert einige Minuten. Während desselben ist auch noch Herzklopfen und Athemnoth vorhanden. Nach dem Anfall und auch während desselben Aufstossen.

Bei leichter Trinkkur wird Jodnatrium mit Natr. nitrosum verordnet.

21. Juli. Anfälle besser, bleiben aber nicht ganz aus.

28. Juli. Stat. idem. Keine wesentliche Erleichterung, trotz Sinken des Blutdrucks und trotz Jodbehandlung.

11/7 190, 21/7 190, 28/7 170.

86. Mann, 50 J. Fettleibigkeit. Patient klagt über folgende Anfälle: Es treten sehr heftige Schmerzen am Sternum auf, die nach dem Rücken ausstrahlen. Dazu gesellt sich manchmal Herzklopfen. Der Anfall dauert nur 1 Minute. Nach demselben kommt es oft zu Stuhldrang und Stuhlentleerung.

Den letzten Anfall hatte Patient heute Morgens, den 17. Juli. Vorläufig wird nur eine mässige Trinkkur angeordnet. Da am 22. Juli wiederum ein Anfall auftritt, wird Natr. nitrosum gereicht. Am 10. August berichtet Pat., dass die Anfälle sehr selten kommen und viel schwächer sind. Demnach Besserung zu constatiren.

15/7 180, 17/7 170, 22/7 160, 10/8 150.

87. Mann, 56 J. klagt über Schmerzen am Sternum, die anfallsweise auftreten und in beide Arme ausstrahlen. Früher dauerten die Anfälle nur $1/4$—$1/2$ Stunde, jetzt länger. Die Anfälle kommen manchmal im Gehen, zuweilen treten sie auch während des Schlafs auf. An Kurzathmigkeit leidet Pat. schon seit ca. 6 Jahren. Er war früher starker Raucher, hat auch viel Alcoholica getrunken.

Leichte Trinkkur. Jodnatrium.

Jod wirkt ausgezeichnet. Die Anfälle verschwinden vollkommen.

10/6 185, 20/6 211.

88. Mann, 40 J. Pat. klagt über Anfälle und Beklemmungen in der

Brustgegend mit Blasswerden und Kältegefühl in den Händen. Nach dem Anfall reichliche Entleerung eines auffallend blauen Harns.

Während der Untersuchung kommt ein Anfall, der Blutdruck steigt während dessen von 175 auf 220 mm Hg. Nach dem Anfall, d. i. nach ca. 2 Minuten Blutdruck 170.

Ordinirt wird leichte Trinkkur mit Milchzusatz und Natr. nitrosum. —
Pat. hat sich nicht mehr vorgestellt, es blieb also bei einer Beobachtung. Verlauf unbekannt.

20/7 170.

89. Weib, 54 J. Pat. klagt über Herzklopfen, Schwindel und Ueblich-
keiten, dann über folgende Anfälle: Es treten plötzlich Schmerzen in der
Herzgegend auf, die in den linken Arm ausstrahlen. Derselbe wird hierbei
gefühllos. Der Schmerz wird mit der Empfindung des Wundseins verglichen.
Der Anfall geht mit Herzklopfen einher. Ausserdem Kurzathmigkeit beim
Gehen und deutliche arthritische Knoten an den Fingern.

Vorläufig wird nur eine leichte Trinkkur angeordnet.

Da am 22. Juli stärkere Anfälle auftreten, wird Natr. nitros. gereicht.

26. Juli. Anfälle sind besser, dagegen Dyspnoe stärker.

2. Aug. Athem leicht.

Im Ganzen wesentliche Besserung. Die Anfälle verschwinden ganz, nur
selten tritt Herzklopfen dann ohne Anfälle auf.

Im Anfange wurde wegen der Arthritis Moorbäder angeordnet, dieselben
aber sistirt, als über Dyspnoe geklagt wurde. Erst gegen Schluss der Behandlung, als der Athem dauernd frei war und die Anfälle sistirten, wurden wieder
einige Moorbäder angeordnet.'

15/7 190, 22/7 150, 26/7 140, 2/8 140, 13/8 160, 17/8 155, 21/8 180.

90. Weib, 46 J. Die Diagnose eines Klinikers lautete: Atherosis aortae,
Hypertrophia cordis, Angina pectoris, Coprostase.

Die Anfälle werden von der Patientin folgendermaasen geschildert: Sie
bekommt plötzlich ein Gefühl von Zusammenziehen in der Sternalgegend mit
Würgen im Halse und Stechen im linken Hypogastrium. Während des Anfalls
wird sie blau im Gesichte. Die Anfälle treten zuerst zur Menstruationszeit
nach gemüthlichen Aufregungen auf. Der Anfall verläuft ohne Dyspnoe.
Ausserhalb der Anfälle klagt Patientin über Kurzathmigkeit beim Gehen und
Herzklopfen.

Pat. befindet sich unter leichter Trinkkur viel besser, es erscheinen nur
selten milde Anfälle. Der Athem wird wesentlich freier.

11/7 180, 16/7 175, 1/8 165.

91. Weib, 48 J. Pat. klagt über anfallsweise auftretende Schmerzen in
der rechten Axillargegend, die bis zum Sternum ausstrahlten. Im Anfalle ist
das Sprechen erschwert.

Leichte Trinkkur mit Molkenzusatz, ausserdem Jodnatrium.

3. Aug. die Schmerzen geringer, 13. Aug. Befinden sehr gut, keinen Anfall — dann dauernd gut.
27/7 175, 3/8 168, 13/8 165, 23/8 162.

92. Weib, 55 J. Seit acht Jahren keine Menstruation. Klagt über folgende Anfälle: Es beginnen zuerst Schmerzen im linken Arme, von da aber
ziehen dieselben zur Herzgegend. Im Anfall keine Dyspnoe. Patientin raucht
ungewöhnlich viel.
Nach milder Trinkkur und Nicotinentwöhnung auffallende Besserung.
Schlussbefinden sehr gut.
9/8 152, 20/8 152.

Die Besprechung der Fälle, von ausgesprochener Angina
pectoris, die ich sämmtlich wegen ihrer casuistischen Vielseitigkeit und Verschiedenheit hier vorführe, eröffne ich mit der Constatirung der Thatsache, dass allerdings in der Mehrzahl derselben der
centrifugale Typus vorherrscht, der sich dadurch kennzeichnet,
dass die anginösen Schmerzen und Sensationen in der Herzgegend
beginnen und von da aus in die Peripherie ausstrahlen, dass sich
aber auch Fälle mit entgegengesetztem, d. i. centripetalem
Typus vorfinden, in denen die Sensationen resp. Schmerzen peripher beginnen und zur Herzgegend ausstrahlen. Beispiele von
letzterem Typus sind die zwei letzten Fälle 91 und 92. Es muss
dieser Typus besonders betont werden, weil er meines Wissens bisher, nur von Seite Barie's, Beachtung gefunden hat.
Als besonders bemerkenswerth ist allgemein hervorzuheben,
dass im Gegensatze zu den früheren besprochenen Abortivfällen
hier seltener Kurzathmigkeit als Folge von Herzinsufficienz zu beobachten ist. Von den 8 Fällen ist nämlich dieses Symptom nur
in 3 Fällen zu constatiren und zwar im Falle 87, 89 und 90.
Die übrigen Fälle litten nicht an Kurzathmigkeit. Während des
Anfalls tritt nur im Falle 85 Athemnoth ein, in allen übrigen
nicht. Bei den Fällen 85, 86 und 89 besteht während des Anfalls die Empfindung von Herzklopfen. Fall 88 gehört zur Angina
pectoris vasomotoria (Nothnagel) zufolge der hier beobachteten
Erscheinung von Blasswerden und Kältegefühl in den Händen. Der
Fall 90 ist dadurch bemerkenswerth, dass während des Anfalls
Cyanose im Gesichte, aber ohne Dyspnoe auftritt. Der Mangel
an Dyspnoe spricht dafür, dass die Cyanose nicht von einer
dyspnoischen Blutbeschaffenheit abhängt. Soweit ich sehe, giebt

es keine andere Erklärung für das Zustandekommen der Cyanose
als Venenstauungen. Wie diese entstehen, vermag ich nicht zu
sagen. Ich kann also vorläufig bloss auf diese seltene Erscheinung
aufmerksam machen. Vielleicht giebt sich mir oder Anderen später
einmal die Gelegenheit, dieselbe an betreffenden Fällen genauer zu
studiren.

Ehe ich in meinen Betrachtungen weiter gehe, möchte ich
nochmals constatiren, dass auffallende Störungen der Herzfunction
in diesen Fällen nicht vorkamen, also keine Parakinese, keine
functionelle Mitralinsufficienz, kein Galopprhythmus.

Die medicamentöse Behandlung kam hier mehrmals zur Anwendung. Jodnatrium wurde in zwei Fällen, 85 und 87, verabreicht. Im ersteren Falle zugleich in Verbinduug mit Natr. nitros.,
im zweiten Falle allein. Natr. nitros. allein wurde nur im Falle 89
versucht.

Im Falle 85 war die Behandlung nicht von Erfolg begleitet.
Der Zustand blieb nahezu unverändert. Im Falle 87, sowie im
Falle 91 war die Behandlung von ausgezeichnetem Erfolge begleitet.
Hier trat unter fortschreitender Besserung auch ein Sinken des
Blutdrucks ein. Der Fall 89, der mit Natr. nitrosum behandelt
wurde, zeigt auch auffallende Besserung unter anfänglichem Sinken
des Blutdrucks. Merkwürdiger Weise hält die Besserung an, trotzdem der Blutdruck wieder steigt. Die Fälle lehren aber auch,
dass Besserungen selbst ohne jede medicamentöse Behandlung eintreten.

Bezüglich der medicamentösen Behandlung möchte ich hier
nochmals betonen, dass dieselbe immer erst dann eingeleitet wurde,
wenn ich sah, dass die einfache Behandlung mich im Stiche liess.
Aus den Fällen, die ohne jegliche medicamentöse Behandlung auch
besser wurden, darf man also nicht schliessen, dass die medicamentöse Behandlung in andern überflüssig gewesen sei.

Zum Schlusse dieser Betrachtung muss ich noch 2 Fälle hervorheben, von denen jeder nach einer bestimmten Richtung besonders beachtenswerth erscheint. Der Fall 88 ist ein ganz unvoll-
kommen beobachteter, denn ich sah ihn nur einmal. Er blieb aus
mir unbekannten Gründen aus.

Aus dem Falle zog ich wenigstens den Gewinn, dass ich, da er
zufällig bei seiner Untersuchung einen Anfall bekam, das Verhalten

des Blutdrucks im Anfalle prüfen konnte. Die Messung zeigte das interessante Ergebniss, dass der Blutdruck, der nach vollständiger Beruhigung des Patienten 170 mm Hg betrug, bis auf 220 mm Hg! stieg. Um diese Erfahrung wenigstens hat mich der Mann bereichert. Der Fall ist übrigens noch nach anderer Richtung bemerkenswerth. Er ist nämlich, wie erwähnt, ein ausgesprochener Fall von Angina pectoris vasomotoria (Nothnagel).

Der Fall 92 bietet insofern allgemeines Interesse, als es sich um Nicotinabusus bei einer Frau handelt, also immerhin eine Seltenheit.

Ich komme nun zu den Fällen, in welchen auffallende Störungen der Herzaction zur Beobachtung kamen. Wir begegnen hier wieder Aenderungen des Rhythmus und Parakinese in Form von Galopprhythmus und functioneller Mitralinsufficienz. Von diesen habe ich nur jene im Texte aufgenommen, bei denen ich in die Lage kam, öfters den Blutdruck zu messen. Die anderen sind unten als Anhang mitgetheilt.

93. Mann, 50 J. klagt über leichte Dyspnoe beim Steigen. Stuhlverstopfung, beschleunigter Puls. Embryocardie. Trotz beschleunigter Herzaction keine Empfindung von Herzklopfen. Bronchitis.

Nach leichter Trinkkur mit Zusatz von Molke und Marienquellbäder Besserung, auch Puls weniger frequent.

25/6 170 (Puls 128), 4/7 160 (Puls 104), 12/7 160 (Puls 90).

94. Mann, 35 J. klagt über Kurzathmigkeit beim Steigen. Fettleibigkeit. Gewicht 100 Kilo. Trotz Tachycardie kein Herzlopfen.

Nach leichter Trinkkur gut, auch Pulsfrequenz geringer.

12/7 160 (Puls 136), 13/7 155 (Puls 100), 31/7 162 (Puls 88).

95. Weib, 45 J., fettleibig. Keine Dyspnoe. Stuhlverstopfung. Deutlicher Galopprhythmus. 1. Herzton verdoppelt.

Nach Trinkkur, unterstüzt durch Purgantien, Befinden gut.

17/7 186, 30/7 185.

96. Mann, 56 J., fettleibig. Früher starker Raucher, Trinker und Esser, klagt über Athemnoth beim Gehen. Selten Anfälle von Brustbeklemmung, die in der Nacht auftreten.

1. Ton über dem linken Ventrikel von deutlichem blasenden Geräusch begleitet; nie Gelenkrheumatismus.

Nach leichter Trinkkur mit Milchzusatz Befinden sehr gut.

2/8 200, 10/8 170, 15/8 140, 30/8 150.

97. Mann, 50 J. Hatte in früheren Jahren wiederholt Anfälle von Nierenkoliken. Jetzt kommen dieselben sehr selten und hierbei schwach.

Klagt nur über rheumatische Schmerzen. Systolisches Geräusch über dem linken Ventrikel.

Keine Medication innerlich. Nur pro forma $1/_2$ Glas Waldquelle. Marienquellbäder. 2. Juli Befinden viel besser.

6. Juli systol. Geräusch verschwunden.

22/7 240, 2/8 170, 6/8 210, 7/8 200.

In den beiden ersten Fällen 93 und 94 war Tachycardie vorhanden. Im ersten wurde zudem das Phänomen der Embryocardie, das sich dadurch kennzeichnet, dass beide Herztöne an Stärke und Timbre einander vollständig gleich sind, beobachtet. Trotz der hohen Pulsfrequenz, die in einem Falle die Zahl 136 erreicht, klagen die Patienten nicht über Herzklopfen, d. h. die beschleunigte Herzaction gelangt nicht zum Bewusstsein. Das kann nicht Wunder nehmen, wenn man sich meiner Auffassung anschliesst, welche das Herzklopfen nur mit Hyperästhesie des Herzens in Verbindung bringt. Einen ähnlichen, nur weniger vollständig beobachteten Fall finden wir im Anhange (Fall 100). In diesen Fällen bestand auch Dyspnoe, die im Laufe der Behandlung, welche keine

---

Weitere Fälle von Herzaffectionen:

98. Weib. 53 J., fettleibig. Klagt über Kurzathmigkeit. Stuhlverstopfung und rheumatische Schmerzen in Händen und Füssen. Auffallende Herzextensionen.

Nach Trinkkur und Moorbädern Besserung.

24/7, 6/8 180, 21/8 170.

99. Mann, 55 J. Trotz Fettleibigkeit und deutlicher Pulsarhythmie keine Dyspnoe. Behandlung richtet sich nur gegen Fettleibigkeit.

Es erfolgt Gewichtsabnahme nach der Trinkkur. — Belladonna gegen Arhythmie ohne Erfolg.

4/6 160, 17/6 160.

100. Mann, 42 J. Nur Fettleibigkeit, sonst keine Beschwerden. Gewicht 90 Kilo. Puls beschleunigt. Andeutung von Embryocardie.

Nach Trinkkur und Marienquellbäder gut. Gewichtsabnahme $3^1/_2$ Kilo.

30/7 180 (Puls 104), 15/8 150 (Puls 88).

101. Mann, 42 J. Patient klagt über Anfälle von Schmerzen in der Gegend der linken Niere (Colica renalis), ist fettleibig, klagt ausserdem über starke Kurzathmigkeit schon bei sehr geringer Bewegung verbunden mit Herzklopfen. Galopprhythmus. 1. Ton verdoppelt.

Nach leichter Trinkkur und Moorbädern (wegen der Nierenkoliken) Befinden sehr gut, Athem frei.

7/8 160, 28/8 150.

medicamentöse war, in dem Maasse sich besserte, als die Pulsfrequenz geringer wurde. Das geschah ohne wesentliche Aenderung
des Blutdrucks und sowohl ohne Gebrauch von Bädern als unter
Anwendung derselben.

Im dritten Falle 95 bestand Galopprhythmus und Dyspnoe.
Letztere besserte sich, ersterer blieb fortbestehen. Versuchsweise
wurde hier wegen des Galopprhythmus Atropin gegeben, aber ohne
Erfolg. Die Besserung erfolgte unter deutlichem Sinken des Blutdrucks ohne jede Beeinflussung der Herzinsufficienz durch Hautreize, d. i. durch Bäder.

Functionelle Mitralinsufficienz bestand, nach dem systolischen
Geräusche zu schliessen, in den beiden letzten Fällen 96 und 97.
In dem letzten Falle namentlich ist diese Diagnose vollkommen
sicher, weil im Verlaufe das Geräusch verschwand und zwar, was
für die Wirkung von Hautreizen ins Gewicht fällt, nur unter Einwirkung von Bädern. Bemerkenswerth ist, dass gerade in diesem
Falle, wo maximale Drücke constatirt wurden, keine Dyspnoe
bestand. Ein eclatanter Beweis für die Accommodationsfähigkeit
eines hypertrophischen Herzens.

Ausser diesen bisher besprochenen Fällen finden wir noch
unten im Anhang 6 Fälle von Galopprhythmus, 101, 102, 103,

Weitere Fälle von Herzaffectionen:

102. Mann, 40 J., fettleibig, Gewicht 115 Kilo. Klagt über Athem-
noth. Stuhlverstopfung. Deutlicher Galopprhythmus.
Leichte Trinkkur.
Vom 24. Mai ab nach Gewichtsverlust von 2 Kilo Athem freier.
Wegen des Galopprhythmus wird Atropin versucht. Leichte Trinkkur.
Unter Abnahme von 5 Kilo Befinden gut. Galopprhythmus besteht fort.
14/5 180, 16/5 190, 17/5 180, 24/5 160, 25/5 170, 27/5 165, 31/5 160.

103. Mann, 49 J. Klagt über Kopfschmerzen und leichter Kurzathmigkeit beim Steigen. Andeutung von Galopprhythmus. Auffallend blass.
Nach leichter Trinkkur mit Milchzusatz und Ambrosiusbädern Befinden gut.
8/7 180, 10/7 170, 23/7 175.

104. Mann, 54 J. Klagt über Brustbeklemmung und Athemnoth beim
Gehen. Galopprhythmus. Puls aussetzend. Herzintermissionen werden empfunden. Leichte Trinkkur.
Am 19 Juli schon Wohlbefinden. Athem frei. Keine Beklemmung.
10/7 180, 19/7 180, 30/7 180.

104, 105, 106, die zumeist die Disposition zu Dyspnoe darbieten. In diesen schwand nach Behandlung die Dyspnoe, aber nicht der Galopprhythmus.

Im Falle 105 änderte sich nur derselbe insofern, als an Stelle des Typus —∪∪— der Typus —∪— auftrat.

In einem von diesen Fällen, und zwar 101, wurden Moorbäder, die ich wegen der Nierenkoliken nehmen liess, sehr gut vertragen, ob sie auf das Herz einen Einfluss übten, kann ich deshalb nicht sagen, weil ja in den anderen Fällen ohne jeglichen Bädergebrauch auch die Herzinsufficienz resp. die Dyspnoe sich wesentlich besserte. Kohlensäurebäder kamen in den Fällen 103 und 106 zur Anwendung, Jod wurde nur im Falle 105 und zwar mit günstigem Erfolge versucht.

Nach den verhältnissmässig geringen Beschwerden, zu denen ein Herz, dessen Action, wie der Galopprhythmus und die Geräusche lehren, keinesfalls normal ist, und nach dem verhältnissmässig leicht zu erzielenden therapeutischen Erfolge könnte man geneigt sein, dem Galopprhythmus sowohl als der functionellen Mitralinsufficienz nur eine geringe diagnostische und pro-

---

Weitere Fälle von Herzaffectionen:

105. Mann, 50 J. Klagt über Kurzathmigkeit beim Gehen. Congestionen und Neigung zu Bronchitiden. Deutlicher Galopprhythmus, beide Töne verdoppelt —∪∪— später nach 10 Tagen nur folgenden Typus —∪—.

Ausser Trinkkur mit Milchzusatz wird Jodnatrium verabfolgt. Befinden sehr gut.

1/8 200, 11/8 205, 22/8 185.

106. Mann, 49 J. Klagt über Kopfschmerz. Auffallend blass (frühere Diagnose lautet: Anämie). Deutlicher Galopprhythmus. Keine Dyspnoe, hat früher viel geraucht und getrunken.

Nach leichter Trinkkur mit Milchzusatz und Ambrosiusbädern — Besserung.

8/7 180, 10/7 170, 23/7 175.

107. Mann, 48 J. Patient klagt über Magenbeschwerden. Magen dilatirt. Raucht viel und trinkt viel Cognac. Zeitweilig Herzklopfen. Ueber dem linken Ventrikel deutlich systolisches Geräusch. Gelenkrheumatismus nicht vorhergegangen. Mitralinsufficienz.

Nach leichter Trinkkur, Nicotin und Alcoholeinschränkung sehr gutes Befinden.

28/8 62, 1/9 170, 9/9 160.

gnostische Bedeutung beizumessen. Man soll sich aber, wie ich meine, nicht täuschen lassen. Ich habe wenigstens so viele Fälle von Galopprhythmus schlechter werden sehen, dass ich in meiner Prognose und Diagnose hier immer vorsichtig bin und immer eine schwerere Störung der Herzfunction hierunter vermuthe. Das gilt noch im höheren Maasse für die functionelle Mitralinsufficienz.

Die hier ausgesprochene Meinung findet auch eine Stütze in der Thatsache, dass in den früher mitgetheilten Fällen von Asthma cardiale sich einige vorfinden, wo deutlicher Galopprhythmus nachweisbar war, und in der Ueberlegung, dass ja das Auftreten von Asthma einen schwereren Herzzustand bedeutet.

Ich möchte also in diesen Fällen, trotzdem sie, wie sich zeigt, der Behandlung nicht widerstehen, die anatomische Herzdiagnose: beginnende Cardiosclerosis nicht zurückweisen.

Fast in allen Fällen sowohl von Tachycardie als Galopprhythmus und functioneller Mitralinsufficienz war auch die Disposition zur Dyspnoe vorhanden, ebenso wie in den Fällen, wo Arhythmie bestand. Dass dieser Befund gleichfalls dafür spricht, dass wir es hier mit relativ schwereren Störungen der Herzfunction, die das Myocardium betreffen, zu thun haben, leuchtet von selbst ein. Ich möchte aber die arhythmische Herzaction als solche nicht als ein Symptom aufgeführt wissen, das ohne Weiteres zur Diagnose Störung der Muskelfunction des Herzens zu führen habe. Störungen des Herzrhythmus kommen oft genug vor und bestehen erwiesenermaassen Jahre lang, ohne dass Dyspnoe oder Asthma eintritt, also ohne jede Neigung des Herzens zur Insufficienz. Arhythmie aber sowohl als Herzintermissionen haben in allen Fällen von Angiosclerose als bedenkliche Begleiterscheinungen zu gelten, welche namentlich bei der Prognose zu berücksichtigen sind. Intermissionen namentlich haben für mich immer etwas Bedenkliches. Geht man namentlich von der Vorstellung aus, zu der ich auf Grund von experimentellen Studien über die Summation von Herzreizen hinneige[1]), dass die langen Herzpausen davon herrühren, dass das Herz vorübergehend auf die normalen sich summirenden Reize

---

[1]) Man sieht, ich bin kein Anhänger der Engelmann'schen Theorien, weil ich der Meinung bin, dass man mit der von mir vor vielen Jahren aufgestellter Summationstheorie, die nebstbei bemerkt auch für andere Bewegungserscheinungen gilt, soweit ich sehe, vollkommen ausreicht.

deshalb nicht reagirt, weil die Empfindlichkeit der Apparate, welche
diese Reize [aufnehmen und wieder in Form anderer Reize aus-
geben, gelitten hat, so kann man sich der Besorgniss nicht er-
wehren, dass sich einmal diese Reaction in die Länge zieht, und
mittlerweile durch den längeren Stillstand des Blutlaufs Bedingungen geschaffen werden, die den Wiedereintritt der nächsten
Systole unmöglich machen. Es mag wohl nicht selten vorkommen,
dass plötzlicher Herztod gerade in solchen Fällen eintritt. Ich
kenne wenigstens aus meiner Praxis einen Fall, wo viele Jahre
erst latente, dann manifeste Angiosclerose bestand, also die Spannung des Pulses hoch, sein Rhythmus aber regelmässig war. Mit
einem Male traten Herzintermissionen auf, die der Patient selbst
nicht fühlte, also nicht beachtete. Mich aber beunruhigte diese
Erscheinung, und ich gab der Umgebung meine Besorgniss kund.
Sie war, wie die Folge lehrte, nicht unbegründet, denn der Patient
starb wenige Wochen nach dieser meiner Beobachtung, wie ich
erfuhr, plötzlich.

　　Werfen wir nun einen Ueberblick über die letzten 3 Gruppen
mit Rücksicht auf die Frage, in welcher von diesen Herzerkrankungen am meisten ausgesprochen sind.

　　Die erste Gruppe, welche bloss die Fälle von Dyspnoe enhält,
übergehe ich, weil ich ja in dieselbe nur die leichten Fälle ohne
alle Complicationen eingereiht habe, und es für diese selbstverständlich ist, dass die Herzaffection eine relativ geringe ist.

　　Der Ueberblick wird an Durchsichtigkeit gewinnen, wenn wir
die zweite und dritte Gruppe, d. i. diejenige, welche die Fälle
von Angina pectoris und die von Asthma enthält, mit der vierten
vergleichen, wo deutliche Herzaffectionen ohne die Complication
mit Angina pectoris oder Asthma cardiale vorhanden sind.

　　Hierbei gehe ich von der klinisch berechtigten Anschauung
aus, dass wir in der Arhythmie sowohl als im Galopprhythmus
und der functionellen Mitralinsufficienz deutliche Functionsstörungen
zu erblicken haben.

　　Wie steht es nun mit diesen Functionsstörungen bei der Gruppe
der Anginösen und der Asthmatiker.

　　In der ersten, die im Ganzen — wenn ich nämlich die Abortivformen mit den ausgesprochenen vereinige — 13 Fälle enthält,
finden wir nicht einen Fall von Arhythmie, Galopprhythmus oder

functioneller Mitralinsufficienz, dagegen in der Gruppe der Asthmatiker, welche 9 Fälle umfasst, 4 Fälle von derartigen Functionsstörungen. Zwei Fälle von Galopprhythmus, nämlich Fall 72 und 76, einen Fall 74 von functioneller Mitralinsufficienz und einen 73 von Arhythmie. Hieraus zeigt sich, dass nahezu die Hälfte der Asthmatiker mit schwereren Herzaffectionen behaftet sind, und es ist nach dem ohne weiteres zu folgern, dass der Symptomencomplex Asthma cardiale auch dann, wenn keine offenkundige Herzstörung vorliegt, einen viel schwereren Process bedeutet, als die Angina pectoris. Dieser Satz bezieht sich selbstverständlich nur auf die leichteren Formen von Angina pectoris, bei denen jene Entstehungsgründe überwiegen, welche nervöser Natur sind. Mit anderen Worten, beim Asthma cardiale dürfen wir eher an eine substantielle anatomische Veränderung des Myocardiums denken, als bei der Angina pectoris.

Von klinisch diagnostischer Bedeutung erscheint auch die Thatsache, dass die Fälle von Angina pectoris ohne ausgesprochene Herzstörungen bei der latenten Angiosclerose relativ häufiger vorkommen als die Fälle von Asthma.

Wie steht es nun — das soll schliesslich erörtert werden — mit der Häufigkeitsscala der den verschieden Gruppen angehörigen Fälle, sowie mit der Häufigkeitsscala der schweren und leichteren.

Am häufigsten begegnen wir der Dyspnoe ohne Complication in 38 Fällen, also in 50 pCt., dann folgen die Herzstörungen, ohne Complication mit Asthma oder Angina pectoris mit 15 Fällen, also in 20 pCt.; dann kommt die Angina pectoris in 13 Fällen, also in ca. 17 pCt., und schliesslich das Asthma cardiale in 9 Fällen also 12 pCt.

Rechnen wir zu den 38 Fällen von Dyspnoe auch die 13 Fälle von Angina pectoris als leichte, so hatten wir 51 leichte Fälle, d. i. 68 pCt., und zählen wir zu den 15 Fällen von Störungen der Herzaction noch die 9 Fälle von Asthma, so hatten wir 24 schwere Fälle, d. i. 32 pCt.

Es überwiegen also wie man sieht, bei der latenten Angiosclerose die leichten Fälle die schweren in dem Verhältnisse von 68 pCt. zu 32 pCt.

Noch auffallender ist dies bei der Pseudo-Angiosclerose, die wir jetzt mit der latenten nach dieser Richtung vergleichen wollen.

Hierher gehören, wie man aus meiner früheren Darstellung ersehen kann, 33 Fälle.

Unter diesen finden sich 15 Fälle, die bloss an Dyspnoe laborirten, also 45,5 pCt., dann zwei Fälle von Asthma, d. i. 6 pCt., zehn Fälle von Angina pectoris entsprechend 30 pCt. und sechs Fälle von Herzstörungen, das bedeutet 18 pCt.

Die 15 Fälle von Dyspnoe sind jedenfalls die leichten, zu diesen können wir auch die 10 Fälle von Angina pectoris zählen, das macht im Ganzen 25 Fälle. Für die Gesammtzahl der Fälle berechet, beträgt dies 75,7 pCt.

Diesem gegenüber stehen die schwereren Fälle, als welche man die sechs Fälle von Herzstörungen ansehen kann, sowie die zwei Fälle von Asthma, also im Ganzen acht. Das entspricht 24,2 pCt.

Bei der Pseudo-Angiosclerose überwiegen also die leichteren Fälle die schwereren in dem Verhältnisse von ca. 76 pCt. zu 24 pCt.

III. Abschnitt.

Manifeste Angiosclerose.

———

Zu dieser Gruppe zähle ich erstens alle jene Fälle, bei welchen nicht nur durch die sphygmomanometrische Messung der Nachweis erbracht ist, dass der Blutdruck dauernd, d. i. Wochen lange hoch ist, sondern bei denen auch die Untersuchung den Nachweis von Albumen im Harn lieferte.

Selbstverständlich ist in den früheren Fällen von latenter Angiosclerose der Harn untersucht und die Abwesenheit von Albumen constatirt worden. Ich muss das nachträglich erwähnen, weil man leicht glauben könnte, dass die Trennung zwischen latenter und manifester Arteriosclerose eine willkürliche und nicht ernst zu nehmen sei, weil sie auf einer Unterlassungssünde, oder besser gesagt, auf einer Nachlässigkeit beruht. Diese Unterlassungssünde konnte ich schon deshalb nicht begehen, weil es gerade die Beziehung zwischen Albumenbefund und hohem Sphygmomanometerdruck war, welche mich Vertrauen in die sphygmomanometrische Methode setzen lehrte.

Als ich anfing Blutdruck zu messen, befand ich mich in gleicher Lage wie Alle Jene, die anfangen sich mit der Methode zu beschäftigen. Wir stehen unbewusst unter dem Einflusse älterer Eindrücke und Ansichten, und deshalb lassen wir uns auch von diesen zumeist in unserem Urtheil beherrschen.

Ich will mich concreter ausdrücken. Wenn Jemand durch 20—30 Jahre gewohnt ist, auf eine hohe Pulsspannung zu schliessen, weil der Puls schwer unterdrückbar, weil der zweite Aortenton verstärkt ist, weil er Rigidität der Arterien vermuthet, weil er eventuell am Sphygmogramm die Rückstoselevation der Pulsspitze sich nähern sieht, und weil ihm endlich dieses Urtheil zu dem Gesammtbilde passt, so entschliesst er sich selbstverständlich leicht, der Messung, die er als Neuling in der Methode mit dem Sphygmomanometer vornimmt, zu vertrauen. Denn diese passt zu seinem anderweitig gewonnenen Urtheile: Er wird aber sofort misstrauisch, wenn's nicht stimmt. Diesem Misstrauen erwächst sofort das Urtheil: Die Methode ist falsch, mindestens unsicher.

Hatte ich auch durch vertieftes Studium und durch Controlversuche am Thiere die Ueberzeugung gewonnen, dass die Methode gewiss nicht falsch sei, so gab ich mich doch, wie ich schon seit Jahren sehe, anfangs ganz unnöthigen Scrupeln über Fehlerquellen hin, und aus übertriebener Gewissenhaftigkeit habe ich diesen Scrupeln auch Ausdruck gegenüber. Die von Tigerstedt u. A. geübte Kritik hielt sich auch an diese Scrupel, die in der That ganz bedeutungslos sind, wenn man nicht die Forderung stellt, absolute Druckwerthe durch den Sphygmomanometer zu erfahren, sondern im Sphygmomanometerdruck nur einen Werth sieht, der dem wirklichen Blutdruck parallel geht. Nur darum handelt es sich in der Praxis. Hier können wir nicht exacte Physiologen, geschweige Physiker sein, und müssen uns damit begnügen, wenn unsere Messungen dem Vergleichszwecke dienen. Von diesem Standpunkte aus erscheint mir der ganze Streit um die Verwerthbarkeit der Sphygmomanometers und jeder Einwand gegen denselben überflüssig, ja ich möchte sagen, dass sich hier eine Art von Exactheit breit macht, die auf mangelnder Ueberlegung und Verkennung des eigentlichen Sachverhaltes beruht.

Je grösser meine Erfahrung wurde, um so weniger Sorge machten mir die Fehlerquellen. Denn gerade die Erfahrung lehrte mich, dass das Messresultat durch sie nicht verdeckt wird. Bei fetten Leuten mit starkem Fettpolster über der Radialis, mass ich ebensowohl sehr niedrige als sehr hohe Drücke, ebenso bei Magern. D. h. bei gleicher Arterienlagerung wurde immer der Sphygmomanometerwerth vom Blutdrucke beherrscht.

Von imponirender Beweiskraft für die richtige Erkenntniss des Blutdrucks durch die sphygmomanometrische Messung war für mich das Studium der Beziehung zwischen Albuminurie und Blutdruck. Dass bei Schrumpfniere die Arterien stark gespannt seien, ist dadurch erwiesen, dass hier das Herz hypertrophisch ist.

Wenn man also bei reichlichem, albumenhaltigem Harn auf einen hohen Blutdruck stösst, so ist man vom Resultate der Blutdruckmessung befriedigt. So ging ich aber nicht vor, d. h. ich machte nicht erst auf gewöhnlichem Wege die Diagnose Schrumpfniere und Herzhypertrophie, und bestätigte dieselbe gewissermassen durch den Sphygmomanometer, sondern ich verfuhr umgekehrt. Zuerst bestimmte ich den Blutdruck, und nahm dann die Harnuntersuchung vor. Bei dieser durch Jahre fortgesetzten Untersuchung, zu der ich auch mein poliklinisches Material benützte, zeigte sich, dass da, wo die Messung mittelst des Sphygmomanometers einen hohen Blutdruck ergab, sich sehr häufig auch Albumen im Harn vorfand. Und was am wichtigsten ist, nicht selten fand ich die Beziehung zwischen hohem Blutdruck und Albumen in Fällen, die nach der gewöhnlichen Untersuchung und nach dem Pulsfühlen mir sowohl als meinen Assistenten nach dieser Richtung ganz insuspect schienen. Besonders eingeprägt hat sich meinem Gedächtnisse folgender Fall. Anfangs der 80er Jahre präsentirte sich mir ein junges Ehepaar. Die Frau war fettleibig, kinderlos, und klagte über spärliche Menstruation. Dem Manne fehlte gar Nichts. Wenigstens hatte er aber Nichts zu klagen und hielt sich für vollständig gesund. Ich behandelte also nur die Frau, untersuchte aber auch, weil ich damals möglichst viele Erfahrungen über normale Blutdrucksverhältnisse sammeln wollte, sphygmomanometrisch den Puls des Mannes. Zu meiner Ueberraschung fand ich einen Blutdruck über 190 mm Hg. Das stimmte nicht zu dem completen Bilde der Gesundheit, das der Mann — nach meiner Schätzung ein 30er — darbot. Ich veranlasste seine Frau, mir eine Probe seines Harns zu schicken und fand in demselben in der That Albumen. Sechs Jahre darauf starb, wie ich erfuhr, der Mann an Morb. Brightii.

Die Diagnose manifeste Angiosclerose bei Albumennachweis im Harne beruht, wie wiederholt sein soll, auf dem durch anatomische Untersuchungen gelieferten Nachweise, dass wenigstens in einem Gefässgebiete, und zwar dem der Niere, die kleinen Arterien sclerotisch verändert sind. Bei der latenten Angiosclerose fehlt dieses Merkmal. Wer ohne dieses Merkmal schon auf Grund des dauernd hohen Blutdrucks und anderen klinischen Erscheinungen, wie Dyspnoe, Asthma, Angina pectoris etc., schon ohne Al-

bumenbefund manifeste Angiosclerose diagnosticiren will, dem bleibt
das unbenommen.

Ich für meinen Theil würde, wenn ich ein zünftiger Kliniker
wäre, d. h. wenn mir klinisches Bettenmaterial zu Gebote stünde
und mir ein Fall vorkäme, bei dem ich latente Angiosclerose diagnosticirt hätte, und die Section nachträglich den Beweis lieferte,
dass deutliche Angiosclerose, selbst Arteriosclerose vorhanden sei,
mich ebensowenig eines unverzeihlichen diagnostischen Irrthums
beschuldigen, als wenn ich in einem anderen Falle manifeste
Angiosclerose diagnosticirt hätte und der pathologische Anatom
im Widerspruche zu dieser Diagnose weder in den kleinen noch
grösseren Arterien deutliche sclerotische Strukturenänderung nachweisen konnte.

Das Gleiche gilt von der Herzdiagnose. Nach dem Vorgange
Huchard's und Edgren's diagnosticirt man, wenn diagnostische
Anhaltspunkte für Angio- und Arteriosclerosis gegeben sind, sofort auch Cardiosclerosis. In bin hier vorsichtiger als Andere.
Die Diagnose Cardiosclerosis behalte ich mir nur für Fälle vor,
in denen durch die klinische Beobachtung des Verlaufes der Nachweis geliefert wird, dass die Reactionsfähigkeit des Herzens, sowie seine Stabilität gelitten haben. Mit anderen Worten zu der
Diagnose der mit Angiosclerose einhergehenden Herzerkrankungen
muss man sich Zeit lassen. Bei Herzklappenfehlern ist das ganz
anders. Die kann man gleich nach der ersten Untersuchung diagnosticiren.

Bin ich nun einestheils, wie man sieht, vorsichtig, soweit es
sich um die Diagnose Cardiosclerosis handelt, so bin ich andererseits weniger umständlich, soweit es sich um die Diagnose
Herzhypertrophie handelt. Diese, sagte ich schon früher, ist man
berechtigt bei dem Nachweis von constant hohem Blutdruck, selbst
da zu machen, wo einen die Percussion im Unklaren lässt, und die
Auscultation selbst auf eine sehr schwache Herzthätigkeit schliessen
lässt.

Als zweites klinisches Merkmal der manifesten Angiosclerose
lasse ich höheres Alter gelten. Doch muss ich bemerken, dass
diesem Merkmal bei Weitem nicht jene Sicherheit zukommt, wie
dem Albumenbefund.

Es mag Vielen absurd klingen, wenn ich behaupte, die Zahl

der Jahre ist kein wirkliches Merkmal des Alters. Die Praktiker aber, dessen bin ich sicher, werden wohl verstehen, wie ich das meine.

Ich lasse das höhere Alter mit 60 Jahren beginnen. Nach dem, was ich früher gesagt habe, ist diese Grenzbestimmung eine willkürliche. Denn wie Viele giebt es, die schon mit 50 Jahren alt und wie Viele, die mit 60 Jahren noch relativ jung sind.

Ich muss in meiner systematischen Darstellung mich an das Allgemeine, am häufigsten Vorkommende halten, nur so gelangt man zu allgemeinen Regeln.

Die Ausnahmen dieser allgemeinen Regeln muss der Arzt mit praktischem Blicke selbst suchen. Aus meinen Betrachtungen ist auch zu ersehen, dass ich dem Arzte, resp. dem Leser keine gebundene Marschroute mitgebe, sondern, dass ich seinem Urtheil, insoweit es sich um den einzelnen Fall handelt, den freiesten Spielraum gewähre.

Von den meisten Klinikern wird auf die Rigidität der Arterien und die Schlängelung derselben besonderes Gewicht gelegt. Ich muss dem gegenüber mit Bestimmtheit erklären, dass ich nicht im Stande bin, mir über die Rigidität einer Arterie, d. i. über jenen Zustand, den dieselbe darbietet, wenn sie leer ist, ein Urtheil zu bilden, wenn ich dieselbe als gefülltes und gespanntes Rohr mit meinem Finger betaste. Ich kann beurtheilen, ob ein Rohr sich gespannt anfühlt oder nicht, aber ich kann, selbst wenn ich versuche, es durchzukneten, nie beurtheilen, ob es rigide sei. Die Angaben über Rigidität, die man so häufig findet, beruhen meiner Meinung nach zum Theil auf Selbsttäuschung, zum Theil auf ein voreingenommenes Urtheil, dem nicht sowohl die subjective Empfindung, als das allgemeine Krankheitsbild zu Grunde liegt; mit kurzen Worten, das Symptom Rigidität existirt wenigstens für mich nicht.

Geschlängelte Arterien — die Art. temporalis ist in der Regel hier gemeint — findet man unzweifelhaft nicht selten bei Angiosclerose, d. i. bei hohem Blutdrucke, aber ebenso häufig auch bei normalem und niedrigem. Hieraus muss man wohl schliessen, dass die Entstehungsbedingungen der Schlängelung nicht direct mit der Entwickelung der Angio- oder Arteriosclerose in Zusammenhang stehen, sie sind, soweit ich dies beurtheile, weit mehr in der

Beschaffenheit der Gewebe zu suchen, in welchen die Arterien eingebettet sind, also mehr in der Umgebung derselben, als in der Beschaffenheit der Arterien selbst. Hieraus erhellt, weshalb ich nicht
geneigt bin, in der Schlängelung der Arterien ein sicheres Merkmal der Angio- und Arteriosclerose zu erblicken.

Der diagnostischen Bedeutung des Symptoms Arterienrigidität
wird, im Gegensatz zu der von mir verfochtenen Anschauung,
von den Autoren, welche sich mit der Arteriosclerose beschäftigen,
grosser Werth beigelegt. Einen besonders hohen Werth legen aber
fast sämmtliche Kliniker auf die Accentuirung des zweiten Aortentons als verlässlichem Merkmal einer hohen Arterienspannung. Ich
habe schon früher mitgetheilt, dass ich diese Ansicht nicht theile,
muss aber nochmals deshalb darauf zurückkommen, weil ich aus
der Lectüre des Buches von Edgren sehe, dass die Mehrzahl
der von ihm mitgetheilten Fälle, weil sie sich durch Eiweissbefund
im Harn auszeichnen und für die auch der hohe Blutdruck charakteristisch sein soll, in die von mir vorzuführende Gruppe der
manifesten Angiosclerose gehören. Edgren führt nun einige Fälle
vor, wo Blutdruckmessungen vorgenommen und in der That hohe
Druckwerthe constatirt wurden. Diese Fälle sind unantastbar,
ebenso diejenigen, denen Sectionsprotokolle beigegeben sind. Für
die anderen schliesst Edgren auf eine hohe Pulsspannung, weil
die Arterien rigide sind, sich hart anfühlen und der zweite Aortenton
accentuirt ist. Bezüglich der zwei ersten Stützen seiner Ansicht
habe ich nichts mehr zu sagen. Was aber die Accentuirung des
zweiten Aortentons betrifft, so muss ich doch einmal die Frage
aufwerfen, woher man denn eigentlich weiss, dass diese Accentuirung ein untrüglicher Beweis für die hohe Pulsspannung ist. Ich
weiss nur, dass das von Traube angefangen so gelehrt wird und
dass Alles auf des Meisters Worte schwört. Wieso aber der
Meister zu diesem seinem Urtheile kam, dies fragt Niemand. Zweifellos knüpfte Traube an Skoda an, der auf die Accentuirung
des zweiten Pulmonaltons bei Klappenfehlern des linken venösen
Ostiums aufmerksam machte und sie in Verbindung mit der stärkeren Arbeit des rechten Ventrikels brachte. Zudem vertraute
Traube vollständig seinem Finger. Da er nun, wie man annehmen
muss, überall wo er meinte, einer erhöhten Pulsspannung zu begegnen, auch den zweiten Aortenton accentuirt fand, so brachte

er eine Erscheinung, die er für vollkommen sicher hielt, d. i. die hohe Pulsspannung, mit einer zweiten, die in der That vollkommen sicher ist, ich meine die Accentuirung, in einen untrennbaren Connex. Wäre das wahr, so könnte man in der That einen hohen Blutdruck sowohl aus der Accentuirung als aus der Fingerschätzung erschliessen. Diesen Schluss kann ich nicht zulassen.

Die Erscheinungen, die mit einander in Connex gebracht werden, sind ja nicht gleichwerthig. Die eine, d. i. die Accentuirung, ist sicher, die hört man, die andere aber, d. i. die angeblich hohe Pulsspannung, ist unsicher. Um sie für sicher zu erklären, muss man daran glauben. Da ich für meinen Theil nun an die Verlässlichkeit der Fingerschätzung nicht glaube, aber mir ein Urtheil darüber bilden wollte, ob dieser Connex für den Fall bestehe, als man an Stelle der unsicheren Schätzung die Messung setzt, so habe ich schon vor vielen Jahren vergleichende Prüfungen zwischen Blutdruck und Aortentönen vorgenommen. Hierdurch erfuhr ich, dass manchmal wohl ein solcher Connex bestehe, aber durchaus nicht immer. Ich fand bei niedrigem Arteriendruck deutliche Accentuirung und vermisste sie bei ausgesprochen hohem, ja maximalem Druck vollständig. Von einer allgemeinen Regel kann demnach keine Rede sein.

Wir haben es also nicht mit einem unanfechtbaren Lehrsatz, sondern mit einer Schulmeinung zu thun. Die wird sich von selbst verflüchtigen, wenn einmal die Blutdruckmessung zu den allgemein geübten Methoden gehören wird. Für die Diagnose der Angiosclerose ist also, da, wie eben gezeigt wurde, andere Methoden und Merkmale unverlässlich sind, die Blutdruckmessung unerlässlich. Von dieser Ueberzeugung durchdrungen, benutzte ich, wie man bisher gesehen hat und noch weiter sehen wird, für meine Betrachtungen nicht einen einzigen Fall, in dem diese methodische Forderung nicht erfüllt ist. In den ausgezeichneten Monographien von Huchard und Edgren werden in überwiegender Zahl der klinischen Betrachtung Fälle zu Grunde gelegt, welche diese methodische Forderung nicht erfüllen und nur äusserst selten, ich möchte sagen, weniger als sporadisch begegnet man Blutdruckmessungen. Dieses Verhältniss wird sich, wie zu erwarten ist, künftig umkehren. Ohne eine solche Umkehr ist wenigstens, ich kann dies nicht energisch genug betonen, an einen ernstlichen Fortschritt in der Lehre von der Angio- und Arteriosclerose nicht zu denken. Indem ich diese Forderung stelle, die indirect, weil sie ja doch Blutdruckwerthe vorführen, sowohl von Huchard als von Edgren zugestanden, jedenfalls nicht zurückgewiesen wird, fällt es mir nicht ein, die Werthe der inhaltsreichen Bücher von Huchard und Edgren zu schmälern. Beide sowohl als die classischen Vorarbeiten Traube's, sowie die wichtigen klinischen Untersuchungen A. Fränkel's u. A. werden von Allen berücksichtigt werden müssen, die sich mit dem Studium der Arteriosclerose beschäftigen.

Es folgen nun wieder hier zunächst die Fälle von Dyspnoe und zwar im Text diejenigen mit zahlreicheren Druckmessungen, die anderen unten.

108. Mann, 43 J. Klagt über Kurzathmigkeit. Ausserdem über Stuhl-verstopfung und Appetitlosigkeit. — War früher starker Trinker und Raucher. Trank Mittag 2 Flaschen Wein.

Der Athmungsmodus entspricht der Lungenstarrheit. Inspiratorische Ein-ziehung der letzten Rippen. Harnsecretion reichlich. Im Harn 0,96 pCt. Albumen. Hyaline Cylinder.

Trinkkur mit Milchzusatz. — Besserung.

15/6 220, 16/6 200, 20/6 210, 24/6 210, 27/6 185, 29/6 210, 30/6 200, 3/7 200.

109. Mann, 51 J. Klagt über Kurzathmigkeit. Ausserdem über Stuhl-verstopfung und Flatulenz, ist nervös.

Ausgesprochene Unbeweglichkeit des Thorax. Einziehung des Epigas-triums bei Inspiration und Hervortreten des Bauches.

Im Harn 0,01 pCt. Albumen. — Trinkkur mit Milch.

23. Aug. Strophanthus wegen Athemnoth.

26. Aug. Athem freier. Thorax viel beweglicher.

Besserung hält an.

13/6 162, 17/8 168, 23/8 152, 26/8 152, 1/9 160.

Weitere Fälle von Dyspnoe:

116. Mann, 41 J. Seit 3 Jahren Athembeschwerden mit Herzklopfen beim Gehen. Starker Raucher, urinirt viel. Im Harn Albumen in Spuren und Zucker, 0,15 pCt.

Leichte Trinkkur mit Milchzusatz — sehr gut.

22/7 185, 3/8 170, 11/8 170.

117. Weib, 45 J. Pat. klagt über Kurzathmigkeit, zeitweiligem An-schwellen der Füsse, Congestionen, Haemorrhoidalblutung. Fettleibigkeit. Körpergewicht 125 Kilo.

Im Harn Spur von Albumen.

110. Weib, 38 J. Klagt über Kurzathmigkeit bei Bewegung auch spontan nach Aufregung mit Herzklopfen. Bronchitis.

Im Harn Spuren Albumen. — Leichte Trinkkur.

12. Juni. Athem besser, 17. Juni Athem schlecht. Gestern Menstruation eingetreten. Strophanthus.

20. Juni. Strophantus ohne Erfolg. Digitalis.

21. Juni. Besser, reist ab.

5/6 160, 9/6 162, 12/6 160, 17/6 145, 20/6 130, 21/6 150.

111. Mann, 64 J. Klagt über Athemnoth, im Harn Spur Albumen. Trinkkur mit Milchzusatz — gut.

28/5 180, 30/5 180, 4/6 175, 13/6 170, 22/6 160.

112. Mann, 58 J. Klagt über Schwindel. Nach demselben Gefühl von Schwäche. Beim Gehen und Steigen Kurzathmigkeit mit Herzklopfen. Stuhl-

Weitere Fälle von Dyspnoe:

Leichte Trinkkur unterstützt durch Purgantien. Marienquellbäder. Athem wird frei. Körpergewicht nimmt ab.

27/6 155, 31/7 170 (unmittelbar nach Gehen).

118. Weib, 60 J. Pat. klagt über Herzklopfen und Athembeschwerden. Urinirt zeitweilig sehr viel. Im Harn Spur Albumen.

Sichtliche Besserung nach leichter Trinkkur.

13/7 185, 21/7 175, 27/7 165, 28/7 160.

119. Weib, 48 J. Klagt über Kurzathmigkeit mit Herzklopfen. — Nachts Anfälle von Herzklopfen, Congestionen, Kopfschmerzen. Starke Stuhlverstopfung. Climacterium.

Im Harn Spur Albumen.

Leichte Trinkkur mit Milchzusatz unterstützt durch Purgantien und Strophanthus. Keine Besserung.

31/8 180, 4/9 180, 9/9 180, 14/9 185.

120. Mann, 64 J. Seit Jahren chron. Bronchitis. Kurzathmigkeit beim Gehen. Fettleibigkeit. Gewicht 109 Kilo. Im Harn Albumen. Leber steht tiefer.

Leichte Trinkkur. Gewichtsabnahme 12 Kilo, gut.

30/7 160, 1/8 170, 13/8 180, 27/8 200.

121. Mann, 53 J., fettleibig. Gewicht 114 Kilo. Dyspnoe beim Gehen. Im Harn Spur von Albumen.

Unter leichter Trinkkur Gewichtsabnahme 5 Kilo. Athem frei.

21/5 210, 22/5 220, 24/5 230, 9/6 218.

122. Mann, 53 J., fettleibig. 118 Kilo. Im Harn Spur von Albumen. Kurzathmigkeit.

Nach leichter Trinkkur und Marienquellbädern Besserung. Athem freier.

23/6 178, 1/7 170.

verstopfung. Im Harn seit 5—6 Jahren Albumen. Letzte Untersuchung 0.01 pCt.

Trinkkur mit Milchzusatz, gut.

24/7 162, 29/7 172, 3/8 165, 7/8 165, 11/8 170, 18/8 170.

113. Weib, 42 J. Beste Gesundheit. Seit 3 Monaten Kurzathmigkeit. — Menstruation unregelmässig. — Bei Dyspnoe auch Herzklopfen. Auch Nachts kurze leichte asthmatische Anfälle. — Rheumatismus. Im Harn Spuren von Albumen.

Leichte Trinkkur.

2. Juli. Athem viel besser, Nachts vorher leichter Anfall von Asthma.
6. Juli. Tags über gut, Nachts Asthma; 11. Juli gut, kein Anfall.
17. Juli. Zwei kurze Anfälle von Asthma Nachts; 22. Juli gut.

Gewichtsabnahme 8 Kilo.

25/6 160, 28/6 160, 2/7 165, 6/7 160, 11/7 160, 17/7 150, 22/7 150.

Weitere Fälle von Dyspnoe:

123. Mann, 54 J. Leichte Fettleibigkeit und Kurzathmigkeit beim Gehen, letztere seit 8 Jahren. Auch Nachts spontan Dyspnoe. Im Harn 0,1 pCt. Albumen.

Unter mässiger Trinkkur wird Athem leicht.

1/6 200, 26/6 185.

124. Mann, 50 J. Pat. klagt seit langem an Kurzathmigkeit. Nimmt zeitweilig Digitalis mit Erfolg. Im Harn reichlich Albumen. Herzdämpfung verbreitert.

Nach mässiger Trinkkur auffallende Besserung. Athem viel freier.

25/5 190, 16/6 160, 24/6 160.

125. Mann, 45 J., fettleibig, kurzer Athem, Stuhlverstopfung. Im Harn Albumen.

Nach mässiger Trinkkur mit Molkenzusatz. Gewichtsabnahme 4 Kilo, Athem frei.

23/7 190, 1/8 170, 4/8 160, 10/8 175.

126. Weib, 62 J. Vor 6 Jahren Gelenksrheumatismus. Kurzathmigkeit beim Gehen, im Harn 0,08 pCt. Albumen, Harncylinder.

Nach Trinkkur mit Milchzusatz gut.

17/5 165, 13/6 175.

127. Mann, 39 J., fettleibig, 122 Kilo. Scheinbar ganz gesund, nur etwas Kurzathmigkeit, im Harn 0,02 Albumen.

Nach leichter Trinkkur und Gewichtsabnahme von 8 Kilo sehr gut.

19/5 200, 23/5 180, 2/6 170.

128. Mann, 52 J. Klagt über Athemnoth — leichtes Oedem über Tibia — hatte voriges Jahr Influenza. Im Harn Spur von Albumen.

Nach leichter Trinkkur mit Milchzusatz gut.

11/6 150, 26/5 180.

114. Mann, 38 J., fettleibig. Klagt über Athemnoth und Herzklopfen, im Harn Spuren von Albumen.

Leichte Trinkkur mit Milchzusatz. — Gut. Athem frei.

8/6 190, 14/6 200, 17/6 220, 30/6 170.

115. Weib, 48 J., fettleibig. Im Harn Albumen in Spuren. Klagt über starke Athemnoth mit Herzklopfen. Neigung zu Diarrhoe.

Sehr leichte Trinkkur und Marienquellbäder.

30. Juni Strophanthus, vom 8. Juli ab fortschreitend besser.

16/6 145, 20/6 145, 24/6 154, 30/6 158, 8/7 148, 10/7 155, 17/7 155.

Sprechen wir zunächst von den acht Fällen mit hinreichend vielen Blutdruckmessungen.

In den ersten zwei Fällen, 108 und 109, war das Phänomen der schwereren Beweglichkeit des Thorax und der Einziehung des epigastrischen Antheils desselben, das ich, wie schon erwähnt, als charakteristisch für die Lungenstarrheit halte und das zugleich indirect als Merkmal für die Lungenschwellung — welche meist als Lungenemphysem diagnosticirt wird — zu gelten hat, sehr ausgesprochen.

Weitere Fälle von Dyspnoe:

129. Mann, 41 J., fettleibig. Hat vor 5 Jahren wegen Lichen ruber viel Arsenik genommen. Seither fettleibig geworden. Zugleich hiermit entwickelten sich auch leichte Oedeme an Füssen.

Vor 5 Jahren auch Typhus überstanden. Im Harn Spur von Albumen und Zucker.

Im vorigen Jahre hatte Patient einmal einen Ohnmachtsanfall, seither leichte Anfälle von Schwindel und Ohnmachtsanwandlung. Klagt über schweren Athem beim Gehen.

Mässige Trinkkur. Gewichsabnahme 5 Kilo, sehr gut.

15/7 178, 13/8 150, 21/8 160.

130. Weib, 54 J. Klagt über rheumatische Schmerzen an Schulter und Oberschenkel. Menstruation seit 18 Monaten ausgeblieben.

Spur von Albumen im Harn.

Nach leichter Trinkkur mit Milchzusatz und Moorbädern (wegen Rheumatismus) Befinden gut.

13/6 170, 24/6 170, 1/7 165, 8/7 170.

131. Mann, 55 J. Klagt über rheumatische Beschwerden an Füssen. chronische Bronchitis. Manchmal blutige Sputa. Kurzathmigkeit beim Steigen. Im Harn Spur Albumen.

Nach leichter Trinkkur mit Molkenzusatz Befinden sehr gut.

3/7 170, 6/7 160, 15/7 150.

Im Ganzen und Grossen können wir, wenn wir vom albumenhaltigen Harn absehen, keinen markanten Unterschied zwischen diesen und den entsprechenden Fällen bei latenter Angiosclerose erblicken.

Sie gleichen den früheren, sowohl mit Rücksicht auf den negativen Herzbefund, als mit Rücksicht auf den Verlauf und den Erfolg der Therapie.

Ich spreche von einem negativen Herzbefunde insofern, als sich durch die Auscultation kein deutlicher Anhaltspunkt für eine Störung des Klappenapparates, eine Störung im Ablaufe der einzelnen Herzphasen oder eine solche der Herzrhythmik nachweisen und durch die Percussion und Palpation sich nicht mit Sicherheit eine Volumvergrösserung erschliessen lässt. Trotz eines solchen negativen Herzbefundes, trotz einer etwaigen Schwäche und Dumpfheit der Herztöne muss man annehmen, dass in allen diesen Fällen eine Hypertrophie des linken Ventrikels besteht. Die Grösse dieser Hypertrophie ist, wie schon erwähnt, nach der Höhe des Blutdrucks abzuschätzen. Sie wird beispielsweise in den Fällen 108 und 114, wo wir Blutdrücken von 200 mm Hg begegnen, beträchtlich sein, weniger ausgesprochen in anderen Fällen.

Die Herzhypertrophie in diesen Fällen ist übrigens auch für jene leichter fassbar, denen im Krankheitsbilde nicht der sphygmomanometrische Werth vorliegt. Denn für sie ist der Eiweissbefund nach dieser Richtung ein wichtiger Anhaltspunkt wegen der bekannten Wechselbeziehung zwischen Nierenerkrankung und Herzhypertrophie. In der That wird es Viele geben, die eine Stütze für die Diagnose Herzhypertrophie weit lieber in der Nierenerkrankung als im Verhalten des Pulses erblicken. In der Mehrzahl der Fälle handelt es sich wohl um den chronischen, sehr langsam und ohne jegliche stürmischen Erscheinungen, wie Hydrops, Ascites, Urämie, verlaufenden Process der Schrumpfniere, für den die reichliche Harnabsonderung und der verhältnissmässig geringe Eiweissgehalt charakteristisch sind. Am geläufigsten ist die klinische, unter den Aerzten verbreitete Ansicht, dass in solchen Fällen die Nierenerkrankung das Krankheitsbild beherrscht, und demgemäss verlegt man auch in diese den diagnostischen und prognostischen Schwerpunkt der Betrachtung. Diese Betrachtung gilt jedenfalls nicht

für alle Fälle, und deshalb kann sie nicht als allgemein gültige
hingestellt werden.

Für jene Fälle wenigstens, wo die Harnsecretion nicht nur
normal, sondern übernormal ist, der geringe Eiweissgehalt des
Harns für die Ernährung kaum einen Verlust bedeutet, also der
Nierenprocess ganz latent verläuft, spielt im Krankheitsbilde die
Niere eine untergeordnete Rolle. Weit wichtiger sind der allgemeine
angiosclerotische Process und alle Erscheinungen, die mit diesem
zusammenhängen. Die Vorgänge in den Nieren fasst man besser
als Theilerscheinungen des allgemeinen Gefässprocesses auf. Dieser
Auffassung entspricht auch die Erfahrung, dass die Albuminurie
Jahre lang besteht, ohne dass sie sich durch ernste Nierensymptome
äussert. Im Vordergrunde unter den mit der Angiosclerose zusammenhängenden pathologischen Vorgängen stehen die Herzerscheinungen. Eine Schädigung des Organismus ist bei den Fällen wenigstens, die ich im Auge habe, eher von dieser Seite zu erwarten
als von Seiten der Niere. Es kommt allerdings auch vor, dass
der Nierenprocess verhältnissmässig rascher vorwärts schreitet, dann
beherrscht dieser das Krankheitsbild. Der spärlichen Harnsecretion, die die Gefahr der Urämie in sich birgt, den grossen Eiweiss-
verlusten, der Hydrämie und ihren Folgezuständen gegenüber tritt
die Angiosclerose, die Herzhypertrophie, die Herzinsufficienz wenn
nicht ganz, so doch zum Theil in den Hintergrund.

Der Vollständigkeit halber sei hier auf solche Fälle nur
hingewiesen. Nur für solche Fälle sollte man von einer Angio-
und Arteriosclerose mit renalem Typus sprechen.

Dass die Hypertrophie des linken Ventrikels in unseren Fällen
von manifester Angiosclerose, die man auch zum Unterschiede von
der später vorzuführenden manifesten Alters-Angiosclerose als solche
renalen Ursprungs bezeichnen kann, — exogenen Ursprungs sei,
d. i. durch die sclerotische Gefässveränderung bedingt werde, daran
zweifelt wohl niemand. Niemandem wird es dem zufolge einfallen,
hier von einer idiopathischen Herzhypertrophie sprechen zu wollen.
Das Terrain, auf dem die Diagnose idiopathische Herzhypertrophie
zumeist angetroffen wird, ist die latente Angiosclerose und die
Pseudo-Angiosclerose. Mit anderen Worten, man diagnosticirt sehr
häufig idiopathische Herzhypertrophie, d. i. eine Hypertrophie endo-

genen Ursprungs, eine Hypertrophie, die sich auf Grund von Bedingungen entwickeln soll, die im Herzen selbst entstehen, anstatt
Hypertrophie in Folge latenter oder Pseudo-Angiosclerose zu diagnosticiren.

Eine solche Hypertrophie ist aber ebenfalls exogenen Ursprungs.
Der diagnostische Unterschied zwischen der Hypertrophie bei latenter,
sowie Pseudo-Angiosclerose und der bei manifester Angiosclerose
bestände demgemäss nicht in der inneren, d. i. physikalischen Natur und deren Entstehungsbedingungen, sondern wenn man so sagen
darf, in der Form derselben. Im ersteren Falle, d. i. bei der ver-
meintlichen idiopathischen Herzhypertrophie, erscheint die Form,
unter der die Gefässveränderung auftritt, nicht in scharfen Um-
rissen, man erkennt sie nur als Gefässwiderstand aus dem hohen
Blutdrucke, im zweiten Falle dagegen erkennt man die Gefässveränderung nicht bloss als Gefässwiderstand aus dem hohen Blutdrucke. sondern man ist auch berechtigt, deren Form als sclerotische im anatomischen Sinne anzuerkennen. Von diesem Standpunkte aus kann man die manifeste Angiosclerose, weil sie mit
Albuminurie einhergeht, als Angiosclerose renalen Ursprungs
auffassen. Nur darf man hierbei nicht vergessen, dass die Sclerose
der Nierenarterien wohl diejenige ist, die man direct diagnosticirt,
dass aber zum Gesammtbilde der manifesten Angiosclerose auch
die Sclerosirung des Visceralgefässe gehört.

Die Diagnose manifeste Angiosclerose renalen Ursprungs ist
nach dieser Auffassung also nicht bloss die alleinige klinisch anatomische Diagnose. Von dieser letzteren Diagnose aus gelangt man
auch zu der weitern klinisch anatomischen Diagnose Cardiosclerosis.
Denn, so lautet es in logischer Aufeinanderfolge: Hat man hin-
reichenden Grund, anzunehmen, dass die Gefässe anatomisch er-
krankt sind, so hat man auch Grund, eine anatomische Erkrankung
des Herzens zu vermuthen.

In den Fällen von Dyspnoe, die hier vorliegen, kann man
sagen, besteht mit Gewissheit die Neigung eines hypertrophischen
linken Ventrikels zur Insufficienz. Diese Insufficienz, kann man
weiter sagen, ist ebenso eine secundäre, wie die bei latenter Angiosclerose. Die Bedingungen für die Entstehung derselben, d. i. der
Verlust der systolischen Accommodationsfähigkeit des Ventrikels,
beruht aber nicht bloss auf einer rein functionellen Störung des

Myocards, sondern auch auf einer anatomischen. Diese letztere
Störung kann aber, wie das Studium des Verlaufs lehrt, nicht
hochgradig sein. Wäre dies der Fall, so könnte dieselbe nie therapeutischen Eingriffen gegenüber weichen.

Die anatomische Diagnose spielt also, wie wir sehen, in der
klinischen Betrachtung, die sich an die Fälle von Dyspnoe bei
manifester Angiosclerose anknüpft, keine so übermächtige Rolle,
sie drängt sich keinesfalls der functionellen vor.

Nur in der Prognose müssen wir bei der manifesten Angiosclerose behutsamer sein, denn wir müssen uns immer fragen, wie
lange wird es dauern, bis die anatomische Veränderung das Uebergewicht über die functionelle erhält, wie lange wird es uns ge-
lingen, die gestörte Herzfunction durch sorgfältige Auswahl und
zweckmässige Variation von therapeutischen Eingriffen zu restituiren, wie lange endlich wird das Herz noch reactionsfähig bleiben.
Bei der Pseudo-Angiosclerose verlegen wir diese Fragen in die
Zukunft, bei der latenten Angiosclerose rücken sie uns näher und
sehr nahe stehen sie uns bei der manifesten Angiosclerose.

Zu den Fragen, die das Herz betreffen, gesellen sich hier noch
jene, welche sich auf den Nierenprocess beziehen. Wenn auch diese
auf der Krankheitsbildfläche erscheinen, wird selbstverständlich die
Prognose noch ungünstiger.

Gehen wir auf den Verlauf und die Therapie näher ein, so
finden wir, dass von den 24 Fällen nur in einem Falle ein therapeutischer Misserfolg zu verzeichnen ist. In allen übrigen Fällen
trat sichtliche Besserung ein. Diese Besserung erfolgte in der
Mehrzahl der Fälle, d. i. in 13 Fällen unter Sinken, in 4 Fällen
unter gleichbleibendem und in 5 Fällen unter aufsteigendem Blutdruck.

Bei dem ungeheilten Falle zeigt der Blutdruck eine Tendenz
zum Steigen. Hieraus ist wieder ersichtlich, dass das Sinken des
hohen Blutdrucks als eine günstige Bedingung zu erachten ist,
deren Eintritt wir, wenn zugleich dabei der Athem frei wird, eine
günstige diagnostische und prognostische Bedeutung zuschreiben
dürfen. Dieses Sinken können wir, wie schon wiederholt dargelegt
wurde, auf Rechnung des ableitenden Verfahrens, also auf den Gebrauch salinischer Abführmittel und anderer Purgantien beziehen,
wir dürfen aber nicht ausser Acht lassen, dass hier noch ein an-

deres Entstehungsmoment berücksichtigt werden muss. Wenn näm
lich vor der Behandlung, d. i. ehe wir das Herz durch systemati-
sche Einwirkung von Muskel- oder Hautreizen arbeitsfähiger gemacht haben, der Blutdruck höher erscheint als später, so können
wir das zum Theil wenigstens auch darauf beziehen, dass mit
Nachlass der Dyspnoe Blutreize verschwinden, welche die glatte
Musculatur der Gefässe, sei es direct, sei es indirect, d. i. auf dem
Wege nervöser vasomotorischer Einflüsse, in Erregung versetzten.
Das Sinken des Blutdrucks würde dann nicht bloss als Effect des
ableitenden Verfahrens zu betrachten sein, sondern auch als indirecter Effect der Besserung der Herzarbeit. Nur auf diese Weise
wenigstens erklärt sich der anscheinende Widerspruch, dass mit
Besserung der Herzarbeit der Blutdruck sinkt. Diesem anscheinen-
den Widerspruch begegnen wir, wie ich aus anderweitiger Erfahrung
weiss, auch, wie hier nur beiläufig bemerkt sein soll, in Fällen, wo
keine Angiosclerose besteht, wo wir es also bloss mit einer primären
Insufficienz, die mit normalem oder niedrigem Blutdruck einhergeht, zu
thun haben. Auch hier zeigt sich nicht selten, dass mit Besserung
der Athmung, d. i. mit Besserung der Herzarbeit, der Blutdruck
nicht steigt, sondern sinkt, was nur so zu deuten ist, dass mit der
Dyspnoe Bedingungen gegeben waren, welche zur Constriction der
Gefässe und somit zur Blutdrucksteigerung führten. Die Herzarbeit erscheint also auch hier unter niedrigerem Blutdruck besser
als unter höherem. Aus dieser Betrachtung ergiebt sich auch, wie
wenig die Sphygmogramme mit Bezug auf die Herzarbeit aussagen, und wie gross die Vorsicht sein muss, mit der man bei der
Deutung derselben vorzugehen hat.

Der therapeutischen Regel folgend, dass man bei hohem Blutdruck von Bädern nur sparsamen Gebrauch machen solle, habe ich
in diesen Fällen nur selten Bäder angeordnet und zwar, wie man
aus den Protokollen ersieht, nur in vier Fällen.

Es sei schliesslich dem Falle 110 noch eine besondere Betrachtung gewidmet. Hier finden wir nämlich im Anfange hohe
Drücke von 160 mm Hg, aber im Verlaufe normale Drücke von
145—130 mm Hg. Ohne den Eiweissbefund hätte ich den Fall
in die Gruppe der Pseudo-Angiosclerose aufgenommen. In der
That gehört er auch dorthin, schon dem Alter nach. Denn er
betrifft eine Frau von 38 Jahren. Die anfänglich hohen Drücke,

die in die Zeit der Vorbereitung zur Menstruation fallen, konnten sehr wohl mit letzterer zusammenfallen. Es muss mindestens auffallend erscheinen, dass mit Eintritt der Menstruation der Blutdruck ziemlich jäh absank. Ich muss hier einschalten, dass schon Dr. Federn auf die Beziehung zwischen Menstruation und Blutdruck in eindringlicher Weise aufmerksam gemacht hat.

Theoretisch hat dieser Fall, wenn man auf den Albumenbefund Werth legt, deshalb besondere Bedeutung, weil er zur Folgerung führt, dass sclerotische Gefässprocesse schon in Fällen bestehen können, die unter dem Bilde der Pseudo-Angiosclerose erscheinen. Der anatomisch sclerotische Gefässprocess wäre demgemäss nicht, wie ich dieses schon früher erwähnt habe, bei der latenten Angiosclerose allein, sondern auch bei der Pseudo-Angiosclerose vollkommen auszuschliessen.

Es seien nun die Fälle von Asthma cardiale vorgeführt.

132. Mann, 66 J. Hat mehrmals Influenza mit Pneumonie überstanden. Die letzte Pneumonie hatte er vor 3 Monaten. Seither klagt er über Brustschmerzen, Kurzathmigkeit beim Gehen. Auch Nachts treten bisweilen Anfälle von Asthma auf. Ueber der Tibia an beiden Füssen leichtes Oedem. Aortentöne auffallend laut, zweiter Ton rauh. Pat. klagt auch über Stuhlverstopfung und Nervosität.

Im Harn Nucleo- und Serum-Albumin. Zucker 0,5 pCt.

Nach leichter Trinkkur mit Milchzusatz Befinden gut, keine Anfälle.

17/7 170, 25/7 165, 30/7 180, 4/8 180, 7/8 170.

133. Mann, 41 J. Klagt über starke Kurzathmigkeit und Anfälle von Asthma. Mit Ende des Asthmas Expectoration blutiger Sputen. Fettleibigkeit. Gewicht 109 Kilo. Galopprhythmus. Albumen im Harn.

Therapie: Digitalis und leichte Trinkkur mit Milchzusatz. Da die Dyspnoe fortdauert, wird Nitroglycerin und später Calomel versucht — Beides ohne Erfolg.

Keine Besserung, trotz sinkendem Blutdruck und Gewichtsabnahme von 8 Kilo.

4/7 180, 10/7 160, 12/7 150, 16/7 160, 20/7 140.

134. Mann, 50 J. Hatte vor 10 Jahren Gelenkrheumatismus mit Peri- und Endocarditis. Derselbe war wegen seines Rheumatismus wiederholt in Trencsin und Teplitz. Nach Karlsbad schickte man ihn einmal wegen Lebervergrösserung. Seit zwei Jahren hatte er Anfälle von Desorientirung, Irrereden, Aphasie. Seit letztem Winter treten auch Anfälle von Asthma auf. Vor 6 Wochen schwollen die Füsse an, die Harnsecretion war vermindert. Die Leber vergrössert. Im Harn wurde Albumen gefunden. Diuretica brachten Erleichterung. Im Harn Spuren von Albumen.

Status: Deutlich systolisches Geräusch über dem linken Ventrikel, starke Kurzathmigkeit. Leber stark vergrössert, hart. Oedem an beiden Unterschenkeln.

Ordinirt wurde vorläufig 1 Glas Kreuzbrunn zur Hälfte mit Milch. Nach 4 Tagen wegen Dyspnoe Digitalis infus. 1 : 200.

16. Juni. Harnsecretion vermehrt, Oedem geringer. 17. Juni Morgens starke Arythmie. Nachts hatte Pat. einen asthmatischen Anfall. Ord.: Extr. Bellad. 0,0025 p. d. 4stündlich. 18. Juni Puls regelmässiger, Athem besser. Nachts gut, kein Asthma.

19. Juni. Gestern Anfall von Petit mal., geistiger Verwirrung.

21. Juni. Belladonna fortgesetzt. Wegen verminderter Harnsecretion Milchzucker in Lösung zum Getränk. 25. Juni Harnsecretion gut, 2000 p. d. Puls. bigeminus. Ord.: Strophanthus mit Belladon. 27. Juni. Bigeminie verschwunden, nur Arythmie leichtern Grades. 29. Juni. Stat. idem, nur Oedem stärker. 1. Juli besser, 3. Juli Stat. idem. Harn 1500. 3. Juli. Gefühl von Herzunruhe. Harnsecretion stockt. Diuretin. 6. Juli. Harnsecretion 3500. 8. Juli. Stat. idem. 10. Juli. Harnsecretion 4000. 11. Juli. Anfall von Irrereden, Aphasie, Harnsecretion stockt. Die Anfälle häufiger im Laufe des Tages. 12. Juli. Harnsecretion 500. Inf. Adonid vern. 13. Juli besser, 16. Juli besser. Reist ab.

Vom 1. Juli ab wurde täglich Massage der Beine vorgenommen. Patient kann deshalb, da Oedem besser wird, gehen.

Patient ist nach zwei Monaten zu Hause gestorben.

6/6 200. 16/6 200, 17/6 200, 18/6 200, 19/6 200, 21/6 190, 25/6 195, 27/6 190, 29/6 200, 1/7 190, 3/7 200, 6/7 210, 8/7 200, 10/7 200, 11/7 200, 11/7 190, 12/7 200, 13/7 185, 14/7 180, 16/7 180.

135. Mann, 42 J. Seit 4 Monaten Kurzathmigkeit. Anfälle von Athemnoth Nachts im Schlafe namentlich nach Magenauftreibung. Pat. war früher starker Raucher und Biertrinker. Thoraxbewegung bei tiefem Athem erschwert. Bei gewöhnlicher Athmung sehr flach. Herzdämpfung verdeckt. Galopprhythmus. Im Harn Albumen.

Ord.: Leichte Trinkkur mit Milchzusatz. Jodnatrium.

———————

Weitere Fälle von Asthma cardiale:

146. Mann, 42 J. Pat hat vor 20 Jahren Typhus überstanden. Klagt seit 1½ Jahren an Kurzathmigkeit. Vor 2¼ Jahren hat Pat. eine Influenza durchgemacht. Vor 6 Monaten hatte Pat. einen Anfall von Asthma mit Herzklopfen, der in der Nacht auftrat. Einige Tage später hatte er wieder und zwar diesmal einen stärkeren asthmatischen Anfall. Seither wiederholten sich dieselben zeitweilig, sind aber schwächer. Im Harn Albumen.

Leichte Trinkkur mit Milchzusatz. Endbefinden gut, keine Anfälle.

20/5 200, 31/5 180, 6/6 190, 12/6 175.

147. Mann, 52 J. Pat. klagt über Athemnoth beim Steigen. Zu wiederholten Malen treten Nachts kurzdauernde Anfälle von Asthma auf, die mit

30. Juni. Jodnatrium wird ausgesetzt, weil von ungünstiger Wirkung. Athem schlechter. 4. Juli Digitalis. 6. Juli besser, Athem freier. Vom 8. Juli ab fortdauernd Besserung.

28/6 200, 30/6 195, 4/7 180, 6/7 185, 8/7 198.

136. Mann, 53 J. Vor 8 Monaten hatte Patient einen asthmatischen Anfall, angeblich vom Magen ausgehend. Erscheinungen hiebei: Erstickungsgefühl, Zusammenschnüren im Halse. Dauer desselben 5 Minuten.

Hauptbeschwerden Blähungen, Aufgetriebenheit des Bauches. Athem frei. Im Harn Albumen.

Leichte Trinkkur. Besserung.

30/6 150, 2/7 145, 3/7 145, 8/7 125, 15/7 140, 19/7 140, 25/7 138.

137. Mann, 42 J. War früher starker Raucher und Biertrinker. Klagt seit 4 Monaten über Dyspnoe. Thoraxbewegung erschwert, sehr oberflächliches Athmen. Galopprhythmus. Im Harn Albumen.

Ord.: Leichte Trinkkur mit Milchzusatzt. Jodnatrium.

30. Juni. Da Athem schlechter wird, Jodnatrium ausgesetzt.

4. Juli. Noch immer starke Dyspnoe — Digitalis. 6. Juli. Athem etwas besser. 8. Juli. Stat. idem. Harn reichlich. Patient reist ab ohne wesentliche Besserung.

28/6 200, 30/7 195, 4/6 180, 6/7 185, 8/7 198.

138. Weib, 42 J., fettleibig. Klagt seit 1/4 Jahre über Kurzathmigkeit mit Herzklopfen beim Gehen, auch spontan in der Nacht kommen Anfälle von Dyspnoe, doch selten.

Harnsecretion auffallend stark. Im Harn Spuren Eiweiss.

Leichte Trinkkur.

25. Juni 170 unmittelbar nach Gehen. 2. Juli. Athem viel besser bei Tage, am Abend vorher Anfall von Asthma. 6. Juli. Stat. idem. Nachts Anfall. 11. Juli. Gut, auch Nachts anfallsfrei. Seither gut. Hat 8 Kilo abgenommen.

25/6 170, 28/6 160, 2/7 165, 6/7 160, 11/7 160, 17/7 150, 22/7 150.

———————

Weitere Fälle von Asthma cardiale:

dem Gefühl von Beängstigung und Herzklopfen einhergehen. Herzdämpfung verdeckt. Im Harn Eiweissspuren.

Mässige Trinkkur. Vom 22. Juli ab Besserung, Athem freier.

6/7 170, 13/7 160, 22/7 145, 28/7 120, 2/8 120.

148. Mann, 37 J. Seit einem Jahre leidet Pat. an Anfälle von Asthma, die in der Nacht auftreten. Der Anfall beginnt regelmässig um 11 Uhr nach dem Einschlafen, hierbei Athemnoth und starkes Schwitzen. Der Anfall dauert 3—4 Stunden und endet mit Aufstossen. Beim Anfall Bitterwasser oft von sehr guter Wirkung, derselbe verschwindet mit Eintritt der Defäcation.

Ausserdem klagt Pat. auch über Kurzathmigkeit und Stuhlverstopfung. Herzaction arythmisch, im Harn Albumen.

Leichte Trinkkur — gut.

30/6 162, 4/7 160.

139. Mann, 59 J. Laborirt an Anfälle von Asthma, die Nachts auftreten. Veranlassung namentlich Coitus. Nach dem Anfall starke Expectoration rosiger Sputa. Während des Anfalls starkes Rasseln in der Brust.

Vor 3 Jahren kam ein Anfall nach reichlicher Mahlzeit.

Im Harn 0,07 pCt. Albumen.

Leichte Trinkkur mit Milchzusatz.

Befinden sehr gut — keine Anfälle.

10/7 180, 26/7 162, 1/8 180, 2/8 170, 3/8 175.

140. Mann, 57 J. Hat seit langer Zeit Haemorrhoidalbeschwerden. Im Winter eine Influenza durchgemacht. Seither Herzbeschwerden, Herzklopfen mit Dyspnoe — letztere auch anfallsweise spontan. — Im Harn Albumenspuren.

Nach leichter Trinkkur mit Milchzusatz gut.

5/6 170, 10/6 162, 15/6 170, 19/6 150, 24/6 140, 29/6 140, 4/7 162, 8/7 140, 12/7 165.

141. Mann, 42 J. Pat. klagt über Dyspnoe beim Steigen und Anfälle von Asthma. Herz grösser, über linkem Ventrikel deutliches systolisches Geräusch, zugleich Galopprhythmus. Oedem an den unteren Extremitäten. Da vorher an eine luetische Erkrankung des Herzens gedacht wurde, hat Pat. eine Schmierkur durchgemacht und Jod genommen. Beides ohne Erfolg.

Im Harn Albumen in Spuren.

Ord.: Leichte Trinkkur mit Milchzusatz. Ausserdem Strophantus mit Belladonna.

4. Aug. Nachts Anfall von Asthma. Im Ganzen Besserung.

25/7 220, 29/7 180, 1/8 188, 5/8 170, 6/8 200.

142. Mann, 54 J. Pat. klagt über Kurzathmigkeit beim Gehen und Anfälle von Athemnoth, die sich gewöhnlich nach Bewegung einstellen. Die ersten derartigen Anfälle hatte er nach einem Coitus. Nach dem Anfall fühlt er deutliches Rasseln in der Brust. Die Athemnoth verschwindet zu einer Zeit,

---

Weitere Fälle von Asthma cardiale:

149. Weib, 55 J. Pat. hatte drei Mal schon Pneumonie. Klagt über Kurzathmigkeit, auch über Anfälle von Asthma, von kurzer Dauer, die bei Tage auftreten. Diese Anfälle sind mit Rückenschmerzen verbunden. Bronchitis, Coprostase. Im Harn Albumen.

Trinkkur mit Molkenzusatz.

Befinden gut. Bronchitis verschwunden.

6/7 165, 2/8 140, 8/8 120.

150. Weib, 52 J. Pat. wurde seit 4 Monaten auf Grund von Diagnose „Fettherz" behandelt. Dieselbe hatte bereits einen Hydrops universalis und wurde nach Strophanthus besser. Gegenwärtig klagt sie über Kurzathmigkeit und Anfälle von Athemnoth, die Nachts auftraten. Auch hat sie zeitweilig Ohnmachtsanfälle und Herzklopfen. Herzaction arythmisch. Im Harn Albumen. Oedem an Füssen.

Medication: Leichte Trinkkur und Strophanthus mit Belladonna.

wo das Rasseln noch besteht. Stärkere Anfälle dauern eine Stunde, schwächere nur $1/2$ Stunde ungefähr. Deutlicher Galopprhythmus. Im Harn 0,112 pCt. Albumen.

19. Juli. Albumengehalt quantitativ nicht bestimmbar, nur in Spuren. Leichte Trinkkur mit Milchzusatz. Halbbäder.

Vom 9. Juli ab Befinden fortschreitend besser. Keine Anfälle.

24. Juli. Die Blutdruckmessung wird unmittelbar nach einer copiösen Mahlzeit vorgenommen.

30/6 210, 3/7 175, 9/7 170, 17/7 180, 24/7 205, 21/8 160.

143. Mann, 53 J. Klagt über Kurzathmigkeit beim Gehen. Nachts zeitweilig Anfälle von Athemnoth mitten im Schlafe verbunden mit Praecordialdruck. Im Harn Spuren von Albumen. Klagt ausserdem über Stuhlverstopfung. Herzaction arythmisch. Herzdämpfung verdeckt. Zweiter Aortenton rauh.

Ord.: Trinkkur mit Milchzusatz und Strophanthus.

Da Athem nicht besser wird, am 14. Aug. Digitalis. 17. Aug. wesentliche Besserung bis zum Schlusse.

22/7 170, 26/7 175, 6/8 172, 14/8 180, 17/8 162, 19/8 165.

144. Mann, 52 J. Klagt über Athemnoth beim Gehen. Fast jede Nacht Athemnoth spontan, kann deshalb nicht schlafen. Herz deutlich vergrössert nach links. Im Harn Albumen.

Anfänglich bloss leichte Trinkkur, da kein Fortschritt zum Bessern.

1. Juni. Strophanthus, darauf sichtliche Besserung. Schlaf ungestört.

9. Juni. Patient kann ohne Athembeschwerden grössere Spaziergänge machen.

15. Juni gut. 20. Juni. Seit zwei Tagen ohne Medicament. Schlaf weniger gut, durch Dyspnoe gestört. Strophanthus wieder aufgenommen, darauf wieder besser.

27/5 180, 29/5 162, 1/6 198, 5/6 162, 9/6 162, 15/6 160, 20/6 160.

Weitere Fälle von Asthma cardiale:

Da Athemnoth und auch Oedem stärker werden, wird die Trinkkur unterbrochen und Calomelkur eingeleitet und zwar am 18. Juli. Am 20. Juli wird Digitalis gereicht. Es erfolgt starke Diurese und sichtliche Besserung. Am 27. Juli wird wieder Strophanthus mit Belladonna gegeben.

Befinden fortschreitend besser.

5/7 175, 9/7 140, 13/7 160, 27/7 130.

151. Weib, 57 J. War vor 3 Jahren in Nauheim wegen Dyspnoe und häufigen Catarrhen. Klagt noch immer über Kurzathmigkeit, und hat Nachts zeitweilig Anfälle von Asthma. Ueber linkem Ventrikel Töne rein, über rechtem Ventrikel systolisches Geräusch. Aortentöne rein. Im Harn Albumen.

Leichte Trinkkur mit Milchzusatz.

Sichtliche Besserung. Athem fei.

13/7 210, 22/7 210, 29/7 200.

145. Mann, 59 J. Klagt über Kurzathmigkeit und Anfälle von Asthma, die mit starker Expectoration endigen. Vor 3 Jahren bekam er einen solchen Fall nach einer reichen Mahlzeit mit Expectoration blutig schaumiger Sputa. Ausserdem besteht Stuhlverstopfung. Im Harn 0,07 pCt. Albumen. Leichte Trinkkur mit Milchzusatz. — Sichtliche Besserung, Athem frei, kein Anfall.

10/7 180, 20/7 160, 26/7 162, 1/8 160, 2/8 170, 3/8 175.

Es erscheinen hier unter der Complication von Dyspnoe und Asthma schon schwerere Fälle. Der schwerste unter ihnen ist Fall 3, den ich besonders besprechen muss, weil er Anlass zu mehrfachen Betrachtungen bietet.

Zunächst haben wir hier die Complication eines unzweifelhaft organischen Klappenfehlers mit manifester Angiosclerose, man darf wohl auch sagen Arteriosclerose vor uns. Es besteht eine Mitral-insufficienz und zu gleicher Zeit ist der linke Ventrikel, wie aus dem maximalen Blutdrucke zu schliessen ist, stark hypertrophisch. Dass bei Mitralinsufficienzen zuweilen nicht bloss Hypertrophie des rechten Ventrikels, als unausweichlicher Folgezustand der Regurgitation des Blutes in den linken Vorhof, sondern auch Hypertrophie des linken Ventrikels sich entwickelt, ist eine längst durch zahlreiche Obductionen erwiesene Thatsache, die übrigens letzthin durch Hirsch auf Grund exacter Wägungen sichergestellt wurde.

Die bisher geläufige Erklärung dieses Phänomens ist aber meiner Meinung nach eine irrthümliche. Der Irrthum besteht darin, dass man die Hypertrophie des linken Ventrikels mit dem Klappenfehler selbst in Zusammenhang bringt und sich vorstellt, dass die Füllung des linken Ventrikels in Folge der stärkeren Füllung des linken Vorhofs unter Umständen grösser wird, und dass diese Mehrfüllung eine grössere Arbeit des linken Ventrikels bedeutet, an die sich die Arbeitshypertrophie derselben anschliesst. Als Stütze für diese Anschauung wird die Thatsache herbeigezogen, dass in solchen Fällen auch die Wände des linken Vorhofs verdickt hypertrophisch seien. Auf Grund dieser Hypertrophie des linken Vorhofs, die einer stärkeren Arbeit der Vorhofaction gleichkommt, soll die Hypertrophie des linken Ventrikels zu Stande kommen. Die Hypertrophie des linken Ventrikels sollte sich also, um mich meiner Ausdrucksweise zu bedienen, aus endogenen, d. i. im Herzen selbst gelegenen Bedingungen entwickeln.

Um einsehen zu lernen, dass die Theorie vom endogenen Ursprunge der Hypertrophie des linken Ventrikels bei der Mitralinsufficienz ganz und gar unhaltbar sei, müssen wir genau überlegen, was Alles bei der Mitralinsufficienz vor sich geht. Gehen wir vom systolischen Theil der Herzphase aus. Der linke Ventrikel contrahirt sich und befördert seinen Inhalt, weil die Mitralis nicht schliesst, zum Theil in den linken Vorhof, zum Theil in die Aorta. Das Hineinwerfen des Blutes in den linken Vorhof, d. i. die Regurgitation, bedeutet nur einen minimalen Theil der Arbeit, die der linke Ventrikel leistet, denn hier stellt sich ja so gut wie gar kein Widerstand dem Einströmen des Blutes entgegen. Dieser Widerstand ist wenigstens nicht im Entferntesten mit jenem zu vergleichen, den das Aortensystem dem Einströmen von Blut bietet. Um mich eines Vergleiches zu bedienen, wäre die Arbeit, die der linke Ventrikel bei der Regurgitation leistet, dem Verschieben eines Gewichtes auf einer Ebene äquivalent, diejenige Arbeit dagegen, die bei der Beförderung des Blutes im Aortengebiete geleistet wird, entspräche dem Heben desselben Gewichtes auf eine Höhe, die im Blutdrucke, wenn wir denselben mit einem Wassermanometer messen, zum Ausdrucke gelangt. Nun wird man dieser Betrachtung gegenüber folgenden Einwand erheben. Man wird sagen, der Widerstand gegen das Einströmen des Blutes in den linken Vorhof darf deshalb nicht vollständig vernachlässigt werden, weil ja die mittlere Füllung des linken Vorhofes hier dauernd grösser ist. Während sonst, d. i. wenn die Mitralklappe schliesst, der linke Ventrikel nur einen Widerstand zu überwinden hat, d. i. den des Aortengebietes, hat er bei der Mitralinsufficienz zwei Widerstände zu überwinden, d. i. den des Aortengebietes und den des stärker gefüllten Vorhofes. Bei einem solchen Einwande vergisst man aber ganz und gar darauf, dass die Füllung des linken Vorhofs durch Regurgitation schon eine Verminderung jenes Arbeitsantheils bedeutet, der auf das Aortengebiet entfällt. Mit anderen Worten, die Vorstellung, dass die Summe der beiden Arbeiten, die das Herz bei der Mitralinsufficienz einestheils der Füllung des linken Vorhofes, anderntheils der Füllung des Aortengebietes zuwendet, sei grösser als die Arbeit, die bei Schlussfähigkeit der Mitralis bloss der Füllung des Aortengebietes zugewendet wird, ist absolut unhaltbar.

Bei gleichem Gefässwiderstande, d. i. bei gleicher Beschaffenheit resp. Dehnbarkeit der Arterien muss die Arbeit des linken
Ventrikels immer grösser sein, wenn die Mitralklappe schliesst,
als wenn sie nicht schliesst. Hieran lässt sich für denjenigen, der
durch das Experiment am Thiere und am Modell Einsicht in die
Vorgänge genommen hat, die sich bei der Mitralinsufficienz ab-
abspielen, kein Jota ändern. Noch mehr die klare physikalische
Betrachtung muss a priori zu den Erwägungen gelangen, die durch
den Versuch ihre Bestätigung finden.

Wenn es nun sicher gestellt ist, dass die Mitralinsufficienz als
solche unmöglich — vorausgesetzt, dass die Beschaffenheit der
Arterien sich nicht ändert — zur Hypertrophie des linken Ven-
trikels führen kann, so muss man weiter fragen, welches sind die
Entstehungsbedingungen einer unter diesem Umstande auftretenden
Hypertrophie.

Die Antwort lautet viel einfacher, als bisher angenommen
wurde. Es bedarf hierfür gar keiner complicirter und gewundener
Vorstellungen.

Die Hypertrophie des linken Ventrikels bei der Mitralinsufficienz ist ebenso exogenen Ursprungs, wie die Hypertrophie eines
klappentüchtigen Ventrikels, d. i. wenn im Laufe des Bestandes
einer Mitralinsufficienz sich Pseudo-Angiosclerose, latente oder
manifeste Angiosclerose entwickelt, muss der linke Ventrikel
hypertrophisch werden. Die Insufficienz der Mitralklappe hat nicht
den allergeringsten Antheil an der Entstehung der Hypertrophie
des linken Ventrikels, in ihr ist nur die Entstehungsbedingung der
Hypertrophie des rechten Ventrikels zu suchen. Die Hypertrophie
des rechten Ventrikels ist gleichfalls exogenen Ursprungs. Die
Widerstände liegen hier ebenfalls ausserhalb des Ventrikels, d. i.
im linken Vorhofe und den zwischen diesem und der Pulmonar-
arterie eingeschalteten Lungengefässen.

Was ich hier ausgesprochen habe, ist keine Hypothese, das
ist ebenso ein unumstösslicher Lehrsatz, wie der, dass es keine
idiopathische Hypertrophie des linken Ventrikels giebt.[1]

---

[1] Den Satz, dass die Hypertrophie des linken Ventrikels nur exogenen
Ursprungs sei, spreche ich nicht als subjective Meinung, sondern unter dem
Zwange von Thatsachen aus, die unumstösslich richtig sind. Die Hypertro-

Wie sind nun jene Theorien vom ‘endogenen Ursprung der Hypertrophie des linken Ventrikels entstanden? Einfach nur aus Deductionen, die man aus dem anatomischen Bilde ableitete.

Zu ganz anderen Betrachtungen führt, wie man sieht, die Induction, die sich auf dem physikalischen und physiologischen Versuche aufbaut.

Ich kann es hier nicht unausgesprochen lassen, dass das medicinische Denken noch immer von einer gewissen Art von Scholastik beherrscht wird, die sich, wenn auch nicht an das erstarrte Wort, so doch an das erstarrte Bild anhängt.

Noch eine Bemerkung über die Hypertrophie des linken Vorhofs. Man bezieht diese gewöhnlich auf die stärkere Arbeit desselben. Hierfür sehe ich keinen Grund, sondern meine vielmehr, dass die ununterbrochen vermehrte Spannung derselben den nutritiven Reiz für die Hypertrophie dessen Musculatur abgebe. Der teleologische Sinn dieser Hypertrophie, wenn man schon von einem solchen sprechen will, bestände demgemäss nicht darin, die stärkere Arbeit des linken Vorhofs zu ermöglichen, sondern dessen fortgesetzte Ausweitung hintan zu halten.

Die hier vorgeführten Betrachtungen über die Entstehungsweise der Hypertrophie des linken Ventrikels bei organischer Mitralinsufficienz beziehen sich auch auf die functionelle Mitralinsufficienz. Nur ist die Reihenfolge der Vorgänge eine andere. Bei der organischen Mitralinsufficienz ist die erste Erscheinung die Endocarditis, dieser folgt die Mitralinsufficienz. Aendert sich im Verlaufe derselben die Gefässbeschaffenheit nicht, so hypertrophirt der linke Ventrikel nicht, ja er kann, wenn zur Insufficienz noch die Stenose hinzutritt, wegen Mangel an Activität kleiner werden. Hypertrophisch wird er erst dann, wenn sich Angiosclerose entwickelt. Bei der functionellen Mitralinsufficienz dürfte, wie wohl

---

phie endogenen Ursprungs halte ich bisher als unerwiesen. Würden Thatsachen vorliegen oder aufgedeckt werden, welche darthun, dass das Herz, ohne dass die Gefässwiderstände wachsen, in Folge von dauernder Beschleunigung seiner Schlagfolge, oder weil seine Systolen dauernd hypermaximal, also ausgiebiger und vollkommener sind als die normalen physiologischen, so würde ich mich nicht der Einsicht verschliessen, dass die Hypertrophie auch endogenen Ursprunges sein könne. Bisher ist mir aber kein Factum bekannt, das einen solchen Nachweis enthielte.

anzunehmen ist, die Herzhypertrophie derselben in der Regel vor-
hergehen.

Der Fall 3 ist noch in anderer Weise bemerkbar. Wir finden
hier nämlich das Zusammentreffen von Herz- und renalen Erscheinungen. Letztere äussern sich nicht sowohl durch den Eiweissgehalt des Harns, als durch Anfälle von Verwirrtheit und Aphasie,
die wohl urämischen Ursprungs sind.

Schwierigkeit in der Behandlung machte auch hier zumeist
die Bekämpfung der renalen Symptome. Ich wechselte zwischen
Digitalis und Diureticis. Vorübergehend genügte auch eine Lösung von Milchzucker zur Beförderung der stockenden Diurese.
Die Herzarhythmien, die auftraten, konnten durch Belladonna mehr
weniger beseitigt werden. Für die Dauer war der Patient nicht
zu retten. Er starb zwei Monate, nachdem ich ihn behandelt hatte.

Wenn ich von dem sehr schweren Fall, den ich eben besprochen, absehe, so wurden wieder unter 20 Fällen 17 gebessert,
nur bei zwei Fällen erwies sich die Behandlung, selbst die medicamentöse, fruchtlos. Wichtig ist diesbezüglich der Fall 133, weil
hier sowohl Digitalis als Calomel im Stich liess, auch Nitroglycerin war wirkungslos. Bemerkenswerth ist, dass in diesem Falle
auch Galopprhythmus zu constatiren war. Der zweite Fall, bei
welchem ebenfalls die Behandlung sich als unzureichend erwies,
ist Fall 137. Auch hier bestand Galopprhythmus. Jod wirkte
geradezu ungünstig und musste deshalb nach kurzen Gebrauche
ausgesetzt werden. Digitalis brachte nur vorübergehend Erleichterung.

Von den günstig verlaufenden Fällen wurden 10 nicht medicamentös behandelt.

Herztonica kamen in 4 Fällen zur Anwendung. Im Falle 141,
der eine deutliche Besserung aufwies, wurde Strophanthus genommen. Zu diesem Falle ist zu bemerken, dass früher von
anderer ärztlicher Seite an eine luetische Erkrankung des Herzens gedacht, deshalb eine Schmierkur und nach derselben Jod
gebraucht worden war. Beides ohne Erfolg. Auch im Falle
143 kamen Herztonica zur Anwendung, und zwar vorerst Strophanthus. Da dieses nicht wirkte, wurde Digitalis verabreicht,
nach welchem der Athem wesentlich leichter wurde. Im Falle 144
wurde Strophanthus gegeben, das ebenfalls günstig wirkte. Hier

erwies sich sogar die Einnahme von Strophanthus als unbedingt nothwendig, denn als der Patient dasselbe aussetzte, wurde der Athem schlechter und es ergab sich hiermit die Nothwendigkeit, es weder aufzunehmen.

Von besonderer Wichtigkeit in therapeutischer Beziehung ist Fall 150. Hier bestanden nebst Stauungserscheinungen in den Lungen, die sich in der Dyspnoe äusserten, auch Stauungserscheinungen im Venensystem, Oedem an den Füssen, waren zu constatiren. Dieses letztere nahm trotz der eingeleiteten Behandlung, und trotz sofortigen Gebrauches von Strophanthus zu. Ich liess in Folge dessen die Trinkkur aussetzen, und leitete eine Calomelkur ein, ausserdem gab ich statt Strophanthus Digitalis. Der Erfolg der Behandlung war ein eclatanter. Mit reichlicherer Diurese trat sichtliche Besserung ein. Digitalis wurde jetzt wieder durch das mildere Strophanthus ersetzt.

Jodnatrium, das von den Franzosen, namentlich Huchard, so sehr bei solchen Fällen empfohlen wird, wurde in zwei Fällen, 135 und 137, versucht, in beiden nicht nur ohne, sondern mit Misserfolg. Der Athem wurde schlechter und hiermit ergab sich die Nothwendigkeit es auszusetzen.

Auffallend häufiger, als bei der latenten Angiosclerose, sind hier in Verbindung mit dem Asthma deutlich objective Erscheinungen zu beobachten, die eine andere Functionsstörung des Herzens als die einer Insufficienz oder Labilität mit Sicherheit erkennen lassen. So finden wir, dass in zwei Fällen sich eine Volumvergrösserung des Herzens deutlich percutorisch nachweisen liess, in 5 Fällen bestand Galopprhythmus, der zudem in einem mit einer functionellen Mitralinsufficienz einherging. In einem Falle war ein systolisches Geräusch über den rechten Ventrikel, ohne weitere Merkmale einer Tricuspidalinsufficienz zu constatiren. In einem bestand Arhythmie. Diese Thatsachen sprechen selbstverständlich dafür, dass die Diagnose Cardiosclerosis eine wohlberechtigte ist. Auch über die Provenienz der asthmatischen Anfälle ist noch Einiges zu sagen. Bei zwei Fällen, 139 und 142, konnte Coitus als veranlassende Ursache festgestellt werden. In drei Fällen waren Auftreibung des Magens oder des Darms als ätiologisches Moment zu constatiren. Unter diesen ist namentlich einer, 148, besonders bemerkenswerth wegen der Angabe des Patienten, dass der asthmatische Anfall durch Bitterwasser und die hierauf folgende Defäcation complicirt wurde.

Bei derartigen Anfällen kann man wohl die Diagnose Asthma dyspepticum machen.

Es folgen nun die Fälle von abortiver Angina pectoris.

152. Mann, 62 J., fettleibig, Gewicht 98 Kilo. Klagt nur über Brustbeklemmung und leichte Kurzathmigkeit.

Im Harn 0,015 Album. hyaline, fein granulirte Cylinder.

Nur leichte Trinkkur. Gewichtsabnahme 6 Kilo.

Befinden sehr gut.

21/5 200, 28/5 180, 5/6 165, 11/6 154.

153. Mann, 39 J., fettleibig. Vor 19 Jahren luetische Infection. Klagt zeitweilig über Anfälle von Präcordialdruck und Beklemmung.

Im Harn Spur Albumen.

Nach leichter Trinkkur und Gewichtsabnahme von 4 Kilo sehr gut.

Fühlt sich leicht.

24/8 185, 1/9 175, 9/9 160, 15/9 150.

154. Weib, 51 J. Vor 2 und 4 Jahren war Pat. nur wegen Stuhlverstopfungen in Marienbad. Sonst hatte sie derzeit keine Beschwerden. Jetzt klagt sie über Herzklopfen und folgende Anfälle: Des Nachts tritt unter Rückenschmerzen und Brustbeklemmung starke Athemnoth ein, aber ohne Herzklopfen.

Gleich bei der ersten Untersuchung bekommt die Patientin Herzklopfen. Die sofort vorgenommene Messung ergiebt einen Blutdruck von 180 mm Hg. Nach Schwinden des Anfalls wird wieder gemessen. Blutdruck = 158.

Deutliche Herzvergrösserung nach links percutorisch nachweisbar. Im Harn Albumen.

6. Juli. Die Messung wird unmittelbar nach der Mittagsmahlzeit vorgenommen.

Weitere Fälle von Angina pectoris (Abortivform).

157. Mann, 53 J. Pat. war zwei Jahre vorher in Carlsbad wegen Leberschwellung. Das erste Jahr mit gutem Erfolg. Klagt gegenwärtig über Athemnoth beim Gehen, und Anfällen von Brustbeklemmung. Ausserdem Stuhlverstopfung. Rheumatismus. Im Harn Albumen. Herzdämpfung reicht links über Mammillarlinie, rechts über Mitte des Sternums. Herzstoss verbreitert. Ueber linkem Ventrikel systolisches Geräusch.

Leichte Trinkkur mit Moorbädern, wegen des Rheumatismus.

Besserung im Laufe und zum Schlusse der Behandlung. Athem wesentlich freier.

5/6 230, 11/6 210, 25/6 225.

Da die Anfälle von Angina pectoris stärker werden, wird Natr. nitros. verabreicht.

In der Nacht vom 18. und 19. Juli kam ein Anfall. Blutdruck am Morgen nach dem Aufall 195.

Es wird die Trinkkur ausgesetzt. Natr. nitrosum fortgebraucht. 24. Juli. Patientin schläft besser, ohne Anfälle.

1. Aug. Anfälle viel schwächer. Natr. nitros. fortgesetzt.

11. Aug. wesentlich besser.

14/7 158—180, 16/7 205, 18/7 180, 19/7 195, 1/8 190, 11/8 150.

155. Weib, 59 J. Pat. klagt über Brustbeklemmungen mit Herzklopfen, die anfallsweise auftreten. Kurzathmigkeit beim Steigen. Im Harn Spur Albumen.

Leichte Trinkkur, Marienquellbäder.

25. Juni. Hoher Blutdruck, veranlasst durch Gemüthsaufregung familiärer Natur.

2. Juli. Befinden gut.

3/6 140, 6/6 160, 14/6 160, 21/6 150, 25/6 180, 28/6 150, 2/7 155.

156. Weib, 71 J. Pat. giebt an, dass sie an folgenden Anfällen leidet: Unter dem Gefühl von Brustbeklemmung, Beängstigung und Druck in der Magengegend tritt Athemnoth ein. Diese besteht in dem Unvermögen tiefen Athem schöpfen zu können. Die Anfälle dauern 2—4 Stunden. Brechmittel bieten Erleichterung. Harn albumenhaltig. Ausserdem klagt Pat. über Schwindel, Congestionen und leichte Kurzathmigkeit.

Nach leichter Trinkkur auffallend besser. — Es kommt nicht zu Anfällen. Der Athem viel freier.

10/7 175, 1/8 150, 6/8 150.

Weitere Fälle von Angina pectoris (Abortivform).

158. Mann, 56 J. Staphyloma posticum. Hyperaemia retinae. Pat. wird wegen seiner Augen nach Marienbad geschickt. Pat. klagt über Kurzathmigkeit und Anfälle von Beklemmung und Schmerzen in der Herzgegend.

Ord.: Trinkkur mit Milchzusatz. Jodnatrium.

Befinden sehr gut, Athem frei, keine Anfälle, auch Augenerscheinungen. Zeitweiliges Trübchen — besser.

29/6 165, 7/7 165.

159. Mann, 59 J. Pat. klagt seit längerer Zeit an Anfällen von Brustbeklemmung ohne Ausstrahlungserscheinungen. Die Anfälle kommen gewöhnlich nach einer Mahlzeit. Manchmal tritt im Anfalle auch Athemnoth, verbunden mit Herzklopfen auf.

Therapie: Trinkkur mit Milchzusatz. Jodnatrium. Im Harn Albumen.

Am 4. Aug. meldet Pat., dass es ihm viel besser geht.

28/7 190, 4/8 165, 8/8 165.

Zu diesen Fällen ist nur wenig zu bemerken.

Bei 5 Fällen genügte die einfache Behandlung. 3 Fälle, 154, 158 und 159, wurden auch medicamentös behandelt und zwar 158 und 159 mit Jodnatrium, 154 mit Natr. nitrosum. Der günstige Erfolg des Jodnatriums in Fällen von Angina pectoris erscheint auffallend, wenn man hiermit den Misserfolg vergleicht, der sich in früheren Fällen von Asthma cardiale kundgab. Bei 2 Fällen liess ich auch Bäder nehmen und zwar in einem verhältnissmässig schweren, weil mit functioneller Mitralinsufficienz complicirten Falle, Moorbäder — dies geschah, weil Pat. über rheumatische Beschwerden klagte —, in einem anderen Falle Marienquellbäder.

Der Fall 159 ist deshalb bemerkenswerth, weil hier die Grösse, die die Blutdrucksteigerung während spontanen Herzkopfens erfährt, constatirt werden konnte. Dieser Fall zeigte überhaupt die Tendenz zur Blutdrucksteigerung. Denn auch ohne Herzklopfen nach einer Mahlzeit wurde der beträchtliche Druck von 205 mm Hg constatirt. Deutliche continuirliche Senkungen des Blutdrucks waren in 4 Fällen zu constatiren. In den übrigen erfuhr im Verlaufe der Blutdruck kaum wesentliche Aenderung. Nichts desto weniger trat auch in diesen Besserung ein. Als therapeutisches Curiosum ist des Falles 156 zu gedenken. Hier brachten nämlich nach Angabe der Patientin Brechmittel zuweilen während des Anfalls Erleichterung.

Es folgen nun die Fälle von ausgebildeter Angina pectoris mit Ausstrahlungserscheinungen.

160. Mann, 54 J. Pat. leidet an unregelmässiger Herzaction und Anfällen von Angina pectoris. Diese beginnen mit Druck und Schmerzen in der Magengegend, letztere ziehen gegen die Brust und strahlen von da gegen die Finger und Knie aus. Hierbei hat Pat. Beklemmungsgefühle, Athemnoth und Herzklopfen. Letzteres überdauert den Anfall. Während des Anfalls treten auch Ueblichkeiten ein. Einmal wurde Pat. während desselben ohnmächtig.

Die Anfälle wurden hervorgerufen durch Kälte, körperliche Erschütterung, so beim Niesen, Bücken.

Während der Aufnahme entsteht ein Anfall. Der Blutdruck sinkt von 168 auf 110 mm Hg. Im Anfall Herzklopfen. Nach dem einige Minuten währenden Anfalle erreicht der Blutdruck wieder die Höhe von 170 mm Hg. Unmittelbar hierauf kommt es ohne jede Veranlassung zu einem zweiten Anfalle. Der Blutdruck sinkt wieder auf 105 mm Hg. Das Herzklopfen ist diesmal geringer. Der Puls sehr beschleunigt. Delirium cordis mit Intermissionen.

Etwas später steigt der Blutdruck auf 115 und nach dem Anfall auf 165. Herzdämpfung ist nach links verbreitert.

Im Harn Albumen.

Medication: Trinkkur mit Milchdiät — Nitroglycerin.

27. Mai. Leichte Mahnungen von Anfall — Obstructio alvi.

6. Juli. Abortive Anfälle erscheinen jeden Tag.

14. Juli. Pat. berichtet, dass es ihm gut gehe und er keine Anfälle habe. Vom 19.—22. Juli ist Pat. bettlägerig wegen Diarrhoe mit blutiger Stuhlentleerung. 24. Juli. Besserung. Am Tage der Erkrankung Blutdruck 200. Während der Erkrankung keine Anfälle.

24/6 168, 25/6 165, 27/6 180, 28/6 140, 30/6 140, 3/7 148, 6/7 150, 14/7 130, 17/7 155, 19/7 200, 25/7 125.

161. Mann, 41 J. Pat. nimmt viel alcoholische Getränke. Klagt über Kurzathmigkeit und Anfälle von Brustbeklemmung, verbunden mit dumpfem Schmerz in Schultern und Armen. Hierbei auch Athemnoth.

Im Harn 0,02 pCt. Albumen.

Ord.: Leichte Trinkkur mit Milchzusatz. Jodnatrium.

21. Juli. Beklemmungsgefühl geringer. 29. Juli klagt Pat. über stärkere Anfälle, es wird Nitroglycerin gereicht. Vom 16. August ab Befinden dauernd gut. Keine Anfälle.

10/7 160, 29/7 180, 5/8 178, 8/8 160, 16/8 165, 20/8 160.

162. Mann, 56 J. Pat. hat sehr häufig folgende Anfälle: Schmerzen in Sternalgegend, die in beide Arme und Kinn ausstrahlen. Anfälle kommen spontan, ohne jede merkliche Veranlassung, aber auch nach Coitus. Pat. raucht viel. Galopprhythmus. Im Harn Spur Albumen.

Leichte Trinkkur und später auch Jodnatrium.

Befinden sehr gut. Anfälle verschwunden.

1/8 210, 5/8 200, 15/8 190, 26/8 185.

163. Mann, 49 J. Pat. leidet schon seit 12 Jahren an Diabetes. War zweimal in Carlsbad und dort jedes Mal der Zucker verschwunden, trotzdem er mit 8 pCt. hinkam. Seit $1/2$ Jahre wurde auch Albumen im Harn constatirt. Die letzte Harnuntersuchung ergab 3,5 pCt. Zucker und 0,5 pCt. Albumen. Keine Harncylinder. In letzter Zeit beginnt Pat. an folgenden Anfällen

---

Weitere Fälle von Angina pectoris:

164. Mann, 40 J. Pat. klagt über Kurzathmigkeit und Neigung zu Herzklopfen. Einen Monat vorher hatte er einen asthmatischen Anfall. Ausserdem klagt er über folgende Anfälle: Es entstehen spontan Schmerzen im linken Epigastrium, die gegen das Herz ausstrahlen. Hierbei hat er das Gefühl, dass die linke Hand einschläft.

Pat. ist Potator. Im Harn 0,2 Albumen. Deutlicher Galopprhythmus.

Leichte Trinkkur mit Milchzusatz. Sichtliche Besserung, keine Anfälle.

Pat. ist, wie ich erfuhr, 2 Jahre später gestorben.

22/6 190, 27/6 200.

zu laboriren: Spontan treten Schmerzen in der Sternalgegend auf, die in die
beiden oberen und unteren Extremitäten ausstrahlen. Pat. kommt gerade zum
Schluss eines solchen Anfalls in die Sprechstunde. Ich constatire einen Blutdruck von 200 mm Hg. Nach $\frac{1}{2}$ Stunde noch 180 mm Hg.

Pat. klagt ausserdem über Stuhlverstopfung.

Ord.: Leichte Trinkkur. Natr. nitrosum. Da Natr. nitros. angeblich nicht
vertragen wird, wird statt dessen Nitroglycerin gegeben.

1. Aug. Anfälle treten noch immer häufig auf. Nitroglycerin sowohl als
Natr. nitros. erfolglos, wird aufgegeben, statt dessen Jodnatrium.

Hierauf bis zuletzt auffallende Besserung.

26/7 180, 29/7 170, 1/8 150, 6/8 160, 13/8 140, 15/8 160, 23/8 140.

Casuistisch wichtig ist von diesen Fällen der erste, d. i.
Fall 160. Hier bot sich wieder Gelegenheit, im Anfalle Blutdruckmessungen vorzunehmen und wir stossen auf die wichtige Thatsache, dass der Blutdruck im Anfalle sehr beträchtlich sinkt. Diese
Thatsache, der, wie erinnerlich sein wird, andere ebenfalls aus der
directen Messung sich ergebende Thatsachen gegenüber stehen, wird
später bei der allgemeinen Discussion der Angina pectoris ihre
Verwerthung finden. Der Fall lehrt auch, dass mit Bezug auf
die Ausstrahlungserscheinungen nebst dem bisher gefundenen centrifugalen und centripetalen Typus noch ein gemischter Typus vorkommt. Der Anfall beginnt peripher mit Druck und Schmerzen
in der Magengegend. Diese ziehen centripetal zum Herzen und
strahlen von hier in die Finger und Kniee aus. Einem ähnlichen
Typus begegnen wir noch in einem zweiten Falle 164. Die übrigen
4 Fälle zeigen den häufigsten centrifugalen Typus. Fälle von
reinem centripetalem Typus kamen hier nicht zur Beobachtung.
Eine Blutdruckmessung im Anfalle konnte auch in einem zweiten
Falle, 164 aber nur unvollständig vorgenommen werden, durch

Weitere Fälle von Angina pectoris:

165. Weib, 52 J. Pat. klagt über Anfälle von Athemnoth bei aussetzen-
der, unregelmassiger Heraction, ausserdem über Athemnoth beim Gehen und
Steigen. Ausserdem bekommt Pat. auch zeitweilig Anfälle von Herzschmerzen,
die in den linken Arm und Schulter ausstrahlen.

Im Harn 0,01 pCt. Albumen.

Ord.: Leichte Trinkkur.

9. Juni. Athem freier, aber leichte Anfälle von Angina pectoris. Es wird
Natr. nitrosum verordnet. 29. Juni Befinden gut.

Keine Anfälle. Athem frei.

5/7 175, 9/7 148, 29/7 158.

diese war nicht eine Blutdrucksenkung, sondern eine Steigerung zu constatiren. In zwei von den 6 Fällen bestand Galopprhythmus. Der eine von diesen starb zwei Jahre später. Das muss betont werden, denn es steht im Einklange mit meinen früheren prognostischen Bemerkungen. Für die Schwere dieser Fälle im Vergleiche mit den früheren bei latenter Angiosclerose spricht nicht nur dieser Fall, sondern auch der Umstand, dass in fast allen, mit Ausnahme eines einzigen, die gewöhnliche einfache Behandlung sich nicht als zureichend erwies und es nöthig war, die medicamentöse herbeizuziehen.

Nitroglycerin wirkte in zwei Fällen, 160, 161, Natr. nitrosum in einem Falle, 165. In einem dritten, 163, waren beide erfolglos, und ich schritt in Folge dessen zum Jodnatrium, das seinen Dienst nicht versagte. Ein Fall wurde von vornherein mit Jodnatrium behandelt. In den meisten der Fälle sank unter Besserwerden der Blutdruck.

Die nun vorzuführende Gruppe enthält jene Fälle, in denen ohne die Complication von Asthma und Angina pectoris deutliche Störungen der Herzfunction bestanden, d. i. wieder Arhythmie, Galopprhythmus und functionelle Mitralinsufficienz. Von ersteren, d. i. den Fällen von Arhythmie, theile ich oben nur einen mit, die anderen unten.

166. Weib, 58 J., klagt über Kurzathmigkeit beim Gehen und Schmerzen in der Lebergegend. Arhythmie. Im Harn Albumen.
Ord.: Leichte Trinkkur mit Milchzusatz. Ausserdem Strophanthus mit Belladonna. — Befinden viel besser.
30/6 150, 6/7 160, 12/7 150, 17/7 160, 22/7 175, 26/7 160.

Weitere Fälle von Arhythmie:

179. Mann, 71 J. Hat zeitweilige Blasenblutungen. Sonst keine Beschwerden. Arhythmie. Im Harn Albumen.
Leichte Trinkkur, Milchdiät, Rudolfsquelle.
Befinden gut. Arythmie schwächer, nur seltene Intermissionen.
16/8 160, 19/8 162, 26/8 160, 28/8 160.

180. Mann, 49 J., fettleibig, Gewicht 107 Kilo. Klagt über Kurzathmigkeit. Im Harn Spur von Zucker, zeitweilig Albumen.
Leichte Trinkkur — Marienquelle.
Befinden gut. Arhythmie verschwunden, Athem frei. Albumen zuletzt in Spuren. Kein Zucker.
17/7 165, 20/7 158, 30/7 165, 11/8 160.

Von den Fällen, in denen Galopprhythmus nachzuweisen war, theile ich wieder nur die ausführlicher beobachteten oben, die anderen unten mit.

167. Mann, 48 J. Alcoholiker, klagt über Kurzathmigkeit, sonst keine Beschwerden. Andeutung von Galopprhythmus. Doppelton nicht vollständig getrennt.
Im Harn 0,25 pCt. Albumen, 0,4 pCt. Zucker. Fettleibigkeit. Varicen.
Nach Trinkkur und Marienquellbäder mit Milchzusatz gut.
Athem frei.
17/5 180, 21/5 150, 23/5 165, 25/5 160, 30/5 145, 2/6·148, 7/6 160.

168. Mann, 51 J. Seit längerer Zeit ist Albumen im Harn constatirt. Zuletzt 0,16 pCt. Hatte im Winter Influenza. Seit dieser Zeit Kurzathmigkeit. Nimmt deshalb zeitweilig Digitalis. Galopprhythmus.
Ord.: Trinkkur mit Milchzusatz und Strophantus.
21. Juli. Athem besser. 1. Aug. Athem schlecht. 6. Aug. besser. 8. Aug. Digitalis statt Strophantus. Hierauf dauernd besser. Fussödem, das anfangs stärker war, besser.
11/7 180, 17/7 180, 21/7 175, 25/7 178, 29/7 172, 1/8 185, 6/8 190, 8/8 185, 11/8 175, 15/8 180.

169. Mann, 46 J. Klagt über Kurzathmigkeit. Albumen im Harn. Deutlicher Galopprhythmus.
Ord.: Trinkkur mit Milchzusatz.
Da Pat. Milch nicht verträgt nur Trinkkur und Marienquellbäder. Im ganzen wesentlich besser.
2/7 200, 5/7 185, 11/7 160, 15/7 150, 22/7 155, 28/7 150.

Weitere Fälle von Galopprhythmus:

181. Mann, 59 J. Klagt über Kurzathmigkeit, leichtes Oedem über beiden Tibiae. Albumen im Harn.
Leichte Trinkkur mit Milchzusatz.
Erst nach 14 Tagen tritt Besserung ein, die anhält.
14/7 160, 26/7 140, 9/8 140.

182. Mann, 48 J. Klagt über Dyspnoe und Herzklopfen. — In Harn 0,02 pCt. Albumen. Herzdämpfung grösser. Galopprhythmus.
Nach leichter Trinkkur mit Milchzusatz Befinden sehr gut.
8/6 185, 14/6 182, 19/6 175, 25/6 175, 29/6 172.

183. Mann, 45 J. Pat., ein übernährtes Individuum, klagt über Kurzathmigkeit. (Der Bruder desselben ist vor einigen Jahren an Nephritis interstitialis zu Grunde gegangen.)
Im Harn Albumen. — Galopprhythmus.
Nach leichter Trinkkur gut, Alles frei. Galopprhythmus verschwunden.
21/8 180, 27/8 170, 10/9 160.

170. Mann, 65 J. Klagt über starke Athemnoth. Deutlicher Galopprhythmus, im Harn Albumen.

Nach Trinkkur mit Milchzusatz Athem vom 24. Aug. ab frei.

6/8 180, 10/8 200, 12/8 200, 15/8 170, 24/8 180, 30/8 165, 13/9 170.

171. Weib, 57 J. Klagt über Kurzathmigkeit, manchmal Herzklopfen. Oedem über Tibia beiderseits.

Galopprhythmus, im Harn Albumen, am 2. Juli 0,21 pCt., am 23. Juli 0,017 pCt. Bei erster Untersuchung im Sediment hyaline Cylinder, bei zweiter nicht. Anfäglicher Galopprhythmus verschwindet am 6. Juli, statt diesem Tachycardie mit Embryocardie.

Nur vorübergehend Besserung nach sehr schwacher Trinkkur mit Milchzusatz, dann eher Verschlechterung. Cur wird deshalb unterbrochen und die Pat. der häuslichen Behandlung unter Anrathen des Gebrauchs von Bromnatrium überwiesen.

30/6 180, 3/7 200, 6/7 220, 11/7 210, 16/7 220, 21/7 225, 24/7 205, 1/8 230, 2/8 220, 3/8 230.

172. Mann, 54 J. Vier Monate früher wurde Pat. unter der Diagnose Fettherz, Insufficientia cordis, Hydrothorax, Leberschwellung, Albuminurie, Asthma cardiale mit Digitalis unter günstigem Erfolge behandelt. Besserung erfolgte damals schon nach wenigen Tagen. Einen Monat vorher wieder der gleiche Zustand, wie vor 4 Monaten, nur kein Asthma. Nach Digitalis und Coffein wieder Restitution, nur Leber grösser. Jetzt klagt Pat. über starke Kurzathmigkeit beim Gehen. Athmungsmodus: Thoracale Athmung sehr flach unter Einziehung des Epigastriums. Herzdämpfung verdeckt. Galopprhythmus.

Ord.: Leichte Trinkkur mit Milchzusatz unterstützt durch Purgans, ausserdem Jodnatrium.

Weitere Fälle von Galopprhythmus:

184. Mann, 42 J. Leichte Kurzathmigkeit beim Gehen. Sonst keine Beschwerden. Galopprhythmus. Albumen im Harn.

Nach Trinkkur mit Milchzusatz. Befinden gut.

7/6 190, 9/6 150, 20/6 148.

185. Mann, 59 J. Klagt über Kurzathmigkeit. Ueber Tibia beiderseits Oedem. Im Harn Spur Albumen. Starker Biertrinker.

Nach leichter Trinkkur gut. Galopprhythmus nicht mehr constant, wechselt mit normaler Herzthätigkeit.

5/7 190, 1/8 220.

186. Mann, 55 J. Klagt über Kurzathmigkeit, die nach überstandener Influenzapneumonie auftrat. Vor 6 Jahren Netzhautablösung. — Andeutung von Galopprhythmus. — Im Harn Albumen. Fettleibigkeit. Gewicht 107 Kilo.

Nach leichter Trinkkur mit Milchdiät Gewichtsabnahme $7\frac{1}{2}$ Kilo. Athem frei.

3/7 210, 5/7 210, 16/7 200, 30/7 180.

14. Aug. Befinden besser, Athem freier. 16. Aug. einen Tag nach einem
forcirten Spaziergang Dyspnoe stärker. 20. Aug. Noch immer starke Dyspnoe.
Leber herabgerückt, Thorax beim Athmen fast unbeweglich. Nur forcirte
Zwerchfellsathmung. Abdomen wird inspiratorisch vorgedrängt. Am 22. Aug.
wird statt Jod Digitalis gegeben. 25. Aug. vollkommene Restitution, Athem
frei. Lebertumor geschwunden. Von da ab continuirlich gut.

6/8 160, 8/8 180, 14/8 180. 16/8 200, 19/8 180, 20/8 200, 25/8 140,
29/8 160, 31/8 170.

173. Mann, 42 J. Klagt über starke Athemnoth beim Gehen schon seit
längerer Zeit. Nach einer im vorigen Jahre überstandenen Influenza wurde
die Dyspnoe stärker.

Im Harn 0,16 pCt. Albumen. Deutlicher Galopprhythmus.

Nach Strophanthus und leichter Trinkkur mit Milchzusatz auffallende
dauernde Besserung.

12/7 180, 27/7 180, 21/7 175, 25/7 178, 29/7 172, 1/8 185, 6/8 190,
8/8 185, 11/8 175, 15/8 180.

174. Mann, 38 J., fettleibig, Gewicht 120 Kilo. Klagt über Athemnoth
beim Gehen, häufigen Catarrhen, manchmal mit blutigen Sputis. Herzdämpfung verdeckt. Galopprhythmus, im Harn Albumen.

Ord.: Trinkkur mit Milchzusatz — Jodnatrium.

14. Juni starker Catarrh. Dyspnoe stärker. Thoraxathmung flach, trotz
Contraction der Scaleni. Inspiratorische Auftreibung des Abdomens, verstärkte Zwerchfellaction. Am 16. Juni wird Calomelkur eingeleitet. — Jodnatrium ausgesetzt. Innerhalb 9 Tagen verliert Patient unter reichlicher Harnsecretion 18 Kilo. Am 6. Juni war 0,11 pCt. Albumen im Harn, am 22. Juni
nur 0,009 pCt. Schluss der Calomelkur. Schon während derselben Befinden
besser, nachher dauernd gut. Athem frei.

6/6 200, 9/6 220, 14/6 210, 15/6 200, 24/6 180, 29/6 200.

Weitere Fälle von Galopprhythmus:

187. Mann, 59 J. Klagt über Athemnoth und Präcordialbeklemmung.
Manchmal Gefühl, dass das Herz still stehe. Deutliche Puls- und Herzintermissionen. Im Harn Albumen. Thoracalathmung flach. Einziehung der Epigastrien beim Inspirium. Galopprhythmus.

Ord.: Leichte Trinkkur mit Milchzusatz. Befinden vom 26 Juli ab dauernd gut.

20/7 180, 26/7 172, 4/8 162.

188. Mann, 46 J. Hatte früher wiederholt Schwindelanfälle, die nach
kräftiger Ableitung auf den Darm — Bitterwasser — ausblieben. Jetzt Kurzathmigkeit. Albumen im Harn. Galopprhythmus. Fettleibigkeit. Starker Esser
und Trinker.

Nach leichter Trinkkur mit Milchzusatz viel besser.

23/5 220, 25/5 200, 10/6 220, 16/6 210.

Es folgen nun die Fälle von functioneller Mitralinsufficienz, d. i. jene, bei welchen deutliche systolische Geräusche über dem linken Ventrikel zu constatiren waren. Endocarditis war nicht vorhergegangen.

175. Mann, 51 J. Klagt über Herzklopfen, Kurzathmigkeit, Congestionen, Aufgetriebenheit des Bauches.

Ueber dem linken Ventrikel deutliches systolisches Geräusch. Endocarditis nicht vorhergegangen.

Leichte Trinkkur. Wegen der Kurzathmigkeit anfangs Tinct. lobeliae mit Belladonna, später Jodkali.

Besserung.

26/5 160, 29/5 148, 1/6 145, 7/6 145, 11/6 155, 14/6 150, 20/6 160, 22/6 165, 25/6 140.

176. Mann, 50 J. Pat. laborirt an Albuminurie. Im Sediment hyaline, granulirte Cylinder. Derselbe hatte schon zweimal eklamptische Anfälle (ex Albuminuria).

Ueber linkem Ventrikel deutliches systolisches Geräusch, zugleich mit Andeutung von Galopprhythmus. Vorher Gelenksrheumatismus. Kurzathmigkeit.

Nach leichter Trinkkur mit Milchzusatz vom 30. Juni ab wesentlich besser. Vom 16. Juli angefangen dauernd sehr gut.

23/6 210, 30/6 280, 16/7 190, 23/7 185.

177. Mann, 52 J. Klagt über Athembeschwerden und Stuhlverstopfung. Geringe Harnsecretion. In Harn 0,1 pCt. Albumen. Lebertumor (Cirrhosis hepatis). Deutlich systolisches Geräusch über dem linken Ventrikel.

Ord.: Trinkkur unterstützt durch Purgans. Diuretin — keine wesentliche Besserung. Harnsecretion anhaltend gering.

Athmung etwas besser. Beginnender Ascites.

2/8 180, 7/8 170, 13/8 165, 22/8 160.

178. Weib, 55 J. Seit 2 Jahren Kurzathmigkeit und Herzklopfen. Im Harn 0,02 Albumen. Systolisches Geräusch über dem linken Ventrikel.

Nach leichter Trinkkur mit Milchzusatz auffallende Besserung.

2/6 200, 5/6 170, 10/6 170, 16/6 142, 22/6 150, 27/6 150.

Man wird wohl nicht Fehl gehen, wenn man in allen diesen Fällen, trotzdem sie nur für die functionelle Diagnose Insufficienz, Parakinese, Störung des rhythmischen Apparates Anhalt bieten, auch die anatomische Diagnose Cardiosclerosis oder Myodegeneratio cordis sclerotica aufstellt.

Die Verknüpfung zwischen manifester Angiosclerose und Cardiosclerosis wird auffallender hervortreten, wenn man, wie ich dies am Schlusse des Capitels, welches die latente Angiosclerose be-

handelt, gethan habe, untersucht, in welchem Häufigkeitsverhält-
nisse die schwereren Fälle zu den leichteren stehen. Als schwerere Fälle wollen wir wieder jene ansehen, bei denen deutliche
objective Merkmale für Herzstörungen durch die Auscultation nachweisbar sind, als leichtere jene, bei denen dies nicht der
Fall ist.

Im Ganzen haben wir 81 Fälle vor uns. Davon sind 24 Fälle
solche, die nur an Dyspnoe laboriren. Es frägt sich nun, ob wir
auch hier die Fälle von Angina pectoris mit unter die leichten
zählen können. Bei der latenten Angiosclerose thaten wir das,
weil wir aus den Fällen erfuhren, dass nirgends wahrnehmbare
Herzstörungen zu constatiren waren. Hier steht die Sache anders. Bei Durchsicht der 14 Fälle von Angina pectoris findet
man nämlich, dass in 4 Fällen, also in ca. 28 pCt. der Fälle,
Herzstörungen bestanden, und zwar im Falle 157 eine functionelle
Mitralinsufficienz, im Falle 162 Galopprhythmus und in den Fällen
160 und 165 Herzarhythmie.

Wenn wir, wie wir dies früher bei der Betrachtung der Fälle
von Asthma cardiale, die bei der latenten Angiosclerose vorkommen,
gethan haben, aus dem Auftreten von objectiv nachweisbaren Herzstörungen den Schluss ziehen würden, dass sämmtliche Fälle von
Angina pectoris, die man bei der manifesten Angiosclerose findet,
schwerer seien, so wäre das wohl erlaubt. Ich möchte aber nicht so
rigoros sein und doch nur diejenigen Fälle als schwerere betrachten,
welche sich auch in die Gruppe der Herzstörungen einfügen lassen,
die anderen aber als leichtere. Hierfür führe ich als Grund an,
dass doch das Asthma cardiale an und für sich wegen der con-
statirten Labilität des Herzens einen schwereren Zustand bedeutet.
Das Hinzutreten von objectiven Herzstörungen bedeutet hier die
Complication eines von vornherein schweren Herzzustandes mit
einem noch schwereren. Nicht so bei der Angina pectoris. Hier
deutet erst die Complication mit objectiven Herzstörungen auf
einen schlechteren Zustand.

Aus diesem Grunde zähle ich diejenigen Fälle, wo diese Complication nicht bestand, das sind 10, noch zu den leichteren.
Wir hätten im Ganzen 34 leichte Fälle, also im Ganzen über
41 pCt. Diesen stehen die schweren, zu denen wir die 23 Fälle
von Herzstörungen, die 20 Fälle von Asthma cardiale und die

4 Fälle von Angina pectoris rechnen, in der Zahl von 47 entgegen. Das entspricht 58 pCt. Betrachten wir aber nur die Fälle von Dyspnoe als leichte, alle anderen aber als schwere, so stehen 24 leichte Fälle 57 schweren entgegen, also ca. 30 pCt. leichte, gegen 70 pCt. schwere.

Der Unterschied zwischen manifester und latenter Angiosclerose ist also, soweit es sich ums Herz handelt, ein ganz auffallender. Dort sahen wir die leichten Fälle in dem Verhältnisse von 68 pCt. die schweren mit nur 32 pCt. überwiegen. Hier überwiegen umgekehrt die schweren die leichten, selbst für den Fall, als wir in beiden Gruppen die Fälle von Angina pectoris ohne objective Herzstörungen als leichte auffassen.

Stellen wir, wie früher bei der latenten Angiosclerose, eine Häufigkeitsscala zusammen, so finden wir hier 24 Fälle von Dyspnoe mit 30 pCt., 14 Fälle von Angina pectoris mit 17 pCt., 20 Fälle von Asthma cardiale mit 24 pCt. und 23 Fälle von Herzstörungen ohne Complication mit Asthma oder Angina pectoris mit 28 pCt.

Die nachfolgende Tabelle enthält den Vergleich zwischen der Häufigkeitsscala bei latenter und manifester Angiosclerose, sowie Pseudo-Angiosclerose.

	Dyspnoe.	Angina pectoris.	Asthma card.	Herzstörungen.
Latente Angiosclerose	50 pCt.	17 pCt.	12 pCt.	20 pCt.
Manifeste Angiosclerose	30 „	17 „	24 „	28 „
Pseudo-Angiosclerose	47 „	30 „	6 „	18 „

Der aus meinen hier vorgeführten Erfahrungen sich ergebende Satz, dass bei manifester Angiosclerose die schweren Fälle an Zahl die leichteren überwiegen, hätte auch a priori aufgestellt werden können, denn unleugbar bedeutet die manifeste Angiosclerose im Vergleiche zur latenten, wie ich schon hervorgehoben habe, eine schwere Erkrankung der Blutlauforgane und es erscheint selbst-

verständlich, dass das Herz hier in seiner Function mehr geschädigt erscheint. Diese Schädigung kommt vornehmlich in der statistischen Thatsache zum Ausdruck, dass die Complication der
Dyspnoe, also der reinen secundären Insufficienz, mit dem Asthma
cardiale, d. i. der Labilität der Herzen, sowie mit den objectiv
nachweisbaren Functionsstörungen, denen theils Parakinese des
Herzens, theils Abnormitäten in der Function des rhythmischen
Apparates zu Grunde liegen, eine ziemlich häufige ist. Namentlich
die Labilität des Herzens ist es, deren Entwickelung durch die
manifeste Angiosclerose sehr begünstigt ist. Wenn wir an der
Vorstellung festhalten, dass diese Entwicklung hier, d. i. bei der
manifesten Angiosclerose, durch anatomische Processe, also durch
sclerotische Myodegeneration bedingt ist, so können wir weiter folgern, dass das Asthma cardiale überall, d. i. auch bei der latenten
Angiosclerose und auch bei der Pseudo-Angiosclerose auf das Bestehen von anatomischen Veränderungen des Herzens hindeutet.
Wir haben hier nur jene Fälle im Auge, die mit hohem Druck
einhergehen. Nun giebt es aber Fälle von Asthma cardiale, die
bei Individuen vorkommen, die einen niedrigen Arteriendruck zeigen,
bei denen also Anzeichen einer physiologischen oder pathologischen
Angiosclerose fehlen. Die Herzen solcher Kranken sind jedenfalls
labil und wegen ihrer Labilität liegt die Vermuthung nahe, dass
auch hier eine organische Aenderung des Herzmuskels bestehe.
Bei derartigen Herzen wird wohl die fettige Degeneration es sein,
welche zumeist die Labilität bedingt. Wir müssen aber uns zugleich gegenwärtig halten, dass die Labilität von Herzen, die in
ein Gefässsystem von normaler Dehnbarkeit eingeschaltet sind und
in Folge dessen unter niedrigem Arteriendruck arbeiten, sich im
Anschluss an die primäre Insufficienz entwickelt, während die Labilität eines Herzens, das in ein sclerotisches, schwer dehnbares
Gefässsystem eingeschaltet ist, von der secundären Insufficienz
ihren Ausgang nimmt.

Gehen wir von der weiteren Vorstellung aus, dass auch den
objectiv nachweisbaren Herzstörungen, obwohl sie nicht mit der
Labilität einhergehen, doch anatomische Veränderungen zu Grunde
liegen, und hierzu berechtigt uns wieder die statistische Thatsache,
dass sie bei der manifesten Angiosclerose so häufig erscheinen, so
können wir, wie früher bei der Labilität, die Folgerung ableiten,

dass in allen Gruppen der Angiosclerose die Herzstörungen zu der diagnostischen Vermuthung Grund geben, dass anatomische Herz-veränderungen vorliegen.

Ich habe diesen Gedanken schon früher, aber nur im All-gemeinen und unbestimmter Weise Ausdruck gegeben, d. h. ich habe Meinungen ausgesprochen, denen ich mich hinzugeben geneigt war. Diese Meinungen erhalten jetzt eine sichere Grundlage, denn sie stützen sich auf statistische Betrachtungen, also auf Zahlen.

Noch sicherer wäre die Stütze der eben niedergelegten Ge-danken, wenn ich auch über Obductionsbefunde verfügen würde. Diesem Mangel müssen Andere, d. i. Kliniker abhelfen, die in der Lage sind, Obductionsbefunde zu sammeln. Hierbei müsste aber die Blutdruckmessung immer dem Obductionsbefunde vorausgehen. Die Blutdruckmessung sowohl als die Obduction setzen, wenn ich mich so ausdrücken darf, an Stelle der Unbekannten in der diagnostischen Gleichung eine Bekannte. Zur vollständigen Lösung dieser Gleichung können wir der Kenntniss beider nicht entbehren. Auf diese Lücke und die völlige Ausfüllung derselben werden künf-tige klinische Untersuchungen zu achten haben. Das Gesagte gilt für die vollkommene wissenschaftliche Bearbeitung des Themas.

In der Praxis müssen wir, ich bediene mich der früheren, mathematisch klingenden Ausdrucksweise, auf die Bestimmung der einen Unbekannten, d. i. des Obductionsbefundes, verzichten und thuen es auch aus praktischen Gründen sehr gerne, um so wichtiger erscheint es, die zweite Unbekannte zu eliminiren, d. h. gewissen-haft die sphygmomanometrische Methode zu üben[1]).

---

[1]) Gewiss wird es Manche, ja Viele geben, die den wiederholten Hin-weis auf die Nothwendigkeit der sphygmomanometrische Messung überflüssig finden werden. Diesen Vorwurf ertrage ich gerne. Ich für meinen Theil meine, mit dieser Wiederholung etwas Gutes zu thun. Die Einführung der Sphygmo-manometrie in die Praxis kann nur einer gründlichen Erkenntniss der Func-tionsstörungen des Herzens zu Gute kommen. Ich wenigstens verdanke dem Sphygmomanometer nicht nur eine Reihe von Belehrungen und Aufklärungen, sondern auch vielfache Anregungen. Ob man meinen Sphygmomanometer, den man in Frankreich den Potain'schen nennt, oder den auf gleichem Principe beruhenden Sphygmomanometer von Riva-Rocci verwendet, ist gleichgültig. Nur die Einführung des Gärtner'schen Tonometers halte ich für verfehlt. Was man mit diesem Apparat misst, das weiss ich nicht; keinesfalls arte-riellen Blutdruck, dessen bin ich sicher.

Eine merkwürdige Ausnahmestellung nimmt, wie sich aus dem statistischen Vergleiche, der in der früheren Tabelle übersichtlich niedergelegt ist, ergiebt, die Angina pectoris ein.

Relativ am häufigsten erscheint die Angina pectoris bei der Pseudo-Angiosklerose, dagegen finden wir sowohl bei der latenten, als bei der manifesten Angiosclerose den gleichen Procentsatz 17. Die relative Häufigkeit der Angina pectoris bei der Pseudo-Angiosclerose steht in voller Uebereinstimmung mit der wiederholt wiedergegebenen Ansicht, dass es sich hier vorwiegend um Störungen nervöser Natur handelt.

Die statistische Thatsache von der gleichen Häufigkeit der Angina pectoris bei latenter und manifester Angiosclerose bedeutet, soweit ich sehe, dass ein auffallender Zusammenhang zwischen schwerer Herzerkrankung und Angina pectoris nicht besteht. Ich habe das früher schon, wenn auch in anderer Weise betont, indem ich darauf hinwies, dass objectiv nachweisbare Herzstörnngen hier nur selten anzutreffen sind. Aus diesem Grunde fand ich mich veranlasst, die Fälle von Angina pectoris zu den leichteren Herzerkrankungen zu zählen.

Wenn wir der bekannten Erfahrung gedenken, dass die Angina pectoris zuweilen mit plötzlichem Herztode endigt, so liegt in der That ein Widerspruch mit dieser Meinung vor. Der Vollständigkeit halber und um nichts unbeachtet zu lassen, hebe ich denselben schon jetzt hervor und werde auf ihn später bei der ausführlichen Besprechung der Angina pectoris näher eingehen. Hier will ich aber schon darauf aufmerksam machen, dass aus der Thatsache, dass man die Angina pectoris in gleicher Häufigkeit sowohl bei der latenten als der manifesten und wie früher gezeigt wurde, auch der Pseudo-Angiosclerose begegnet, wohl gefolgert werden darf, dass die Beziehung zwischen Angina pectoris und hohem Blutdruck, d. i. Angiosclerose, keine so innige ist, als man bisher anzunehmen geneigt ist.

Es ist wohl unleugbar, dass mit der Angina pectoris auch Angiosclerose zugleich vorkommt, aber ein enger Zusammenhang zwischen dem Symptomencomplex Angina pectoris und der Angiosclerose scheint nicht zu bestehen. Das ergiebt sich schon aus der bisherigen Betrachtung Zur Gewissheit wird dies durch die Erfahrung, dass Fälle von Angina pectoris in hinreichender Zahl, auch ohne Verdacht auf eine concurrirende Gefässerkrankung, d. i. unter normalem, selbst niedrigem Blutdrucke, zur Beobachtung kommen. Solche Fälle werde ich später bei der schon wiederholt angekündigten Besprechung der Angina pectoris mittheilen.

Ich komme nun zur casuistischen Betrachtung der Fälle von Herzstörungen und deren Therapie.

In allen Fällen, mit Ausnahme eines einzigen, bestand Kurzathmigkeit in mehr oder weniger ausgesprochenem Grade. Im Falle 179, wo nicht über Kurzathmigkeit geklagt wurde, bestand nur Arhythmie. Das zeigt wieder, dass die Arhythmie als solche noch keine die Muskelarbeit des Herzens betreffende Störung bedeuten muss.

Aus der fast ausnahmslos zu constatirenden Kurzathmigkeit ist für alle Fälle der diagnostische Schluss abzuleiten, dass die Disposition zu secundärer Insufficienz des linken Ventrikels bestand; dass diese Insufficienz einen hypertrophischen linken Ventrikel betraf, muss gleichfalls als sicher hingestellt werden.

Von besonderem casuistischem Interesse sind folgende Fälle. Zunächst der Fall 180, wo die Arhythmie ohne jegliche medicamentöse Behandlung schwand, und der Fall 179, weil hier im Verlaufe die Arhythmie insofern besser wurde, als die Intermissionen seltener auftraten. In der Regel nämlich bedeutet die Arythmie einen Dauerzustand.

Dasselbe gilt auch für den Galopprhythmus. Deshalb sind die Fälle 183 und 185 bemerkenswerth, weil hier ein Abweichen von dieser Regel zu constatiren ist. Im Falle 183 verschwand derselbe im Verlaufe. Im Falle 185 trat eine Aenderung zur Besserung ein, denn der frühere constant hörbare Galopprhythmus wechselte, wie die Auscultation ergab, mit normaler Herzthätigkeit ab.

Im Falle 176 begegnen wir der casuistischen seltenen Complication von Galopprhythmus mit functioneller Mitralinsufficienz und im Falle 187 der Complication von Galopprhythmus mit Herzintermissionen.

Der Fall 172 endlich bedarf einer detaillirten Besprechung wegen der Verschlimmerung, die durch eine bestimmte Veranlassung, nämlich einen forcirten Spaziergang, aufgetreten war. Wie die Anamnese schon ergiebt, ein schwerer Fall, besserte sich auffällig, dessen Befinden nach einer vorsichtig leichten Behandlung und

Darreichung von Jodnatrium. Hierfür sprach, dass der Patient anfing, grössere Spaziergänge zu machen, ohne hierbei wesentliche Athembeschwerden zu empfinden. Kühn gemacht durch den Erfolg, unternahm er aber am 15. August einen grossen Spaziergang, wie es schien, ohne die Vorsicht zu üben, zeitweilig, wie die Vorschrift lautete, auszuruhen.

Am 16. August, also einen Tag hierauf, kam er zu mir mit Klagen über stärkere Athemnoth, deren Provenienz ich sofort entdeckte. Im empfahl nur Ruhe und änderte sonst nichts an der Behandlung. Am 20. August sah ich ihn wieder. Die Untersuchung ergab, dass die Leber sehr stark herabgerückt war, in Folge stärkerer Lungenschwellung. Der Thorax war beim Athmen fast unbeweglich. Man beobachtete nur forcirte Zwerchfellathmung, bei welcher das Abdomen mit jeder Inspiration vorgedrängt wird. Da der Zustand trotz relativer Körperruhe sich nicht änderte, verschrieb ich am 22. August Digitalis. Hierauf erfolgte schon am 25. August vollständige Restitution. Der anscheinende Lebertumor durch Herabrücken der Leber war verschwunden, die Athmung war freier geworden. Unzweifelhaft war hier die Verschlechterung durch Ueberanstrengung des Herzens, vorübergehende Dilatation und verstärkte Insufficienz hervorgerufen worden. Die Herzdilatation ist in solchen Fällen wegen der gleichzeitig hochgradigen Lungenschwellung percussorisch schwer nachzuweisen. Der Nachweis der Lungenschwellung genügt aber vollständig für die Diagnose.

Solchen Herzen muss man mit Digitalis beispringen. Da reicht man mit der physiologischen Therapie nicht aus. Bäder vollends würde ich mich nicht getrauen hier anzurathen und zu versuchen.

Ich komme nun zur Therapie. Diesbezüglich soll vor Allem constatirt werden, dass nur bei zwei von den hier mitgetheilten 23 Fällen die Behandlung erfolglos blieb, in allen übrigen Fällen trat wesentliche Besserung — eine vollständige Heilung ist ja hier ausgeschlossen — ein.

Ohne Medicamente wurden 10 Fälle und ebenso viel auch ohne Bäder behandelt. Nur in 2 Fällen kamen Marienquellbäder zur Anwendung. In 6 Fällen, und zwar in den Fällen 166, 168, 172, 173, 174? und 174, wurde mit Medicamenten einge-

griffen. Vom Falle 172 war schon die Rede. Diesbezüglich will
ich nur nachträglich bemerken, dass Jodnatrium nicht ungünstig
wirkte, dass es aber, nach der Verschlechterung in Folge von
Ueberanstrengung, wirkungslos blieb. Erst Digitalis hob die Herzinsufficienz und Herzdilatation. Im Falle 166 und 173 kamen
Strophanthus und im Falle 168 erst Strophanthus, und als dieser
nicht wirkte, Digitalis zur Anwendung. Im Falle 175 erwies sich
Jodkali günstig.

Eine besondere Besprechung erheischt Fall 174. Er betraf
einen 38jährigen Fettleibigen, mit einem Körpergewicht von 120 Kilo,
der an Dyspnoe, häufigen Catarrhen, manchmal mit blutigen Sputis
laborirt.

Es wurde zunächst mit einer leichten Trinkkur unter Milchzusatz
begonnen und auch Jodnatrium verabreicht. Der Zustand ver-
schlimmerte sich aber unter dieser Behandlung. Am 14. Juni war
auscultatorisch ein starker Lungencatarrh nachweisbar. Im Athmungsmodus war deutliche Lungenstarrheit ausgesprochen. Thoraxathmung
flach, trotz Action der Auxiliarmusculatur am Halse, inspiratorische
Auftreibung des Abdomens. Es ward am 16. Juni das Jodnatrium
ausgesetzt und statt dessen eine Calomelkur eingeleitet. Bald darauf trat reichliche Harnsecretion ein. Der Albumengehalt wurde
geringer. Die am 6. Juni vorgenommene Analyse hatte 0,11 pCt.
Albumen ergeben, am 22. Juni ergab die Analyse 0,009 pCt.
Albumen.

Das Befinden besserte sich schon während der Calomelkur,
der Athem wird freier. Innerhalb 9 Tagen hatte Patient 18 Kilo
seines Körpergewichtes abgenommen. Das war selbstverständlich
nicht Fettabnahme allein, sondern auch Wasserverlust.

IV. Abschnitt.

Manifeste Alters-Angiosclerose.

In diese Gruppe sind jene Fälle aufgenommen, welche sich wieder durch constant hohen Druck auszeichnen, zudem aber das Alter von 60 Jahren erreicht oder überschritten haben.

Nach meinen früheren Auseinandersetzungen zählen auch diese trotz mangelnden Eiweissbefundes im Harne zur manifesten Angiosclerose.

Es soll hier wiederholt werden, dass die Aufstellung dieser Gruppe mit einem schematischen Fehler behaftet ist, weil der Eintritt der Senilität nicht gerade mit dem sechzigsten Jahre beginnt.

Ich will auch diese Fälle in dieselben Gruppen getrennt wie früher vorführen, und zwar zuerst diejenigen, bei denen blos Dyspnoe bestand. Da es nur wenige Fälle sind, bringe ich sie Alle im Text unter.

189. Mann, 61 J. Arthritis. Im Winter einige arthritische Attaquen. War deshalb vor 4 Jahren in Carlsbad. Klagt über Kurzathmigkeit beim Gehen. Stuhlverstopfung.

Ord.: Leichte Trinkkur, Marienquellbäder. Endbefinden gut.

17/8 195, 29/8 195, 5/9 160.

190. Weib, 60 J. Klagt über Kurzathmigkeit beim Gehen. Stuhlverstopfung. Varices.

Ord.: Leichte Trinkkur — Moorbäder —, später Brom. Keine wesentliche Besserung.

3/7 190, 7/7 160, 21/7 175, 3/8 180, 6/8 190.

191. Mann, 60 J. Klagt über schlechten Schlaf, Schwindel und Kurzathmigkeit beim Gehen. War früher starker Raucher.

Ord.: Leichte Trinkkur mit Molkenzusatz. Marienquellbäder. Bedeutende Besserung.

2/8 165, 9/8 150, 12/8 158, 27/8 160.

192. Mann, 68 J. Klagt über Kurzathmigkeit beim Gehen, sonst keine Beschwerden.

Ord.: Leichte Trinkkur mit Milchzusatz und Strophanthus, später statt dessen Digitalis. Athem freier.

5/7 160, 10/7 180, 14/7 165, 18/7 180, 21/7 180, 25/7 160, 31/7 160.

193. Weib, 70 J. Klagt über Kurzathmigkeit.

Ord.: Leichte Trinkkur mit Molkenzusatz, später, da Dyspnoe nicht weicht, auch Strophanthus. Leichte Besserung.

20/6 180, 24/6 170, 4/7 142.

194. Mann, 60 J. Klagt über Kurzathmigkeit. Im Harn Albumen. Herz vergrössert, namentlich rechter Antheil, Halsvenen geschwellt.

Unter leichter Trinkkur auffallende Besserung. Halsvenen schwellen ab. Albumen im Harn verschwindet, Athem freier.

15/8 200, 10/9 165.

Wie die Durchsicht dieser Fälle lehrt, gleichen dieselben vollständig sowohl mit Bezug auf die in denselben obwaltenden Blutdrucksverhältnisse, als mit Bezug auf den Verlauf vollständig den analogen bei der latenten und manifesten Angiosclerose.

Sie widerstehen auch nicht der zweckmässigen, dabei aber leichten Behandlung, bei der, wie wieder betont werden soll, Regelung der Lebensweise, leichte Darmentleerung und systematisch betriebene mässige Körperbewegung die Hauptrolle spielen. Dass letztere nicht eine übermässige sei, darauf muss man bei älteren Leuten besonders achten. Denn gerade diese haben die Neigung, zu übertreiben, und wollen, wenn sie in einem Curorte mit Jüngeren verkehren, es diesen gleichmachen. Da kommt es sehr leicht, wenn ich mich so ausdrücken darf, zum Aufkeimen eines Johannestriebes, unter dem der alte, wenn auch noch rüstige Stamm zum Verdorren gebracht werden kann.

Von den sechs vorgeführten Fällen war nur in einem die Behandlung erfolglos. In diesen sieht man auch nur anfänglich den Blutdruck sinken. Dieses Sinken hält aber nicht an. Zum Schlusse sehen wir wieder die anfänglichen hohen Blutdruckswerthe auftreten.

Die Insufficienz hat sich also weder unter sinkendem, noch unter steigendem Drucke gebessert. Wegen des aufsteigenden Druckes wurde Brom verordnet, aber ohne Erfolg. Moorbäder wurden gut vertragen. Die Patientin nahm sie gerne, sie führten aber zu keinem Resultate, geschadet haben sie gewiss nicht.

In den übrigen Fällen trat durchwegs Besserung ein.

Medicamentöses Einschreiten erwies sich in zwei Fällen, 192 und 193, als nothwendig. Der Erfolg blieb auch nicht aus. Im Falle 192 wurde erst Strophanthus und später Digitalis, im Falle 193 nur Strophanthus verordnet.

Besonders bemerkenswerth ist Fall 194. Er betraf einen Mann im Alter von 60 Jahren. Im Harn war Albumen nachweisbar. Die Diagnose einer manifesten Angiosclerose hatte also eine doppelte Stütze. Für dieselbe sprach sowohl das Alter, als der Eiweissbefund.

Ausserdem konnte aber durch die Untersuchung constatirt werden, dass das rechte Herz erweitert war. Die Hypertrophie des linken Herzens ergab sich schon aus der Blutdruckmessung, die Diagnose derselben resultirte aber auch aus dem Nachweise einer verbreiterten Herzdämpfung. Die Annahme, dass in diesem Falle auch der rechte Ventrikel eine Vergrösserung im Sinne einer Dilatation erfahren habe, erfuhr zudem eine Stütze in der besonders auffallenden Schwellung der Halsvenen. Die diagnostische Deutung dieses Falles erscheint mir durchwegs klar. Es bestand eine secundäre Insufficienz des linken Ventrikels. Im Anschluss an diese kam es zu einer mit Dilatation verbundenen secundären Insufficienz des rechten Ventrikels. Gebessert wurde im Laufe der Behandlung zunächst die Insufficienz des linken Ventrikels. Unter dieser Besserung wurden der Druck und die Füllung des linken Vorhofs geringer. Hiermit schwanden die Widerstände für die Arbeit des rechten Ventrikels. Dieser konnte nun unter geringen Widerständen seinen Inhalt in die Lungenarterien entleeren, und deshalb wich seine Insufficienz. Dem entsprechend sah man auch die Halsvenen abschwellen. Da zugleich hiermit das Albumen im Harn verschwand, so muss angenommen werden, dass Venenstauungen in der Niere in diesem Falle das Auftreten von Albumen verschuldet hatten. Es scheint mir von Wichtigkeit, hervorzuheben, dass die Besserung in diesem Falle ohne Bäder erfolgte und dass diese Besserung mit Sinken des Blutdrucks einherging. Es kamen überhaupt in diesen Fällen nur dreimal Bäder zur Anwendung. In dem mitgetheilten Falle wurden Moorbäder und im Falle 189 und 191 Marienquellbäder genommen. In allen übrigen Fällen nicht.

Wie steht es nun in diesen Fällen mit der Herzdiagnose?

Ueber die functionelle, d. i. über die Disposition zur secundären Insufficienz des linken Ventrikels, kann kein Zweifel obwalten, ebenso wenig über die Arbeitshypertrophie des linken Ventrikels. Wir können aber auch der Diagnose Cardiosclerosis nicht aus dem Wege gehen. Je älter ein Individuum ist, um so begründeter ist die in uns steckende Furcht vor dem pathologischen Anatomen, der uns einen Irrthum vorwerfen könnte.

Die prognostische Vorsicht gebietet aber, selbst bei den leichtesten Fällen von Alters-Angiosclerose — die, wie wiederholt sein soll, auch als manifeste zu gelten hat — Cardiosclerosis zu diagnosticiren. Die allgemeine Diagnose einer manifesten Alters-Angiosclerose kann in Anbetracht des Alters erweitert werden, d. h. man darf hier ohne Weiteres auch Arteriosclerose diagnosticiren. Auch diese Diagnose ist eine Concession an die pathologischen Anatomen, aber eine wohl berechtigte.

Es seien nun die Fälle vorgeführt, bei denen Anfälle von Asthma cardiale nachweisbar waren.

195. Mann, 61 J. Leidet an Anfällen von Asthma mit deutlichem Rasseln und Expectoration von blutig-schaumigen Sputum. Erster Anfall trat nach einem Coitus auf. Die thoracale Athmnng ist sehr flach. Im Harn kein Albumen.
Ord.: Leichte Trinkkur mit Milchzusatz. Früher starker Raucher.
16. Juni. Pat. klagt über Beklemmungsgefühle und schweren Athem, es wird Jodnatrium angewendet. Hierauf Besserung und schliesslich sehr gutes Befinden.
11/6 180, 16/6 180, 1/7 170.

196. Mann, 68 J. Pat. leidet seit mehreren Jahren an Anfällen von Asthma, die des Nachts auftreten. Hierbei ausgesprochene Orthopnoe. Auch Kurzathmigkeit.
Ord.: Leichte Trinkkur und ausserdem Tinct. lobel. mit Tinct. Bellad. Die Anfälle verschwinden. Im Harn kein Albumen.
7/6 180, 4/7 160.

197. Mann, 65 J. Klagt über Kurzathmigkeit. Thoracale Athmung flach. Inspiratorisches Einziehen des Epigastriums. Im Harn Spur Albumen.
Nach leichter Trinkkur und Strophanthus auffallende Besserung. Anfälle bleiben aus, Athem frei.
2/8 155, 5/8 158, 15/8 120, 19/8 140, 27/8 140.

Sämmtliche drei Fälle lehren, dass selbst schwerere Fälle — als solche sind nach meinen früheren Auseinandersetzungen jene zu betrachten, bei welchen nicht nur die Neigung zur Dyspnoe, son-

dern auch zu asthmatischen Anfällen besteht — noch der Behandlung zugängig sind. Im ersten Falle, bei dem die Anfälle
unter deutlichem Lungenödem auftraten, genügte die einfache Behandlung nicht. Es traten wohl keine Anfälle auf, aber die Athemnoth wich nicht. Es wurde in Folge dessen ein Versuch mit Jodnatrium gemacht, der, wie man sieht, nicht ohne Erfolg blieb.

Auch in den anderen zwei Fällen musste medicamentös ein-
geschritten werden. Im zweiten Falle liess ich eine Mischung von
Tinct. lobeliae mit Tinct. strophanthi und im dritten Falle bloss
Strophanthus nehmen. In dem Capitel, das ich der Therapie widme,
werden die Motive auseinandergesetzt werden, welche mich zum
Versuche mit Lobelia und Belladonna veranlassten. Dass Herztonica indicirt sind, versteht sich von selbst.

Mit Bezug auf das Verhalten des Blutdrucks ist der letzte
Fall 195 besonders bemerkenswerth. Hier finden wir nämlich nur
im Anfange höhere, aber nicht besonders hohe Blutdruckwerthe.
Während der Behandlung sinkt der Blutdruck bis zur Norm. Wäre
nicht zugleich der Albumenbefund und das höhere Alter vorgelegen,
so hätte ich denselben als einen Fall von Pseudo-Angiosclerose
ansehen müssen. Jedenfalls gilt für denselben die Erwägung, dass
die Gefässveränderung eine relativ geringfügige und die Herzstörung
eine relativ grosse ist. Allerdings muss noch die Frage aufgeworfen werden, ob nicht in früherer Zeit ein höherer Blutdruck
bestand und der gegenwärtige geringere Blutdruck darauf zurückzuführen ist, dass die Gefässe sich mittlerweile dilatirt haben.

Von Bädern wurde in allen Fällen abgesehen. Warum, das
brauche ich nicht mehr auseinanderzusetzen. Es sei nur an den
früher mitgetheilten Fall erinnert, wo ich einen Anfall von Asthma
cardiale mit Lungenödem nach einem Bade beobachtete.

Aetiologisch ist der erste Fall von Interesse, weil hier der
erste asthmatische Anfall nach einem Coitus auftrat.

Pathognomisch wichtig ist die eigenthümliche flache Thoraxathmung mit Einziehung des Epigastriums, das ich als charakteristisch für das Bestehen einer chronischen Lungenschwellung und
Lungenstarrheit hinstelle. Man findet dieselbe in zweien von den
drei mitgetheilten Fällen.

Die functionelle Herzdiagnose lautet für alle Fälle: Secundäre
Insufficienz des linken Ventrikels mit ausgesprochener Labilität des

Herzens, die anatomische Diagnose Cardiosclerosis. Diese letztere dürfen wir auch mit sclerotischer Veränderung der Artt. coronariae cordis in Zusammenhang bringen. Wir brauchen hierbei nicht an vollständigen Verschluss dieser das Herz mit Blut speisenden Gefässe zu denken, wohl aber an eine Verengerung ihres Lumens. Ich lege auf diese Annahme besonderen Werth, weil auf Grund derselben das spontane Auftreten der asthmatischen Anfälle erklärlich erscheint. Wenn nämlich die Artt. coronariae auf sclerotischem Wege stenosirt sind und sich zu dieser Stenose nur ein ganz leichter Gefässkrampf hinzugesellt, so muss eine Ischämie des Herzens entstehen, und diese kann leicht jene Functionsstörung nach sich ziehen, welche Anlass zur Entstehung der Asthma cardiale mit oder ohne Lungenödem bietet.

An die Annahme, dass in solchen Fällen bereits Sclerosirung der Artt. coronariae besteht, schliesst sich von selbst die allgemeine Diagnose Arteriosclerose. Denn die Stämme der Kranzadern zählen bereits zu den Arterien mittleren Calibers. So wie diese können auch schon die grösseren Arterien, selbst der Aortenbogen, Brust- und Bauchaorta sclerosirt sein.

Die Gruppe, welche die Fälle von Angina pectoris in ihrer ausgesprochenen Form enthält, fehlt hier vollständig. Nur in den folgenden Fällen findet man einen Fall von abortiver Angina pectoris. Das muss schon hier besonders betont werden, doch werde ich später noch ausführlicher darauf zurückkommen.

Die objectiv nachweisbaren Störungen der Herzfunction sind dagegen auch in der Alters-Angiosclerosis vorfindlich.

Ich führe zunächst die Fälle von Störungen der Herzrhythmie vor.

198. Mann, 65 J. Klagt seit zwei Jahren über Kurzathmigkeit. Deutliche Arthritis an Fingern sichtbar.
Herzaction arhythmisch, auch Bradycardie. Pulsfrequenz 58.
Nach Trinkkur mit Milchzusatz gut.
26/7 160, 12/8 140, 19/8 150.

199. Mann, 65 J. Klagt über Kurzathmigkeit. Herzaction arhythmisch.
Ord.: Leichte Trinkkur. Ausserdem Digitalis mit Extr. Belladonnae.
Die Arhythmie verschwindet nach dieser Behandlung und der Athem wird freier. Nach Aussetzen von Digitalis mit Belladonna erscheint wieder Arhythmie, aber der Athem bleibt dauernd gut.
5/6 195, 26/6 170.

200. Mann, 63 J. Klagt über Kurzathmigkeit beim Gehen. Bronchitis. Herzklopfen. Fettleibigkeit. Arhythmische Herzaction. (War früher in Nauheim — dort wurde angeblich Anämie diagnosticirt — mit gutem Erfolge.

Leichte Trinkkur mit Milchzusatz. Gewichtsabnahme 6 Kilo. Athem freier.

30/6 180, 10/7 170, 26/7 140, 25/7 140.

201. Mann, 64 J. Pat. klagt über leichte Anfälle von Asthma und Praecordialdruck mit Angstgefühl (abortive Angina pectoris). Puls stark arhythmisch.

Keine Trinkkur, nur pro forma Waldquelle, später Strophanthus, hierauf Athem besser. Klagt jetzt nur über Praecordialbeklemmungen in kurzen, leichten Anfällen. Deshalb Natr. nitros. Hierauf Besserung.

4/6 180, 13/6 138, 15/6 150, 17/6 168, 23/6 150, 26/6 175, 30/6 165, 4/7 173.

Von diesen Fällen verdient der unter 198 angeführte deshalb besondere Erwähnung, weil hier mit Arhythmie zugleich Bradycardie bestand. In diesen Fällen reichte die einfache Behandlung nicht aus. Im zweiten Falle 199 ward ein Digitalisinfus. verordnet, dem Extr. Belladon 0,005 p. d. beigegeben wurde. Letzteres wegen der Arhythmie. Nach dieser Medication verschwand in der That die Arhythmie und kehrte wieder, als dieselbe ausgesetzt wurde. Der dritte Fall 200, ein Fettleibiger, war früher in Nauheim; dort wurde er als Anämiker behandelt. Es ging ihm auch dort gut. Das zeigt aber nur, dass er Bäder vertrug. In Marienbad ging es ihm auch gut und zwar ohne Bäder. Zudem nahm sein Körpergewicht um 6 Kilo ab, ein Vortheil, der nicht zu unterschätzen ist.

Im vierten Fall kam ausser allgemein diätetischen Maassnahmen Strophanthus in Verwendung.

Es ist dies der einzige Fall von abortiver Angina pectoris, auf den ich schon früher hingedeutet habe. Wegen der anginösen Beschwerden liess ich Natrium nitrosum nehmen. In dem günstigen Erfolg ist in diesem Falle zugleich eine Bestätigung der Diagnose Angina pectoris zu erblicken. Für diese Diagnose spricht auch der auffallende Wechsel des Blutdrucks. dem wir hier begegnen. Die Blutdruckschwankungen sind offenbar der Ausdruck des starken Wechsels von Erregungszuständen.

An die Fälle von Arythmie reihen sich die von Galopprhythmus. Fälle von Parakinese, d. i. functionelle Mitralinsufficienz, kamen mir nicht zur Beobachtung.

202. Mann, 69 J. Klagt über Kurzathmigkeit und Schwindel. Fettleibigkeit. Galopprhythmus.

Ord.: Trinkkur und Purgantien — gut.

18/7 190, 26/7 180, 6/8 185, 15/8 178.

203. Mann, 69 J., fettleibig, 89 Kilo. Keine Beschwerden. Galopprhythmus.

Leichte Trinkkur. Endbefinden gut.

18/7 185, 26/7 180, 6/8 185, 15/8 178.

204. Weib, 64 J. Klagt über Magenbeschwerden. Aussehen auffallend anämisch. Athem frei. Herzklopfen. Galopprhythmus.

Nach leichter Trinkkur mit Milchzusatz gut.

16/8 210, 20/8 200, 23/8 180.

205. Mann, 60 J. Klagt seit 12 Jahren über Kurzathmigkeit. Schnupft stark, kein Raucher. Galopprhythmus.

Nach leichter Trinkkur mit Milchzusatz gut.

4/6 190, 8/6 182, 11/6 185.

Aus diesen, wie aus den früheren Fällen ist wieder ersichtlich, dass selbst Herzen, deren Contractionsweise keine normale ist, wie der Galopprhythmus zeigt, sehr wohl im Stande sind, eine Arbeit zu leisten, die dem normalen Athmungsbedürfniss nachzukommen vermag. Dass man in solchen Fällen bei der Behandlung besonders vorsichtig verfahren, namentlich starke Körperbewegung vermeiden lassen muss, halte ich für so selbstverständlich, dass ich hierüber kein Wort verliere. Bäder halte ich für contraindicirt. Dagegen lege ich grosses Gewicht auf die ableitende Methode, unter welcher wir in der That in allen Fällen den Blutdruck, wenn auch nicht beträchtlich absinken sehen. Zur medicamentösen Behandlung fand ich keinen Anlass, weil die Besserung schon nach kurzer Zeit erfolgte. Die Herzdiagnose lautet wohl hier mit Sicherheit secundäre Insufficienz und Cardiosclerosis.

Es lässt sich wohl von vorn herein erwarten, dass bei der manifesten Alters-Angiosclerose die schwereren Fälle die leichteren an Zahl überwiegen. Zu einem bestimmten Ausspruche gelangen wir, wenn wir wieder den statistischen Vergleich vornehmen. Dieser ergiebt, dass unter 17 Fällen 6 Fälle vorkommen, die bloss an Dyspnoe litten. Das sind die leichteren. Auf diese kommen also 35 pCt. Die anderen, zu denen die Fälle von Asthma und Herzstörungen gehören, das sind 11, entsprechen etwas über 64 pCt.

Nach dieser Richtung gleicht also die manifeste Alters-Angiosclerose der mit Albumen einhergehenden manifesten Angiosclerose
bei verhältnissmässig Jüngeren.

Zur manifesten Angiosclerose zähle ich noch eine Reihe von
Fällen, · bei denen das Auftreten mehr weniger leichter apoplectischer Insulte constatirt wurde, und solche, wo apoplectische Insulte wohl fehlten, aber zweifellos die Disposition zu denselben
anzunehmen war. Ich gebe dieser Gruppe die Aufschrift manifeste Cerebral-Angiosclerose.

V. Abschnitt.
Manifeste Cerebral-Angiosclerose.

206. Mann, 52 J. Vor 3 Jahren Ptosis am linken Auge — damals schon Albumen im Harne —, letzte Analyse 0,175 pCt. Fettleibigkeit. 90 Kilo.

Ord.: Leichte Trinkcur Moorbäder — gut.

10/8 220, 15/8 165, 18/8 158, 26/8 185.

207. Mann, 50 J. Vor einem Jahre nach einem Schrecken Einschlafen der rechten Hand und Finger. Schon seit 8 Jahren Albumen im Harn constanter.

Hat auf Anrathen seines Arztes in letzter Zeit Jod genommen.

Leichte Trinkkur mit Milchzusatz. Endbefinden gut.

20/7 200, 29/7 200, 11/8 200.

208. Mann, 58 J. Hatte im Mai vorigen Jahres leichten apoplectiformen Anfall. Am Morgen beim Aufwachen Aphasie mit rechtsseitiger Parese. Jetzt noch Anzeichen von rechtseitiger Facialis-Parese. Im Mai dieses Jahres, also vor ca. 4 Wochen wiederholte sich ein ähnlicher Anfall, der aber nur eine Stunde dauerte.

Sonst keine Beschwerden. Prophylactische Cur.

Leichte Trinkkur mit Milchzusatz unterstützt durch Purgans.

23/6 180, 2/7 187, 19/7 165.

209. Mann, 48 J. Hatte vor 3 Jahren einen leichten apoplectischen Anfall. Darauf durch 11 Wochen Milchkur. Klagt jetzt über leichte Kurzathmigkeit. Kopf eingenommen. Zeitweilig Herzklopfen. Im Harn Spur Albumen.

Nach leichter Trinkkur mit Milchzusatz Befinden gut. Keine Eingenommenheit.

22. Mai. Messung unmittelbar nach Gehen.

18/5 160, 22/5 200, 25/5 178, 28/5 165, 31/5 178, 6/6 182, 16,6 175.

210. Mann, 60 J. Vier Monate vorher Anfall von Sprachstörung mit Druckgefühl im Kopfe — Schwäche in den Füssen — Cur prophylactisch.

Leichte Trinkkur mit Milchzusatz. Marienquellbäder. Ausserdem: Bromnatrium mit Jodnatrium.

4/7 180, 6/7 180, 17/7 160, 24/7 160, 30/7 162.

13*

211. Mann, 63 J. Hatte voriges Jahr einen apoplectischen Insult. Mitten in der Nacht Lähmung des linken Armes mit Gefühl von Todtsein und Kriebeln in den Fingern. Nach $1^1/_2$ Stunden stellt sich wieder Beweglichkeit her. Nur zeitweilig noch Paraesthesien in den Fingern. Jetzt zeitweilig Schwindel, Eingenommenheit des Kopfes, Congestionen.

Leichte Trinkkur mit Purgans. Befinden gut.

15/6 165, 19/6 160, 24/6 160, 28/6 180, 29/6 140, 3/7 140, 8/7 145.

Ein Jahr später kam der Pat. wieder mit dem Berichte, dass es ihm sehr gut gehe, nach Marienbad, kam aber nur einmal in die Sprechstunde.

Bd = 150.

212. Mann, 47 J. Pat. litt früher an asthmatischen Zuständen. Im Harn Albumen. Vor ungefähr 3 Monaten hatte er einen Anfall von starkem Schwindel mit Schwächegefühl in den Füssen, sowie Kriebeln und Ameisenlaufen in der rechten oberen und unteren Extremität. Vorübergehend war auch nach dem Anfalle eine rechtsseitige Facialisparese zu contatiren. Albumengehalt 0,05 pCt. Leichte Kurzathmigkeit.

Jetzt klagt Pat. über Schwindel, Stuhlverstopfung. Die rechte Hand ist noch immer schwächer. In die Finger Paraesthesie zeitweilig. Galopprhythmus.

Nach leichter Trinkkur mit Milchzusatz Besserung.

21/6 200, 24/6 200, 27/6 195, 2/7 190.

213. Mann, 70 J. Hatte schon mehrmals Anfälle von Sprachstörung. — Amnesie. Ausfall von Worten.

Prophylactische leichte Trinkkur.

26/5 180, 29/5 185, 12/6 180.

214. Mann, 68 J. Pat. hat im verflossenen Wochen einen apoplectischen Anfall in Folge sehr starker Gemüthsbewegung. Pat. ist Alkoholiker. Trinkt sehr viel. Nach dem Anfall, der in Aphasie und Amnesie betand, blieb Schwäche in den untern Extremitäten zurück. Sehkraft vermindert.

Augenbefund: Augenhintergrund normal, umschriebene Trübungen der Linse. Corticalschichte im Pupillengebiete. Hemianoptischer Defect des rechten Gesichtsfeldes durch Herderkrankung in der grossen Hemisphäre.

1/7 185, 4/7 195, 19/7 185.

215. Mann, 64 J. Pat. hatte — nach Bericht des Arztes — im Laufe des Jahres mehrere kleine Insulte, die wohl auf kleine Haemorrhagien in Cerebro zu beziehen waren. Von einem ist eine rechtsseitige Abducenslähmung zurückgeblieben.

Klagt jetzt über Schwindel, Kopfschmerz — Herzintermissionen. Stuhlverstopfung.

Ord.: Leichte Trinkkur, unterstützt durch Purgans.

Vorübergehend wegen Arhythmie Stropbanthus mit Belladonna. Anhaltende Besserung.

3/7 160, 11/7 200, 19/7 220, 22/7 210.

216. Mann, 62 J. Hatte vor mehreren Jahren einen apoplectischen Insult, jetzt noch Hemianopsie. In letzter Zeit zunehmende Fettleibigkeit. Am Herzen ein die Systole begleitendes systolisches Geräusch zu hören, das ich als cardiopneumatisches deute. Dasselbe verschwindet nach einigen Tagen. — Vielleicht functionelle Mitralinsufficienz. Leichte Kurzathmigkeit und Herzklopfen.

Unter leichter Trinkkur Befinden besser, Athem freier.

5/6 162, 7/6 160, 14/6 158, 15/6 150, 17/6 145, 28/6 148.

217. Mann, 72 J. Hatte vor Kurzem einen rasch vorübergehen Anfall von Aphasie. Zugleich hiermit linksseitige Facialislähmung. Letztere ist noch deutlich bemerkbar. Pat. klagt ausserdem über Congestionen und Schwindel. Gesichtsvenen stark erweitert. Varices. Im Harn kein Albumen. Keine Athembeschwerden.

Leichte Trinkkur. Befinden gut.

20/5 175, 22/5 158, 28/5 165, 29/5 162, 3/6 160, 15/6 162.

218. Pat., 73 J. Seit mehreren Jahren Paralysis agitans. Ausserdem neuralgische Schmerzen im rechten Oberschenkel. Stuhlverstopfung.

Ord.: Leichte Trinkkur, unterstützt durch Purgantien. — Moorbäder. Besserung.

5/6 180, 8/6 180, 26/6 165, 30/6 160.

Die Bezeichnung Cerebral-Angiosclerose erscheint mir als eine wohlberechtigte. Mit ihr verbindet sich die Vorstellung, dass die Cerebralgefässe sclerosirt, in Folge dessen brüchig, leicht zerreisslich sind. Hierdurch ist die Bedingung zu Blutungen gegeben.

Auf eine derartige Beschaffenheit der Gehirngefässe schliessen wir mit Sicherheit, wenn wirkliche apoplectische Insulte verhergegangen sind. Diese erscheinen uns auch vollkommen verständlich, wenn wir den hohen Blutdruck in Betracht ziehen, den wir in solchen Fällen später nachzuweisen im Stande sind.

Aus dem hohen Blutdrucke können wir allerdings nicht direkt die diagnostische Annahme ableiten, dass die Gehirngefässe sclerotisch degenerirt sind, den Sitz der Gefässwiderstände, welche den hohen Blutdruck veranlassen, müssen wir, wie schon mehrmals betont wurde, in die Visceralgefässe verlegen. Da wir aber wissen, dass die Angiosclerose einen Process darstellt, der sich nicht bloss auf die Visceralgefässe beschränkt, sondern sich auch in anderen Gefässgebieten, also auch in dem der nervösen Centralorgane ausbreitet, so müssen wir da, wo wir aus dem hohen Blutdrucke direct viscerale Angiosclerose diagnosticiren, auch der Vorstellung Spielraum gewähren, dass u. A. auch die Gehirngefässe sclerosirt sind.

Diese Vorstellung gewinnt an Festigkeit, wenn Erscheinungen vorliegen, die als Prodromalstadium von jenen zu betrachten sind, welche eintreten, wenn es zur wirklichen Gehirnblutung kommt. Wir werden nach dieser Richtung das vorliegende Material einer genaueren Discussion unterziehen. Vorher sollen zwei Fragen aufgeworfen und beantwortet werden.

Die erste lautet: In welcher Beziehung steht der hohe Blutdruck zur Gehirnblutung?

Das eine solche besteht, ist unleugbar. Denn ein hoher Blutdruck ist immer mit einer stärkeren Füllung der Gehirngefässe innig verknüpft. Mit dieser stärkeren Füllung muss eine Volumsvermehrung des Gehirns und eine Steigerung des Gehirndrucks eintreten. Die Volumsveränderungen des Gehirns darf man sich nicht als grosse vorstellen. Die Grenzen derselben sind durch die Dehnbarkeit der das Centralnervensystems einhüllenden Wandungen gegeben. Von diesen Wandungen ist der grösste Theil, da er aus Knochen besteht, starr, also undehnbar. Dehnbar ist nur jener Theil der Dura, der da liegt, wo die einzelnen Wirbel an einander stossen. Dementsprechend kann die Vergrösserung des Gehirnvolums unter stärkerer Füllung der Gehirngefässe nur eine sehr geringe sein. Der Gehirndruck kann aber beträchtlich vermehrt sein. Dass der Gehirndruck sich bei stärkerer Blutfüllung vermehrt, lehrt deutlich der Thierversuch. Bei jedem Eingriffe, der den Blutdruck zum Steigen bringt, also bei Ischiadicusreizung, beim Zusammenpressen des Bauches wächst, wie ich in Versuchen, die in meinem Laboratorium angestellt wurden, zu sehen Gelegenheit hatte, der Gehirndruck. In Versuchen, welche Prof. v. Zeissl vor einigen Jahren in meinem Laboratorium ausführte, sah ich gleichfalls den Gehirndruck nach Strychnin mächtig ansteigen. Es ist also die Vorstellung, dass bei hohem Blutdrucke das Gehirn einem relativ hohen Drucke ausgesetzt ist, nicht zurückzuweisen. Dieser höhere Gehirndruck hat aber mit der Gehirnblutung nichts zu schaffen, d. h. hoher Gehirndruck ist keine Bedingung für Gefässzerreissung, demnach für Blutung. Im Gegentheile, im hohen Gehirndrucke kann man eher einen Schutz erblicken, der die Gefässe vor dem Zerreissen bewahrt. Er bedeutet eine Belastung der Gefässwand von Aussen. Der hohe Blutdruck aber bedeutet eine Belastung der Gefässwand von Innen, in ihm liegt also die hauptsächliche Entstehungsbedingung der Gefässzerreissung. Wie mächtig diese Bedingung ist, davon konnte ich mich bei einem Versuche überzeugen. Es war das Gehirn eines Hundes an einer Stelle blossgelegt. Die Dura war entfernt, und aus der Pia und dem Gehirne sickerte spärlich Blut. Es wurde der Ischiadicus gereizt, der Blutdruck stieg und am freigelegten Gehirn entstand mit einem Male eine profuse Blutung. Beim Entstehen einer Apoplexie spielt also nebst der durch Sclerose bedingten Zerreisslichkeit der Gefässe die Blutdrucksteigerung gewiss eine wichtige Rolle.

Vor einigen Monaten konnte ich an meiner Abtheilung auf der Poliklinik die Steigerung des Blutdrucks mitten in einem apoplectischen Insulte, der zum Tode führte, direct mittelst sphygmomanometrischen Messung constatiren. Während der beginnenden Lähmung und Sprachstörung stieg der Blutdruck von 170 auf 200 mm Hg. Der Fall war für mich sehr lehrreich, weil durch die Obduction nicht bloss die Gehirnblutung nachgewiesen wurde, sondern durch dieselbe eine hochgradige Sclerosirung der Aorta und der Cruralis constatirt wurde. Es bestand also hier zweifellos eine vorgeschrittene Angiosclerose.

Die zweite Frage lautet: Kann eine Sclerose der Gehirngefässe bestehen, ohne dass hierbei der Blutdruck gesteigert erscheint?

Wenn, was ja nicht auszuschliessen ist, nur die Gehirngefässe sclerosirt, die Visceralgefässe aber intact sind, so kann es nicht zu einer dauernden Steigerung des Blutdrucks kommen. Für eine derartige localisirte Sclerose der Hirngefässe, deren Vorkommen nach den Untersuchungen Heubner's bei luetischer Infection sichergestellt ist, hätten wir im Verhalten des Blutdrucks kein diagnostisches Merkmal, denn selbst ad maximum gesteigerte Widerstände im Gefässgebiete des Gehirns haben keine Blutdrucksteigerung zur Folge. Man kann im Thierversuche die beiden Carotiden unterbinden, ohne den Blutdruck merklich zum Steigen zu bringen. Vollständige Anaemisirung des Gehirns durch Unterbindung der Carotiden und Vertebrales bringt zwar den Blutdruck zum Steigen, aber nicht deshalb, weil der Gefässwiderstand vermehrt, sondern

weil durch die Anämie ein Reiz geschaffen wird, der die vasomotorischen Centren in der Medulla oblongata in Erregung versetzt.

Die Diagnose einer localisirten Sclerose der Gehirngefässe lässt
sich also aus dem Blutdruck nicht machen. Ich habe der Vollständigkeit halber diese Betrachtung hier eingefügt. Auf unsere
Fälle bezieht sich dieselbe nicht, denn hier liegt sicherlich die
Combination einer Visceral-Angiosclerose mit einer cerebralen Angiosclerose vor.

Bei dieser Combination dürfte es auch am häufigsten zu Gehirnblutungen kommen. Ob es bei der localisirten Cerebral-Angiosclerose ebenso häufig zu Gehirnblutungen kommt, vermag ich nicht
zu entscheiden. Ein begünstigendes Moment läge hier jedenfalls
in dem Umstande, dass der Gehirndruck, somit die Aussenbela-
stung der Gefässe kein hoher wäre. In Folge dessen konnte jede
Innenbelastung der Hirngefässe, die stärker wäre als die normale,
also schon eine geringe Blutdrucksteigerung, wie sie durch Affecte,
Gemüthsbewegung, reichliche Mahlzeit etc. hervorgerufen wird,
schon den Anlass für eine Gehirnblutung abgeben.

Nach diesen allgemeinen Betrachtungen will ich mich den
früher vorgeführten Fällen zuwenden.

Unter den 13 Fällen finden wir 7, also mehr als die Hälfte,
in denen mit Bestimmtheit meiner Beobachtung und Behandlung
leichte apoplektische Insulte vorhergingen. Es sind die Fälle 207,
208, 210, 213, 214, 215 und 216.

In solchen Fällen muss man bei der Behandlung das Haupt-
augenmerk darauf richten, dass der Blutdruck auf einen möglichst
tiefen Werth gebracht werde. Die Behandlung hat also vor Allem
eine streng prophylaktische zu sein. Ich kann mir gar nicht vorstellen, dass man diesem Ziele ohne Blutdruckmessung nachstreben
kann. Mit der Fingerschätzung allein tappt man wie im Finstern
und ist nie im Stande, zu beurtheilen, ob man dem Ziele nahe
oder ferne ist.

In dem ersten Falle 207 liess sich, soweit man den wenigen
Messungen entnehmen kann, dieses Ziel erreichen, der Blutdruck
sank von 180 auf 165, also um circa 9 pCt. Im zweiten Falle
zeigte trotz äusserster Vorsicht in der Behandlung der Blutdruck
immer die Neigung zum Steigen. Als ich unmittelbar nach einem
Spaziergange den Patienten mass, fand ich zu meinem Schrecken

sogar einen Blutdruck von 200 gegenüber dem Ausgangsdruck von 160, also eine Steigerung um 25 pCt. Nichts desto weniger war Patient mit seinen Befinden zufrieden. Denn seine Athmung und sein Kopf waren freier geworden. Ich war es nicht. Befriedigt war ich erst vom Falle 210, bei dem nach Verlauf von 14 Tagen unter einer milden Trinkkur, die durch Purgantien unterstützt wurde, der Blutdruck auf 140, also zur Norm sank und dauernd niedrig blieb. Ich sah den Mann ein Jahr später, aber nur einmal, denn er hielt sich für so gesund, dass er den Arzt sparte. Sein Blutdruck war nicht wesentlich gestiegen. Der Fall 213 verhielt sich so wie Fall 208. Auch im Falle 214 konnte ich es trotz Darreichung von Purgantien nicht zu einer Erniedrigung des Blutdrucks bringen. Im Falle 215 dagegen war das Resultat ein befriedigendes. Der Blutdruck sank ähnlich wie im Falle 210. Relativ günstig verlief mit Bezug auf meine therapeutische Forderung auch der Fall 216.

Wie man sieht, beschränke ich mich in allen Fällen auf eine einfache prophylactische Cur. Ich war mir bewusst, nicht viel besser machen zu können, und zufrieden, den Status quo zu erhalten. Die Aufgabe des Arztes erblicke ich hier zumeist in der gewissenhaften Beaufsichtigung und dem Fernhalten von Schädlichkeiten.

Zum Zwecke dieser Beaufsichtigung ist die Blutdruckmessung unerlässlich[1]).

In den Fällen 205, 206, 209, 211 und 212 waren apoplektische Insulte nicht vorhergegangen, doch stösst man hier auf Erscheinungen, die als Prodrome betrachtet werden können, so dass man sagen kann, es bestehe hier eine Disposition zur Apoplexie.

Im Falle 205 bekam Patient eine Ptosis am linken Auge, die jetzt nicht mehr besteht. Bei Fall 206 trat nach einem Schrecken das Gefühl von Einschlafen der rechten Hand ein. Der Fall 209

---

[1]) Ich stehe mit dieser meiner Ansicht durchaus nicht isolirt. Mein verehrter Freund Dr. Federn, der in mehreren Publicationen auf den Werth der Blutdruckmessung in der Praxis die Aufmerksamkeit lenkte, schickte mir vor 2 Jahren einen Patienten nach Marienbad, der einige Monate vorher einen leichten apoplektischen Insult erlitten hatte mit dem ausdrücklichen Ersuchen, ihn ja häufig zu messen, damit man für die Wirkung des Abführmittels, das ihm verordnet war, eine sichere Controle hätte.

berichtet, dass er mehrere Male Anfälle von Sprachstörungen hatte, die mit Druckgefühl im Kopfe verbunden waren. Im Falle 211 erscheint als Prodrom ein Anfall von starkem Schwindel, der mit Schwächegefühl in den Füssen, Kriebeln und Ameisenlaufen in der rechten oberen und unteren Extremität einherging; es war auch vorübergehend eine rechtseitige Facialislähmung zu constatiren. Man darf wohl in diesem Falle eine Capillar-Apoplexie diagnosticiren. Im Falle 212 traten mehrmals Anfälle von Sprachstörungen mit Amnesie auf.

Mit Bezug auf die Behandlung haben auch hier die gleichen Principien zu gelten wie früher.

Therapeutisch bemerkenswerth ist Fall 205. Hier liess ich Moorbäder nehmen. Unter dem Gebrauch derselben sank der Blutdruck beträchtlich. Ein Beweis, wie wenig berechtigt die Angst vor Moorbädern ist.

Im Falle 209 verordnete ich, da Patient über Schwäche in den Füssen klagte, Marienquellbäder, gab aber zu gleicher Zeit, um der etwa blutdrucksteigernden Wirkung der Bäder zu begegnen, Bromnatrium mit Jodnatrium. Der Erfolg war ein guter.

Im Falle 217 besteht schon seit mehreren Jahren Paralysis agitans. Derselbe wurde nach Marienbad geschickt, weil er zugleich an Stuhlverstopfung und neuralgischen Schmerzen am linken Oberschenkel litt. Auch hier liess ich Moorbäder nehmen, während deren Gebrauch nicht nur Besserung eintrat, sondern auch ein Sinken des Blutdrucks constatirt wurde.

Wie steht es nun mit dem Herzen in diesen Fällen? Nur in zwei Fällen kann man von einer Herzaffection sprechen. Im Falle 208 klagt Pat. über Kurzathmigkeit und im Falle 210 lehrte die Untersuchung, dass Galopprhythmus bestand. Pat. klagte aber nicht über Kurzathmigkeit. Es muss diese letztere Thatsache betont werden, weil wir wieder aus ihr ersehen, dass auch bei Herzen, die nicht zur Insufficienz neigen, jene Ungleichmässigkeit der Action bestehen kann, die im Galopprhythmus zum Ausdruck kommt.

VI. Abschnitt.
Blutlauf und Blutvertheilung bei Angiosclerose.

Dem Plane des vorliegenden Buches entsprechend, wurde dem Verhalten des Herzens bei Angiosclerose das hauptsächlichste Interesse zugewendet.

Eine klinische Betrachtungsweise aber, die im Boden physiologischer Anschauungen wurzelt, darf nicht das Herz, wie es der pathologische Anatom zu thun gewohnt ist, als isolirtes Organ behandlen, muss vielmehr stets bei der Vorstellung verweilen, dass Herz und Gefässe ein Ganzes bilden, und dass die Einsicht in das Verhalten des Herzens nicht als solche, sondern um ihres Zusammenhanges willen mit dem Blutlaufe, d. i. mit der Ernährung der von den Blutgefässen versorgten Organe wichtig erscheint.

Es erscheint deshalb nothwendig, uns auch mit dem Blutlaufe. als Ganzes, vor Allem mit der Blutvertheilung zu beschäftigen.

Die Frage, auf welche die nachfolgende Discussion einzugehen hat, lautet: Welche Aenderungen gehen im Blutlaufe vor sich, wenn ein grosser Theil des Körperarteriengebietes von sclerotischen Processen ergriffen ist.

Die Ueberlegung geht von einem Versuch aus, von dem ich schon gesprochen, nämlich von der Reizung der Nn. splanchnici. Durch diese Reizung erzeugen wir eine physiologisch, d. i. durch Gefässkrampf bewirkte Visceral-Angiosclerose.

Welche Aenderungen gehen nun hierbei im Blutlaufe und der Blutvertheilung vor sich.

Hierüber müssen wir zunächst orientirt sein. Ueberlegen wir zunächst, was bei der Splanchnicusreizung geschieht.

Im gesammten arteriellen Zuflussgebiet des Pfortadersystems contrahiren sich, wie ich vor vielen Jahren gezeigt habe, die kleinen und kleinsten Arterien, und wie später auch von Mall gezeigt wurde, sogar die kleinen Venen, die aus dem Capillaren stammen.

Das Blut wird in Folge dessen aus dem Zuflussgebiete, wie das Wasser aus einem Schwamme ausgepresst und gelangt im mächtigen Strome zunächst in die Vena porta und von da ins Herz. Die Organe, aus denen dieses Blut ausgepresst wurde, d. i. der gesammte Intestinaltract, der Magen mit inbegriffen, so wie die Milz werden blutleer und sämmtliche andere Organe — die Nieren ausgenommen, deren Gefässe ebenfalls dem Einflusse des Splanchnicus unterliegen — werden stärker mit Blut gefüllt. In den Muskeln, der Haut, dem Gehirn etc. ist der Blutgehalt gewachsen. Es hat eine Umlagerung des Blutes aus dem Pfortadergebiete in andere stattgefunden. Die Capillaren dieser extravisceralen Gefässgebiete sind reichlicher gefüllt, und auch die Venen enthalten mehr Blut als sonst. Allerdings strömt, nachdem aus dem Pfortadergebiete das Blut ausgepresst wurde, weil die Zuflusswege versperrt, kein neues Blut den extravisceralen Regionen zu, es fliesst aber auch kein Blut vom Herzen gegen das Visceralgebiet ab. So kommt es, dass die Blutfüllung im extravisceralen Gebiet so lange eine mächtige bleibt, als die Splanchnicusreizung anhält. Der stärkeren Blutfüllung entsprechend, ist der Druck in den grossen Arterien und in den Körpervenen erhöht, ja selbst in den Lungenarterien findet eine Drucksteigerung statt, weil die Zuflüsse zum rechten Herzen von den Venen aus gewachsen sind. Alles das kann man im Experiment vor sich sehen.

Die Vorgänge bei der Angiosclerose können aber, wie die Ueberlegung ergiebt, nicht vollkommen jenen gleichen, wie sie nach einer Reizung der Nn. splanchnici eintreten. Denn das Lumen der Visceralgefässe ist ja hier nicht bis zum vollkommenen Verschlusse verkleinert, es sind die Gefässe nur starrer, d. i. weniger dehnbar geworden, eventuell hat sich durch Verdickung der Intima auch das Lumen verkleinert. Welche von diesen Bedingungen, die nur im Allgemeinen im hohen Blutdruck zum Ausdruck kommen, überwiegt, d. i. die Gefässstarrheit oder die Gefässstenosirung, das entzieht sich vollständig der klinischen Beobachtung.

Die Discussion aber kann auf Grund experimenteller Erfahrungen auf die Beantwortung der beiden Fragen eingehen, was geschieht, wenn die Visceralgefässe bloss starrer geworden oder auch zugleich stenosirt sind.

Dass in beiden Fällen der arterielle Blutdruck steigen muss, ist selbstverständlich. Die Unterschiede in den beiderlei Vorgängen können sich nur auf die Blutfülle der Organe beziehen, in denen die sclerosirten Gefässe eingebettet sind.

Ist die Sclerose derart, dass sie nur eine Gefässstarrheit bedingt, dann wird jedenfalls die Blutfülle in dem Maasse verringert, als die verminderte Dehnbarkeit der Gefässse das Ausweiten derselben unter Druck verhindert. Hierdurch sind die Organe, welche von diesen Gefässen durchsetzt werden, gewissermaassen zu derberen Parenchymen geworden. Gefässe nämlich, die in derberen Parenchymen, wie Leber, Gehirn, Niere liegen, sind wegen ihrer Umgebung wenig dehnbar. Aenderungen der Blutfülle bewegen sich also bei diesen in weit engeren Grenzen als bei solchen, die weniger derb, vielmehr so weich sind, wie der Intestinaltract und die Milz.

Die Folge hiervon muss sein, dass das Pfortadergebiet der blutdruckregulirenden Rolle, die es unter physiologischen Verhältniss spielt, ganz oder zum Theile verlustig wird.

Unter physiologischen Verhältnissen stellt nämlich das Pfortadergebiet ein Reservoir von ausserordentlich veränderlicher Grösse dar. Die Grösse dieses Reservoirs und somit die Blutmenge, die es aufzunehmen vermag, schwankt innerhalb weiter Grenzen. Wenn es durch Lähmung der Gefässnerven sehr gross wird, so kann der Blutverlust, den die übrigen Körpergebiete dadurch erfahren, dass ihr Blut in dieses hineinfliesst, weil es dort den geringsten Widerstand findet, so gross sein, dass im Körper, namentlich in dem für die wichtigen Lebensfunctionen so wichtigen Centralnervensystem, eine Blutverarmung stattfindet, die den Bestand dieser Function wesentlich bedroht.

Wenn es, wie bei Splanchnicusreizung, zu klein wird, so werden umgekehrt alle extravisceralen Körpergebiete von Blut überfluthet.

Inmitten dieser beiden Extreme stehen die Vorgänge des nor-

malen Blutdrucks und der normalen Blutvertheilung, sowie deren
physiologische Schwankungen, welche sich nach dem jeweiligem
Blutbedürfnisse des einen oder anderen Organes, der Muskel, Drüsen,
des Gehirns etc. richten.

Schwankungen des arteriellen Blutdrucks — allerdings nur
innerhalb der normalen Grenzen — gehören zu den Bedingungen
der normalen Lebensvorgänge, sowie der Abwechslung zwischen
Bewegung und Ruhe, Wachen und Schlaf etc.

Diese Schwankungen, welche bei der Pseudo-Angiosclerose
die Grenze des Normalen überschreiten, sind bei der dauernden
Angiosclerose nur innerhalb engerer Grenzen möglich, weil die
Schwankungen im Reservoir des Pfortadergebietes wegen der verminderten Dehnbarkeit der Gefässe nur geringe sein können.

Wie jedes Abweichen von der Norm kann das eine Schädlichkeit bedeuten. Wenn sie nicht durch sichtbare Erscheinungen sich
merklich macht, so liegt der Grund hierfür in der grossen Accommodationsfähigkeit des Organismus gegen Schädlichkeit aller Art.
Sowie es Menschen giebt, denen der Wechsel des Gefühlslebens,
des geistigen Lebens, der Zerstreuung, Abwechslung, der Sport als
etwas leicht Entbehrliches erscheint, so kann auch der Organismus
dieser Schwankungen entbehren. Inwieweit er diese Entbehrung
spürt, lässt sich nur schwer sagen. Vom ärztlichen Standpunkte
aus erscheint es aber wichtig, hierauf aufmerksam zu machen
und sich gegenwärtig zu halten, dass wir da, wo wir geringen
Schwankungen bei hohem Blutdruck begegnen, als ärztliche Rath-
geber, d. i. bei jener ärztlichen Function, wo es sich nicht gleich um
das Stellen einer schwierigen Diagnose oder das Verschreiben eines
Recepts handelt, dessen eingedenk sein sollen, dass unsere Schutz-
befohlenen in ihrer Lebensweise sich nicht nur dem Ausfall der
Blutdruckschwankungen accommodiren, sondern, was weit wichtiger, sich nicht der Gefahr von erheblichen Blutdrucksteigerungen
aussetzen.

Wie steht es nun mit der Blutvertheilung unter solchen Umständen?

Wenn im Pfortadergebiete continuirlich relativ geringe Blutmengen enthalten sind, so müssen auch ebenso continuirlich die
anderen Gefässgebiete relativ mehr Blut enthalten. Auch das
braucht nicht jedes Individuum zu spüren, es kann hierbei der

Schein vollständiger Gesundheit erhalten bleiben. Aber der Arzt soll das wissen, allerdings nicht deshalb, um die Patienten mit diesem seinem Wissen zu beunruhigen, sondern deshalb, weil ihm hierdurch manches beachtenswerth, erklärlich und verständlich erscheinen wird, was sonst, wenn er nur an wirkliche ausgesprochene Krankheit, an pathologisch anatomische Processe denkt, seiner Aufmerksamkeit gänzlich entgeht. Um nur Beispiele anzuführen, werden manche Fälle von Schlaflosigkeit, Congestionen, Schwindel, Aufgeregtheit bei dem Bestehen eines hohen Blutdrucks erklärlich.

Die Nothwendigkeit hygienischer, prophylactischer Maassregeln ergiebt sich, wie man sieht, nicht bloss aus der Bacteriologie, auch aus der physiologischen Betrachtung lässt sich dieselbe oft genug ableiten[1]).

Die allgemeine Blutvertheilung wird, vorausgesetzt, dass beide Ventrikel gleichmässig arbeiten, continuirlich eine gleichmässigere sein, denn es entfallen wegen der Gleichmässigkeit der Füllung des visceralen Gefässgebietes die Bedingungen, welche zeitweilig in den Capillaren und Venen eine stärkere oder geringere Füllung veranlassen.

Etwas anders werden sich die Blutlaufs- und Blutvertheilungsverhältnisse gestalten, wenn die Visceralsclerose derart ist, dass durch sie das Caliber der das Pfortadergebiet versorgenden kleinen und kleinsten Arterien in Folge Verdickung der Intima bedeutend verkleinert ist. Mit dieser Verkleinerung muss auch eine Gefässstarrheit einhergehen. Denn wenn diese nicht vorhanden wäre, so könnte der Blutdruck nicht steigen. Die verengten, aber zugleich leicht dehnbaren Gefässe würden durch die Blutspannung leicht ausgedehnt werden. Es ist möglich, dass solche Stadien vorkommen. An diese Möglichkeit muss deshalb gedacht werden, weil Untersuchungen von Thoma gelehrt haben, dass der verminderten Dehnbarkeit der grossen Arterien ein Stadium der vermehrten Dehnbarkeit vorhergeht.

---

[1]) In der gegenwärtig herrschenden Richtung hat das bacteriologische Experiment die Führung übernommen. Es wird mir nicht beifallen, die Wichtigkeit desselben und die Errungenschaften, die wir demselben verdanken, in Frage zu stellen. Ich meine nur, dass die Zeit wieder kommen wird, wo die Physiologie wieder die Führung übernimmt. Denn sie ist die grosse Wissenschaft vom Leben.

Wenn auch bei kleinen Arterien Derartiges vorkommen würde,
d. i. wenn trotz der Verdickung der Intima die Gefässwand als
Ganzes dehnbarer wäre, so müsste das eintreten, was ich vorher
auseinandergesetzt habe.

Der klinischen Beobachtung müsste diese Form der Angiosclerose entgehen. Diese könnte man nicht diagnosticiren. Wir
hatten hier eine andere Form von latenter oder besser gesagt
latent verlaufender Angiosclerose vor uns. Bei der durch
hohen Blutdruck deutlich charakterisirten latenten Angiosclerose
ist nur die anatomische Gefässveränderung latent, die Gefässstarrheit aber manifest. Bei der latent verlaufenden Angiosclerose ohne
Gefässstarrheit, also ohne Erhöhung des Blutdrucks, fehlt jegliches
Merkmal und jeglicher Anhaltspunkt für eine bestimmte Diagnose.
Aufklärung kann hier nur eine klinische Untersuchung bringen, die
sich sowohl auf Blutdruckmessungen, d. i. den Nachweis von un-
geändertem, selbst erniedrigtem Blutdrucke, als auf den mikro-
skopischen Befund von Verdickungen der Intima stützen könnte.

Der Vollständigkeit halber habe ich von dieser latent verlaufenden, aber derzeit nicht diagnosticirbaren Form der Angiosclerose gesprochen. Einer weiteren Discussion unterziehe ich dieselbe nicht. Eine solche könnte nur speculativer Natur sein.

Kehren wir nun zu dem Falle zurück, wo die Visceralgefässe
nicht nur starr, sondern auch verengt sind.

Die Blutdrucksteigerung muss hier eine maximale sein, denn
die Bedingungen derselben gleichen hier weit mehr als früher jenen
während einer Splanchnicusreizung. Sicherer noch ist die Analogie
der Vorgänge, die hier auftreten, mit jenen, die durch eine Verengerung, d. i. einen nicht ganz vollkommenen Abschluss der
Brustaorta hervorgerufen werden.

Wenn die arteriellen Zuflüsse der Visceralgefässe in Folge
Verengerung der arteriellen Strombahn geringer werden, so muss
unweigerlich der Blutgehalt der Eingeweide ein geringer sein. Es
muss je nach dem Grade der Gefässverengerung eine und zwar
dauernde Ischämie der Eingeweide bestehen. Dass diese, wenn
sie besteht, zweifellos eine Schädlichkeit darstellt, braucht wohl
nicht erörtert zu werden. Zu welchen Folgezuständen sie aber
führt, lässt sich derzeit nicht bestimmt sagen. Hier liegt eine
durch das Experiment, die pathologisch-anatomische und klinische

Untersuchung noch zu lösende Aufgabe vor. Nur die Vermuthung lässt sich aussprechen, dass die in solchen Fällen nicht seltene Atonie der Därme mit dieser Ischämie in Verbindung steht. Eine Unterstützung findet diese Muthmaassung in der klinischen Thatsache, dass Darmatonie bei wirklich anämischen Individuen mit niedrigem Blutdruck bekanntlich sehr häufig vorkommt. Es wäre auch leicht denkbar, dass die Ischämie des Magens zur mangelhaften Secretion der Magendrüsen und ebenso Ischämie des Darms zur mangelhaften Secretion der Darmdrüsen führt. Erstere wäre die veranlassende Ursache von dyspeptischen Beschwerden, letztere könnte indirect durch Eindickung des Darminhaltes zur Constipation führen. Ich muss betonen, dass ich über Muthmaassungen nicht hinausgehe und für dieselben nur den Werth der Anregung zu weiteren Untersuchungen beanspruche.

Wenn die Zuflüsse zum Pfortadergebiete geringer sind, dann muss auch in den Abflusswegen, die aus der Pfortader führen, weniger Blut strömen, somit das entsprechende von der Pfortader gespeiste Capillarnetz der Leber auch weniger gefüllt und daher auch der Abfluss aus den Lebervenen ein geringerer sein. Dass hiermit Bedingungen für Störung der Gallensecretion vorliegen können, steht ausser Zweifel. Für eine eingehendere Discussion fehlt es aber auch hier an Vorarbeiten.

Die Füllung der extravisceralen Gefässgebiete muss hier noch grösser sein, als im früheren Falle, wo es sich nur um Starrheit der Visceralgefässe handelt.

Die früheren Betrachtungen von der Unveränderlichkeit des Reservoirs des Pfortadergebietes und deren Consequenzen, haben selbstverständlich auch hier zu gelten. Was aber die allgemeine Blutvertheilung betrifft, von der wir aussagten, dass sie bei Visceralgefässstarrheit eine gleichmässige sein könne, so muss hervorgehoben werden, dass das Bestehen einer Eingeweide-Ischämie eine solche zum Theile ausschliesst. Die Blutvertheilung muss in dem Maasse ungleichmässig sein, als das Pfortadergebiet weniger Blut als gewöhnlich zu fassen vermag.

Die Folge der ungleichmässigen Blutvertheilung kann sich auch in einer ungleichen Füllung der grossen Venenstämme merkbar machen. Wenn nämlich die Füllung der Vena cava ascendens, die ihren grössten Zufluss von den aus dem Pfortadergebiete

stammenden Lebervenenblut erhält, weil dieser vermindert ist,
eine relativ geringe ist, so kann der Zufluss von Blut in die Vena
cava descendens überwiegen und somit eine starke Füllung der in
diese einmündenden Halsvenen, welche der Beobachtung zugänglich sind, bestehen. Die Möglichkeit, dass ein sichtbares An-
schwellen der Halsvenen auch zufolge geänderter Blutvertheilung
eintreten kann, muss deshalb besonders betont werden, weil dieses
Phänomen, wie ja schon früher auseinandergesetzt, in der Regel
durch eine Insufficienz des rechten Ventrikels verursacht wird. In
diesem Falle, auf den ich gleich zu sprechen komme, besteht auch
eine ungleiche Blutvertheilung, diese ist aber nicht rein vascu-
lärer Natur, wie die eben besprochene, sondern sie ist cardialen
Ursprungs.

Dieser Unterschied zwischen einer Venenschwellung vascu-
laren und cardialen Ursprung, ist, wie man leicht einsieht, von
hoher differential-diagnostischer Wichtigkeit, und deshalb darf uns
die Ueberlegung nicht fremd sein, auf Grund deren wir uns im
betreffenden Falle für die eine oder andere ursächliche Bedingung
derselben zu entscheiden haben.

Dass bei stenosirender Visceralsclerose die extravisceralen Gefässgebiete relativ blutreich sind, habe ich schon erwähnt. Insoweit es sich um den Blutreichthum des Gehirns, des Rückenmarks,
der Muskeln handelt, erscheint diese Annahme vollauf berechtigt,
und die Erfahrung bietet auch hierfür bestimmte klinische Anhaltspunkte, auf die ich schon hingewiesen habe.

Nur mit Bezug auf die Füllung der Hautgefässe begegnet
diese Annahme deshalb Schwierigkeiten, weil die Angiosclerose
und zwar sowohl die latente als manifeste, nicht selten mit ausgesprochenem anämischen Aussehen, also mit Hautblässe
einhergeht.

Allerdings ist dies nicht immer der Fall. Denn wir finden
sehr häufig bei der Angiosclerose die Haut, namentlich das Gesicht
stark geröthet, selbst turgescirend.

Es fragt sich nun, woher das anämische Aussehen der Angiosclerotiker stamme. Auszuschliessen ist wohl, dass es sich hier
um verminderte Blutmenge oder um verminderten Hämoglobingehalt des Blutes handelt. Gegen die verminderte Blutmenge spricht
mit Sicherheit die hohe Blutspannung, diese ist ja bei vermin-

derter Blutmenge unmöglich. Dafür, dass der Hämoglobingehalt nicht vermindert ist, fehlt es allerdings, soweit mir bekannt ist, an directen Beweisen, aber auf indirectem Wege erfahren wir, dass das anämische Aussehen durch eine verminderte Füllung der Hautcapillaren bedingt ist.

Der Druck, der in den Hautcapillaren herrscht, ist nämlich der Messung zugänglich. Ich habe zu diesem Zwecke ein Capillarmanometer construirt. Die mit diesem Instrumente vorgenommenen Messungen lehren, dass in der That bei Angiosclerotikern sehr häufig auffallend niedrige Capillardrücke vorkommen. Während unter normalen Verhältnissen der Capillardruck ca. 30 mm Hg beträgt, begegnet man nicht selten Drücken von 18—20 mm Hg. Das erscheint um so auffallerder, als der Druck in den zu den Hautcapillaren führenden grossen Arterien ein sehr hoher ist. Während unter normalem Verhältniss der Druck in der Radialis den Capillardruck, am Finger gemessen, nur um das 4—5fache überragt, übersteigt bei der Angiosclerose der Radialisdruck den Capillardruck um das 6—8fache.

Wenn man bei wirklich Anämischen niedrigen Capillardrücken begegnet, so erscheint das nicht auffallend, weil ja der entsprechende Arteriendruck auch niedrig ist. Es kann beispielsweise nicht auffallen, dass bei einem Radialisdruck von 80—90 mm Hg, der Capillardruck nur 20 mm Hg beträgt. Aber bei einem Radialdruck von 180 einen Capillardruck von nur 20, das scheint unerklärlich. An der Thatsache aber lässt sich nicht rütteln. Die steht fest, und somit müssen wir untersuchen, welches die Bedingungen sind, die dieses Missverhältniss zwischen Arterien- und Capillardruck veranlassen.

Wenn die Communication zwischen den zuführenden Arterien und den Capillaren eine freie, unbehinderte ist, so muss in letzterem ein Druck herrschen, der zum Drucke in ersteren in einem gewissen Verhältnisse steht. Dass der Druck in den Capillaren wesentlich geringer sein muss, als in den grossen zuführenden Arterien, ist von Physiologen bereits vielfach erörtert worden. Ich will diesbezüglich nur hervorheben, dass die Bedingungen für das starke Absinken des Drucks in den Capillaren, in den grossen Reibungswiderständen, welche auf der Strecke zwischen den kleinen

Arterien und den Capillaren bestehen, sowie in der plötzlichen Verbreiterung des Strombettes zu suchen sind.

Dass eine von diesen beiden Bedingungen wächst, wenn der Capillardruck niedrig ist, kann nicht in Abrede gestellt werden. Es frägt sich nur welche.

. Keinesfalls die letzte, denn eine grössere Verbreitung des Strombettes der Capillaren müsste sich in einer Röthung der Haut offenbaren. Es kann sich also nur um vermehrte Reibungswiderstände in den Hautgefässen handeln.

Dass bei vermehrten Reibungswiderständen in den kleinen und kleinsten Arterien der Druck in den Capillaren sinken muss, ist ohne weiteres klar, wenn wir von der Vorstellung ausgehen, dass die Systole des linken Ventrikels eine Triebkraft darstellt, die auf dem Wege des Blutes durch die Gefässe, d. i. von der Aorta bis zum rechten Vorhofe, eine bestimmte Arbeit leistet. Diese Arbeit wird in der Spannung der Gefässe, dem Strömen des Blutes, der Reibung und der hierbei sich bildenden Wärme aufgezehrt.

Der grösste Verbrauch von Arbeit findet, wie man aus der grossen Differenz zwischen Druck und Geschwindigkeit in den Arterien und Venen schliessen darf, in den kleinsten Arterien und den ihnen zunächst liegenden Capillaren statt. Entsprechend diesem Verluste fliesst von da ab das Blut unter dem Einflusse einer sehr geringen vis a tergo, die dem Reste jener Kraft entspricht, mit der das Blut in die Aorta geschleudert wurde.

Dieser Rest wird selbstverständlich um so kleiner sein, je grösser die Reibungswiderstände sind, in deren Ueberwindung sich die ursprüngliche Triebkraft aufzehrt. Bei geringen Triebkräften können also nur geringe Drucke herrschen. In Capillargebieten also, deren zuführende Arterien sclerosirt sind, muss ein niedriger Druck herrschen.

Wie man sieht, werden wir zur Annahme gedrängt, dass die Anämie der Haut, die mit niedrigen Capillardruck einhergeht, auf einer Sclerose der Hautarterien beruhe.

Selbstverständlich gilt die gleiche Betrachtung auch für die Capillaren des visceralen Gefässgebietes.

In anderen Gefässgebieten, deren zuführenden Arterien ihre

normale Dehnbarkeit bewahrt haben, wird die Capillarfüllung und der Capillardruck eher grösser sein.

Die Anämie der Angio-Sclerotischen beruht also, wie man annehmen muss, auf der Complication der Angiosclerose des Visceral- und Hautgebietes.

Sie bedeutet einen wesentlich anderen Vorgang als jener, der bei der Anämie der Anämischen stattfindet.

Hier, d. i. bei der gewöhnlichen allgemeinen Anämie, ist die Blutleere eine allgemeine, d. i. in allen Gefässgebieten sind die Arteriendrücke und mit ihnen die Capillardrücke niedrig.

Bei der Anämie der Angiosclerotiker bestehen nicht bloss grosse Unterschiede in der Blutfüllung verschiedener Gefässgebiete, sondern es besteht auch in verschiedenen Gefässgebieten ein Contrast zwischen der Blutfüllung der Arterien und der der Capillaren.

Der Hautanämie Anämischer entspricht, wie man annehmen muss, keinesfalls eine Gehirnhyperämie, dagegen ist bei der Anämie der Angiosclerotiker, d. i. bei der Complication von Sclerose der Haut und Visceralgefässe, die Muthmaassung vollkommen berechtigt, dass die Gehirngefässe stark mit Blut überfüllt seien. Die Gefahr der Apoplexie erscheint also bei blassen Angiosclerotikern weit näher gerückt, als bei denen mit normaler oder geröteter Gesichtsfarbe.

Die eben niedergelegten Betrachtungen haben nicht bloss diagnostischen, sondern praktischen, d. i. therapeutischen Werth. Die Ausserachtlassung derselben, die sehr leicht möglich ist, wenn man nicht dem Blutdrucke die ihm gebührende volle Aufmerksamkeit schenkt, führt nämlich sehr leicht dazu, die sclerotischen Anämiker als gewöhnliche Anämiker zu behandeln. Das heisst, man giebt ihnen Eisen, sucht durch reichliche Nahrung und Alkohol ihre Ernährung zu heben und schickt sie eventuell in Kurorte, in denen das Hauptgewicht auf die Behandlung der Anämie gelegt wird. Auch die Patienten selbst macht man irre, indem man ihnen einredet, sie seien blutleer. Ich kenne solch einen Patienten, der wegen seines blassen Aussehens Jahre lang in einen Eisencurort geschickt wurde, bis ein klarsehender Arzt die Arteriosclerose entdeckte und diese behandelt wissen wollte. Der Mann zweifelt noch immer, ob es richtig gewesen sei, ihm das Eisen zu entziehen.

Anders verhält sich die Sache bei Fettleibigen mit anämischem
Aussehen und niedrigem Blutdruck. Hier hat, wie ich schon erwähnt, nicht nur die Diagnose Fettherz, sondern auch die Diagnose allgemeine Anämie Berechtigung. Gegen die Behandlung
der Anämie in solchen Fällen, also gegen die Darreichung von
Eisen, welche von v. Stofella besonders empfohlen wird, lässt
sich nichts einwenden.

Was ich bisher über Blutlauf und Blutvertheilung bei Angiosclerose auseinander gesetzt habe, gilt für den Fall, als das Herz
gesund ist, d. i. beide Ventrikel gleichmässig arbeiten.

Bei Ungleichmässigkeit der Arbeit beider Ventrikel,
welche durch die musculäre Insufficienz des einen oder anderen
Ventrikels oder bei Insufficienz beider Ventrikel, durch das Ueber-
wiegen der einen über die andere erzeugt wird, erscheinen die
Aenderungen des Blutlaufs nicht bloss durch die vasculären Aenderungen, sondern auch durch die Aenderung der Herzarbeit bedingt.

Von diesen letzteren ist schon früher gesprochen worden, und
ich will nur wegen des zusammenfassenden Ueberblicks wiederholen, dass bei Insufficienz des linken Ventrikels oder bei Ueber-
wiegen derselben über die des rechten eine Ueberfüllung der Lungengefässe oder wie man gewöhnlich — aber nicht richtig — sich
ausdrückt, des kleinen Kreislaufs stattfindet. Bei dieser Verschiebung der Blutvertheilung muss selbstverständlich die Füllung des
Arteriensystems, d. i. des sogenannten grossen Kreislaufs, eine
Einbusse erfahren. Mit anderen Worten, wenn bei der Angiosclerose das Stadium der gleichmässigen Herzarbeit in das der ungleichmässigen mit Insufficienz des linken Ventrikels übergeht, so
muss der arterielle Blutdruck sinken, und er muss umgekehrt
steigen, wenn die Insufficienz schwindet. Dass dies nicht selten
vorkommt, haben die vorgeführten Krankenprotokolle zur Genüge
gezeigt.

Es kann aber auch mit Eintritt der Insufficienz des linken
Ventrikels der arterielle Blutdruck steigen. Dieses Steigen ist
aber nicht durch die Insufficienz, sondern durch den
fortschreitenden sclerotischen Gefässprocess bedingt.

Bei Insufficienz des rechten Ventrikels muss es zu Anhäufung
von Blut in den Körpervenen und deren Folgezuständen kommen.
Bei dieser Verschiebung der Blutvertheilung erfährt nicht bloss die

Füllung der Lungengefässe, sondern auch die der Körperarterien eine Einbusse. In beiden Arteriensystemen muss der Blutdruck sinken. Der Druck in beiden Venensytemen ist aber verschieden. Das System der Lungenvenen wird weniger, das der Körpervenen mehr Blut enthalten.

Bei der Insufficienz des rechten Ventrikels wird also das Phänomen der Halsvenenschwellung deutlich sichtbar werden, um so deutlicher, wenn zu der Insufficienz sich die früher besprochenen vasculären Bedingungen gesellen.

Nach diesen Erörterungen ist ohne Weiteres ersichtlich, dass der Eintritt der Insufficienz des rechten Ventrikels mit Bezug auf die Dyspnoe, den unausweichlichen Folgezustand der Insufficienz des linken Ventrikels, eine Art von Compensation bedeutet. Denn die Insufficienz des rechten Ventrikels vermindert den Zufluss zu den Lungengefässen, verringert also die Lungenschwellung und Lungenstarrheit.

In voller Uebereinstimmung mit dieser theoretischen Betrachtung steht die klinische Erfahrung, die lehrt, dass nicht selten die Dyspnoe sich wesentlich bessert, wenn Oedeme an den unteren Extremitäten auftreten. Nicht das Gleiche geschieht, wenn ein Ascites sich entwickelt. Hier tritt eben eine andere Bedingung auf, welche die Dyspnoe begünstigt, nämlich die Behinderung der Zwerchfellaction durch stärkere Füllung des Bauchraums.

VII. Abschnitt.

Arteriosclerose.

Wenn die Aufschrift dieses neuen Abschnittes nicht wie bisher Angiosclerose, sondern Arteriosclerose lautet, so bedeutet das nur, dass bei den nun vorzuführenden und zu besprechenden Fällen Merkmale vorliegen, welche die Diagnose Arteriosclerose berechtigt erscheinen lassen, es bedeutet aber nicht, dass die weitere Diagnose Angiosclerose nicht mehr am Platze ist.

Wir haben es vielmehr hier mit der Combination von manifester Angiosclerose und Arteriosclerose zu thun.

Die Diagnose Arteriosclerose ergiebt sich aus auscultatorischen Kennzeichen von Auflagerungen auf die Aortenklappen, die ihrer Structur nach als sclerotische aufzufassen sind, weil keine der Anamnese entstammenden Gründe vorliegen, die auf Excrescenzen in Folge von vorhergegangener Endocarditis schliessen lassen. Dieser Auffassung entspricht auch das Alter der Individuen, bei denen durch die auscultatorische Untersuchung Geräusche in der Aortengegend gefunden wurden.

Wenn erwiesen ist, dass die Aortenklappen sclerotisch degenerirt sind, dann ist wohl die weitere Annahme gestattet, dass ähnliche sclerotische Auflagerungen sich auch auf der Wand des Aortenbogens und der grossen Aorta befinden. Somit erscheint die Diagnose Arteriosclerosis, d. i. Atheromatose der grossen Arterien vollkommen berechtigt.

Nun besteht aber in all den Fällen, die ich vorführe, zugleich gesteigerter, d. i. übernormaler Blutdruck. Dieser kann nur durch vergrösserte Gefässwiderstände sich entwickelt haben, somit muss für alle Fälle, bei denen nicht blos Aortengeräusche, sondern auch hohe Blutdrücke nachweisbar sind, zugleich mit der Diagnose Arteriosclerose auch die Diagnose Angiosclerose gemacht werden, und zwar manifeste deshalb, weil die Annahme, dass die kleinen und kleinsten Arterien sclerotisch degenerirt sind, sich ohne weiteres, nach dem Gesetze der Continuität, aus der Thatsache ergiebt, dass in den grossen Gefässen Atheromatose besteht.

Der in einer jeden Zweifel ausschliessenden Weise hingestellte Satz, dass beim Bestehen von Auflagerungen auf die Aortenklappen, d. i. beim Bestehen von Aortenklappen-Fehlern, der hohe Blutdruck nur durch die Angiosclerose veranlasst wird, schliesst die Richtigkeit der von Rosenbach u. A. vertretenen Meinung aus, dass Aortenklappenfehler — es handelt sich hier vor Allem um die Aorteninsufficienz — als solche den Blutdruck steigern. Ich komme auf diesen Punkt nochmals bei Besprechung des Mechanismus der Aortenklappenfehler ausführlich zurück. Hier betone ich das nur deshalb, weil hierin zum Theile die Motivirung der Diagnose Angiosclerose bei Aortenklappenfehlern enthalten ist.

Wir haben es in den nachfolgenden Fällen nicht blos mit jenen Functionsstörungen des Herzens zu thun, die sich theils in Folge, theils im Anschlusse an die Angiosclerose entwickeln, sondern auch mit dem durch Klappenfehler gestörten Herzmechanismus. Da diese Klappenfehler darin bestehen, dass entweder durch Auflagerungen, Verdickungen, Schrumpfungsprocesse, das arterielle Ostium stenosirt, oder die Klappe selbst schlussuntauglich gemacht wird und die Störungen des Herzmechanismus nicht in beiden Fällen identisch sind, so ergiebt sich von selbst die Nothwendigkeit, die Fälle in zwei Gruppen zu sondern.

In die erste Gruppe stelle ich die Fälle, bei denen systolische, in die zweite jene, bei denen diastolische Aortengeräusche zu constatiren waren. Es zerfällt also der der Arteriosclerose gewidmete Abschnitt in zwei Abtheilungen.

Jede von diesen Abtheilungen soll ähnlich, wie früher, in verschiedene Gruppen getrennt werden.

Ehe ich nun die zur ersten Abtheilung gehörigen Fälle mittheile, seien einige allgemeine Betrachtungen vorausgeschickt,

welche sich zumeist auf die Art der Störung beziehen sollen,
welche der Herzmechanismus erfährt, wenn das Ostium arteriosum
verengt ist.

Ich kann diese Betrachtung wieder in Hinblick auf Erfahrungen an Thierexperimente aufnehmen. Dr. Kornfeld, auf dessen Studien[1]) über die Aorteninsufficienz ich noch später zurückkomme, wenn von dieser die Rede sein wird, hat in meinem
Laboratorium derartige Versuche angestellt. Da in demselben
nicht blos der arterielle Blutdruck, sondern auch der Druck im
linken Vorhofe gemessen, und die Stenosirung mit Hilfe eines zu
diesem Zwecke construirten Instrumentes innerhalb weiter Grenzen
abgestuft werden konnte, so gewann man genaue und sichere
Aufschlüsse über die hierbei stattfindenden Kreislaufsvorgänge und
was am wichtigsten ist, über die Reaction und Arbeitsweise des
linken Ventrikels.

Geringe Stenosirung ist nicht von merklichen Aenderungen
begleitet. Es ändert sich weder der Druck in den Arterien, noch
der Druck im linken Vorhofe. Das besagt, dass der linke Ventrikel unter solchen Verhältnissen noch immer seinen Inhalt so
vollständig entleert, als wenn gar keine Stenose bestände. Er
braucht hierzu nur längere Zeit, d. i. die Systolendauer wird verhältnissmässig grösser, was übrigens schon vorher durch Versuche,
welche unter Gad's Leitung von Lüderitz angestellt wurden,
erwiesen wurde.

Ins Praktische, d. i. Klinische übertragen, bedeutet dies, dass
geringfügige Aortenstenosen, vorausgesetzt, dass sich der linke Ventrikel im Vollbesitze seiner systolischen Accommodationsfähigkeit
befindet, nicht von Aenderungen des Blutlaufs und der Blutvertheilung gefolgt sind.

Da aber die Arbeitszeit, d. i. die Systolendauer, die Ruhezeit,
d. i. die Diastolendauer, überwiegt, so muss man sagen, dass das
Herz doch deshalb mehr arbeitet, weil ihm relativ geringere Er-
holung gegönnt ist. Mit anderen Worten, bei langsamer Schlagfolge arbeitet hier das Herz wie eines, das rasch schlägt. Denn
auch im letzteren Falle sind die Ruhepausen kürzer.

Diese Mehrarbeit des linken Ventrikels kann für die Dauer

---

[1]) Dieselben sind noch nicht publicirt.

die Ursache einer Hypertrophie abgeben. Keinesfalls ist sie aber die einzige, wie wir noch später sehen werden.

Es fragt sich nun, ob derartige die Grenze des Normalen nicht überschreitenden Vorgänge klinisch, d. i. diagnostisch fassbar sind.

Wir können bei dieser Betrachtung von der, soweit ich sehe, erlaubten Voraussetzung ausgehen, dass schon Auflagerungen auf den Aortenklappen, ohne erhebliche Stenosirungen zu erzeugen, systolische Geräusche hervorrufen, also auscultatorisch erkennbar sind.

Durch die Auscultation gelangen wir also jedenfalls in den Besitz eines Merkmals für die Stenose. Ueber den Grad der Stenosirung lässt uns aber die Auscultation vollständig im Ungewissen. Die Geräusche können stark sein bei schwachen und leise bei starken Stenosirungen.

Es ist sogar, wie sich in meinen Fällen zeigen wird, der Fall möglich, dass systolische Geräusche vorhanden sind, mit diesen aber eine Aorteninsufficienz einhergeht. Ob auch der Fall eintrifft, dass bei Aortenstenosen keine Geräusche bestehen, will ich vorläufig nicht zur Sprache bringen, das soll erst geschehen, bis ich den Verlauf der Aortenaffection auf Grund von mehrjährigen Beobachtungen behandeln werde.

Um uns über den Grad der Stenosirungen zu unterrichten, müssen wir uns also, da diesbezüglich die Auscultation nur Allgemeines, aber nichts Bestimmtes lehrt, um andere Merkmale umsehen.

Wenn wir zunächst fragen, ob die Pulsspannung diesbezüglich Aufschlüsse giebt, so müssen wir mit Nein antworten. Schwache Stenosen beeinflussen, wie das Thierexperiment lehrt, den Blutdruck gar nicht. Von der Methode der Blutdruckmessung ist also in solchen Fällen keine Auskunft zu erwarten. Weit eher könnte das Sphygmogramm etwas lehren. Hierfür genügte aber nicht das blosse Ansehen der Pulscurve. Es müssten zu diesem Zwecke feinere Messungen vorgenommen werde, aus denen hervorzugehen hätte, inwieweit die Systolendauer zugenommen hat. Die Klinik kann sich mit solchen Subtilitäten beschäftigen, in der Praxis ist das undurchführbar. Für diese ist wieder nach dieser Richtung das Symptom das Ausschlaggebende. Da nun bei der schwachen Aortenstenose keine Aenderung im Blutlaufe, namentlich keine

Verschiebung der Blutvertheilung in der Richtung gegen die Lunge, also keine Spur von Lungenschwellung und Lungenstarrheit stattfindet, so kann es sich also nur um einen Ausfall von krankhaften Symptomen handeln.

Mit anderen Worten, die schwache Aortenstenose kann vereint mit dem Gesammtbilde der Gesundheit bestehen. Was für schwache Stenosen gilt, hat, soweit sich das Urtheil aufs Thierexperiment stützt, auch für solche stärkeren Grades zu gelten.

Im Thierexperiment, d. i. am gesunden Herzen, kann man wenigstens stärkere Stenosen, die in der Verkleinerung des Pulses und einem schwachen Sinken des Blutdrucks sich offenbaren, erzeugen, ohne dass es zu einer beträchtlichen Steigerung des Drucks im linken Vorhofe kommt. Eine hohe Steigerung des Drucks im linken Vorhofe sieht man im Versuche erst dann, wenn man die Aorta nahe ihrem Ursprunge fast bis zum völligen Schwinden ihres Lumens verengt.

Was diese Experimente lehren, ist wohl im Ganzen und Grossen für die klinische Anschauung wichtig, es lassen sich aber die Resultate des Thierexperimentes nicht vollkommen, sondern nur zum Theile für die klinische Anschauung verwerthen.

Wichtig für die klinische Anschauung ist, dass das Herz resp. der linke Ventrikel über eine Accommodationsfähigkeit verfügt, von deren Grösse man sich ohne die am Thierexperimente gewonnene Erfahrung keine Vorstellung zu machen im Stande ist. Und zwar kommt hier nicht bloss die systolische, sondern auch die diastolische Accommodationsfähigkeit zur Geltung. Würde es sich nur um die diastolische Accommodationsfähigkeit handeln, so könnte man statt dessen den so beliebten Ausdruck „Reservekraft" einführen.

Wir werden aber sofort sehen, dass wir mit der Reservekraft, d. i. mit der systolischen Accommodationsfähigkeit, für die Erklärung der Vorgänge nicht ausreichen.

Bei stärkeren Stenosen sehen wir, wie schon erwähnt, den arteriellen Blutdruck sinken. Das rührt davon her, dass der Ventrikel nur einen Theil seines Inhaltes während der Systole entleert. Es muss also, wie nicht anders denkbar, die postsystolische Füllung grösser geworden sein. Wenn sich nun das Herz während der Diastole füllt, so müsste dem entsprechend der intracardiale,

zur Zeit der Diastole bestehende Druck wachsen. Die unausbleibliche Folge hiervon müsste in einer Steigerung des Druckes im
linken Vorhofe bestehen. Diese tritt aber in sehr vielen Fällen
gar nicht oder nur in sehr geringem Maasse ein. Das kann nur
daran liegen, dass der intracardiale Druck im linken Ventrikel nicht
stieg, und zwar deshalb, weil sich der linke Ventrikel dem vermehrten
Inhalt accommodirte und sich ausweitete. Wäre nur die Reservekraft
in Action gerathen, so hätte der Arteriendruck nicht sinken können.
Diese aber, resp. die systolische Accommodationsfähigkeit erweist
sich für den Fall einer stärkeren Stenosirung als unzureichend,
dafür macht sich die zweite Eigenschaft des Herzens, die diastolische Accommodationsfähigkeit geltend und diese ist es, welche die
Drucksteigerung im linken Vorhofe verhindert. Ein besonders kri-
tischer Leser könnte nun den Einwurf erheben, dass der Druck
im linken Vorhof deshalb nicht steige, weil ja während der Stenose vom linken Herzen weniger Blut zum rechten und durch die
Lungen hindurch zum linken Vorhof ströme. Dieser Einwurf wäre
berechtigt, wenn man im Experimente den Druck im linken Vorhofe sofort bei der Stenosirung steigen, dann aber wieder absinken
sehen würde. Das sieht man aber eben nicht. Der schlagendste
Gegenbeweis gegen einen solchen Einwurf, den ich mir übrigens
selbst machte, liegt darin, dass bei sehr starken Stenosen, d. i.
da, wo der Zufluss zum rechten Herzen ganz sistirt ist, der Druck
im linken Vorhofe sehr mächtig ansteigt. Hier versagt eben auch
die diastolische Accommodationsfähigkeit.

Wenn ich früher betonte, dass man bei Uebertragung der Resultate des Thierexperimentes auf den Menschen sich eine gewisse
Reserve auferlegen muss, so hat dieses seinen Grund in Folgendem.
Wir experimentiren in der Regel an gesunden jüngeren Thieren.
Die Aortenstenose, um die es sich hier am Menschen handelt,
betrifft aber Individuen, bei denen nebst der A r t e r i o s c l e r o s e , die
zur Aortenstenose führte, auch A n g i o s c l e r o s e besteht.

Und zwar geht, wie man annehmen muss, die Angiosclerose
der Arteriosclerose vorher. Es sind also schon hypertrophische
Herzen, mit denen wir es hier zu thun haben. Von einem hypertrophischen Herzen dürfen wir wohl gemäss den Erfahrungen, die hier
vorliegen, allenfalls annehmen, dass seine systolische Accommodationsfähigkeit halbwegs — wenn auch nicht ganz, das zeigt ja die

häufige Disposition zur secundären Insufficienz — erhalten ist; wir
dürfen aber zugleich vermuthen, dass gerade wegen der Hypertrophie die diastolische Accommodationfähigkeit gelitten hat.

Hieraus ist zu folgern, dass bei einem derartigen Herzen schon
Stenosen geringeren Grades. die am gesunden Thierherzen ohne
jegliche Reaction verlaufen, von Drucksteigerungen im linken Vorhofe begleitet sein können.

. Worin liegen nun die Kennzeichen für eine stärkere Stenose.
Der theoretischen Ueberlegung zufolge müsste das wichtigste Kennzeichen ein Sinken des Blutdruckes sein. An dieses Kennzeichen
könnten wir uns aber nur dann halten, wenn wir im betreffenden
Falle wüssten, wie hoch der Druck war, ehe die Aortenstenose
sich entwickelte. Aber selbst für diesen Fall können wir uns
täuschen, weil ja zwei Processe bestehen, von denen der eine, die
Aortenstenose, den Blutdruck sinken macht, während der andere,
die Angiosclerose, ihn zum Steigen bringt. Wenn letzterer rascher
vorwärts schreitet als der erstere, so kann leicht der Effect der
ersteren auf den Blutdruck verdeckt werden. Nur in Fällen von
auffallendem kleinem, trägem Puls und relativ niedrigem Blutdruck
könnten wir, wenn zugleich die Merkmale einer beträchtlichen
Blutfüllung, d. i. Dyspnoe, Lungenschwellung und Lungenstarrheit
nachweisbar sind, an eine hochgradige Stenose denken. Solche
Fälle sind aber sehr selten. In Spitälern dürften sie vorkommen,
unter meinen Fällen befinden sich nicht derartige.

Bei diesen war der Blutdruck immer hoch und der Puls
keinesfalls klein, aber immer kräftig.

Bei derartigen Fällen darf man also nicht an starke Stenosen
denken, selbst dann nicht, wenn hochgradige Dyspnoe, selbst
Asthma vorhanden sind, d. i. wenn eine Drucksteigerung im linken
Vorhofe besteht. Den Entstehungsgrund für letztere haben wir nicht
in der Stenose als solcher, sondern in Functionsstörungen des
Myocards zu suchen. Mit anderen Worten: Nicht der Herzfehler
als solcher ist die Hauptbedingung der sogenannten Herzbeschwerden,
wie Dyspnoe, Oedem etc., sondern die Erkrankung des Herz-
fleisches.

Die Stenose stellt nur eine schädliche Complication dar.

Auch die Herzhypertrophie, die in solchen Fällen besteht und
in der Regel percutorisch und palpatorisch nachweisbar ist, haben

wir nur zum Theile auf die Stenose zu beziehen. Ihre Entstehungsbedingung ist zumeist in der Angiosclerose zu suchen.

Nach diesen allgemeinen Betrachtungen will ich nun die Fälle
vorführen und zwar wieder in Gruppen getrennt.

Die Gruppe der objectiv nachweisbaren Herzstörungen entfällt
hier deshalb, weil ja doch in allen Fällen das objective Merkmal
einer solchen, d. i. das systolische Aortengeräusch, vorhanden ist.
Dagegen erscheint eine neue Gruppe von Fällen, die früher nicht
vorhanden waren. Zu dieser neuen Gruppe gehören nämlich Fälle,
wo gar keine eigentlichen Herzbeschwerden nachweisbar waren.

Bei der Angiosclerose habe ich sie weggelassen und nur gelegentlich von ihnen gesprochen. Hier scheint mir deren Vorführung wichtig, weil sie das Entwicklungsbild der Aortenstenose zu
einem vollkommenen machen. Die anderen Gruppen sind die
gleichen wie früher.

1. Aortenstenose.

Zunächst erscheinen die Fälle, in denen keine Beschwerden,
die von Functionsstörungen des Herzens herzuleiten sind, bestanden.

218. Weib, 50 J. Klagt über Kreuzschmerzen und Congestionen. Athem
frei. Ueber der Aorta deutliches systolisches Geräusch.
Nach leichter Trinkkur und Moorbädern Befinden gut.
22/7 180, 31/7 150, 13/8 165.

219. Weib, 48 J. Laut Bericht des behandelnden Arztes hat Patientin
im vorigen Jahre eine Perityphlitis überstanden. Seit Jahren leidet sie an
Intestinalcatarrhen. Im vorigen Jahre stellte sich eine Metrorrhagie ein. Jetzt
sind die Menses wieder normal und regelmässig. Im vorigen September, also
vor circa 9 Monaten, erkrankte sie an Malaria, welche mehrere Wochen dauerte.
Jetzt klagt Patientin über häufige Unterleibsschmerzen.
Im Harn Spuren von Albumen. Deutliches systolisches Geräusch
über der Aorta.
Nach combinirter Milch-Trinkkur Befinden sehr gut.
26/6 220, 29/6 200, 3/7 195, 10/7 180, 17/7 182, 31/7 155.

220. Weib, 63 J. Wegen Trigeminusneuralgie wurde vor Kurzem die
Trigeminusresection vorgenommen. Ohne Erfolg. Ueber dem linken Ventrikel, ebenso über dem rechten und über der Aorta deutliches
systolisches Geräusch. Complication von Aortenstenose mit functioneller
Mitralinsufficienz. Athem frei.
Nach leichter Trinkkur mit Milchzusatz Befinden besser. Schmerzen
geringer.
27/6 180, 2/7 178, 5/7 170, 15/7 140, 23/7 170.

221. Weib, 50 J. Climacterium. Klagt nur über leichte rheumatische Beschwerden. Athem frei.

Nach leichter Trinkkur und Moorbädern Befinden gut. Deutliches systolisches Geräusch über der Aorta.

24/7 175, 31/7 150, 13/8 165.

222. Weib, 50 J. Vor 6 Jahren wurde ein Uterusfibroid constatirt. Menstruation sistirt seit 6 Monaten. Klagt über rheumatische Schmerzen in Knieen und Armen. Athem frei. Im Harn Albumen in Spuren. Ueber der Aorta deutliches systolisches Geräusch.

Nach leichter Trinkkur mit Moorbädern Befinden gut. Das Geräusch ist verschwunden.

6/6 140, 22/6 135.

Bei diesen Fällen spricht man, einem geläufigen Usus folgend, von einer gut compensirten Aortenstenose.

Diesem Usus folge ich nicht, weil ich nicht einzusehen vermag, welche Compensationseinrichtung hier vorliegt. Die Herzhypertrophie compensirt nichts. Sie ist der Folgezustand der auf verschiedenen bereits auseinandergesetzten Bedingungen beruhenden vermehrten Herzanstrengung, aber nicht die Ursache des Ausbleibens der Dyspnoe. Dieses Ausbleiben erklärt sich ganz ohne Zuhilfenahme der Compensationsvorstellung in einfacher und natürlicher Weise dadurch, dass die Stenose eine geringfügige und das Myocard intact ist[1]).

Ich kehre nun zu den Fällen zurück. Am bemerkenswerthesten unter ihnen ist Fall 220, weil er lehrt, dass selbst bei einer Com-

---

[1]) Der Ausdruck Compensation wird, wie ich mich vielfach überzeugt habe, von Vielen zum Theile aus Bequemlichkeitsrücksichten, ohne die Ueberzeugung, dass hiermit etwas Anderes gesagt ist, als dass der Herzfehler keine Beschwerde macht, gebraucht. Manche, und dazu gehören die Opportunisten, hängen an dem Ausdruck zum Theile aus Pietät, zum Theile, weil sie das Stimmen mit der Majorität für das Klügste halten. Ernsten oder ernst zu nehmenden Einwürfen gegen meine Auffassungsweise, die ich seit Jahren vertheidige, bin ich bisher noch nicht begegnet. Wohl wird mit dem Brusttone der Ueberzeugung von Einem und dem Anderen die Meinung ausgesprochen, dass die Compensationslehre logisch begründet sei. Das ist aber nur die Logik der Erziehung und Gewohnheit, der eine gewisse Glaubensstärke und Ueberzeugungskraft innewohnt; das ist nicht die rein inductive Logik, die nicht um Haaresbreite über Thatsachen hinausgeht, nur die Beziehung zwischen Bedingung und Bedingtem (Mach) zu ermitteln bestrebt ist, sich aber in die Mystik der Causalität nicht einlässt.

bination von zwei Klappenfehlern, d. i. einer Aortenstenose und Mitralinsufficienz, noch Kreislaufsverhältnisse bestehen können, die von normalen so wenig abweichen, dass sie nicht in den bekannten Symptomen der Herzstörungen zum Ausdruck gelangen.

Im Falle 222 verschwindet das Geräusch, das anfangs zu constatiren war. Wenn wir erwägen, dass die Blutdruckmessung hier nicht übernormale Werthe ergab, so konnte man daran denken, dass hier eine sehr starke Stenose bestand. Dieser Gedanke muss aber, weil keine eigentlichen Herzbeschwerden vorlagen, zurückgewiesen werden. Es scheint vielmehr die Annahme plausibler, dass in diesem Falle Angiosclerose nicht oder nur in geringem Maasse bestand, sowie dass die Auflagerungen nur klein waren. Mit dem weiteren Sinken des Blutdrucks und dem Ausfall der Reibungen erklärt sich dann leicht das Verschwinden des Geräusches.

Selbstverständlich entfällt hier die Nothwendigkeit, das Herz zu behandeln. Nur der Angiosclerose hat man, soweit es sich um den Blutlauf handelt, seine Aufmerksamkeit zu schenken, sowie den anderen zum Theile mit dieser zusammenhängenden, zum Theile von ihr unabhängigen Symptomen.

Die Behandlung hat also hier eine rein symptomatische zu sein.

Wie man sieht, wurde von Herzmitteln nie Gebrauch gemacht. Bäder wurden wegen rheumatischer Beschwerden angeordnet.

In der nächsten Gruppe erscheinen jene Fälle von Aortenstenose, bei denen die Disposition zur Dyspnoe besteht.

223. Weib, 59 J. Pat. klagt über Athemnoth. Ueber beiden Tibien Oedem. Im Harn 0,029 pCt. Albumen. Ueber der Aorta systolisches Geräusch mit deutlich musikalischem Charakter. Capillarpuls.

Nach leichter combinirter Milch-Trinkkur auffallende Besserung.

3/8 185, 10/8 185, 17/8 180, 24/8 185.

224. Mann, 68 J., fettleibig. Anfangsgewicht 107 Kilo. Klagt über Athembeschwerden beim Gehen. Stuhlverstopfung. Aufgetriebensein des Magens nach Speisen. Ueber der Aorta deutliches systolisches Geräusch.

Leichte Trinkkur.

Nach Abnahme von 13 Kilo Athem freier. Aortengeräusch schwächer als anfangs.

1/7 170, 7/7 178, 14/7 770, 29/7 160.

225. Weib, 53 J. Klagt über Athemnoth und Herzklopfen. Ueber dem rechten Ventrikel und der Aorta systolisches Geräusch.

Nach leichter Trinkkur mit Milchzusatz Besserung.

7/6 180, 16/6 180.

226. Mann, 47 J. Klagt seit zwei Jahren über Athemnoth. Zeitweilig spontan Herzklopfen. Geschlechtlich nicht entwickelt. Kleiner Penis, keine Schamhaare, bartlos. Stimme pueril. Aussehen blass. Ueber dem linken Ventrikel 1. Ton klappend, 2. kaum hörbar. Ueber dem rechten Ventrikel und der Aorta leichtes systolisches Geräusch.

Med.: Leichte Trinkkur, Marienquellbäder — Jodnatrium.

Am 22. August wird das Jodnatrium ausgesetzt, weil Pat. sich schwach fühlt. Endbefinden gut. Athem freier.

$$8/8 \ \frac{180}{18}, \ 11/8 \ 180 \ \begin{matrix} \text{unmittelbar} & \text{einige Minuten} \\ \text{nach dem Gehen,} & \text{später} \end{matrix} \ 165, \ 15/8 \ 160, \ 22/8$$

160, 27/8 140, 30/8 140.

227. Weib, 58 J. Klagt über Athemnoth, Herzklopfen, Congestionen. Ueber der Aorta und dem linken Ventrikel systolisches Geräusch. Aortenstenose und functionelle Mitralinsufficienz.

Combinirte Milch-Trinkkur.

Vom 4. Aug. ab nach Eintritt starker Stuhlentleerung Athem viel freier. 16/7 210, 24/7 185, 31/7 210, 4/8 185, 12/8 180.

228. Weib, 53 J. Klagt über Athemnoth. Ueber dem inneren Rand des rechten Ventrikels und der Aorta rauhes, sägendes Geräusch, dasselbe auch über dem linken Ventrikel hörbar. Aortenstenose und functionelle Mitralinsufficienz.

Nach Trinkkur mit Milchzusatz Besserung.

7/6 180, 16/6 180.

Beachtung verdient zunächst der erste Fall 223 deshalb, weil nicht nur das systolische Geräusch einen musikalischen Charakter hatte, sondern auch deutlicher Capillarpuls zu constatiren war. Musikalische Geräusche sind nämlich häufiger bei ausgesprochenen Aorteninsufficienzen, also da, wo das Geräusch ein diastolisches ist, zu finden. Man muss demnach daran denken, dass trotz des systolischen Geräusches eine Aorteninsufficienz vorlag. Hierfür spricht auch das deutliche Merkmal der Aorteninsufficienz, der Capillarpuls. Dass Rauhigkeiten an der Aortenklappe vorhanden waren, steht ausser Zweifel, ebenso zweifellos ist, dass, angenommen, es bestand hier eine Aortenstenose und zugleich eine Aorteninsufficienz, beide unmöglich einen hohen Grad erreicht haben können, denn sonst müsste der Blutdruck niedriger gewesen sein. Wer ein Freund von subtilen Deutungen ist, kann sich vorstellen, dass eine Klappe hier so gespannt war, dass sie beim Durchströmen des Blutes in Schwingungen versetzt wurde, die den musikalischen Timbre des Geräusches veranlassten, und dass wegen dieser Klappenabnormität zugleich eine Insufficienz bestand, allerdings eine so geringe, dass die ganze Regurgitation sich ohne Geräusch vollzog. Ich für meinen Theil bin kein Freund solcher auscultatorischen Filigrandeutung.

Derartige Diagnosen, sowie die so beliebte Diagnosen: dünne und dicke Klappen, oder Klappendurchlöcherung sind Lotteriespielen vergleichbar. Wenns glückt, so kann man damit den Studenten und vielleicht auch dem pathologischen Anatomen bei der Obduction imponiren. Ich kann hierin keine wesentliche Bereicherung unserer klinischen Erkenntnis erblicken. Sich bemühen, die Räthsel der Natur zu lösen, ist unstreitig verdienstvoll, aber auf gut Glück, das steht der naturwissenschaftlichen Methode fern.

Im Fall 227 bestand eine Combination von Aortenstenose und functioneller Mitralinsufficienz.

Worauf beruht in diesen Fällen die Disposition zur Dyspnoe? Keineswegs im Klappenfehler als solchen, sondern genau so wie in den früher bei der reinen Angiosclerose besprochenen Fällen auf der Neigung des linken Ventrikels, in die secundäre Insufficienz zu verfallen. Die Hauptbedingung für die Entwickelung der secundären Insufficienz besteht, wie man sieht, hier durchwegs. Die Aortenstenose stellt nur insofern eine Bedingung hierfür dar, als sie mit zur Vermehrung der Herzanstrengung beiträgt. Nicht sie allein macht aber die Dyspnoe, sonst müsste dieselbe eine Dauererscheinung darstellen, sie trägt aber möglicher Weise, ja vielleicht sicher dazu bei, dass sich die secundäre Insufficienz leichter entwickelt.

Störungen der Accommodationsfähigkeit und zwar nicht bloss der systolischen, sondern auch der diastolischen, lautet für solche Fälle meine functionelle Diagnose, nicht aber Compensationsstörung. Denn wenn keine Compensation besteht, so kann dieselbe auch nicht gestört sein. Eine sichere, das Myocard betreffende anatomische Diagnose lässt sich hier nicht machen.

Was nun die Behandlung betrifft, so machte ich nur in einem Falle, dem Falle 226, von Jodnatrium Gebrauch, aber nur kurze Zeit. Dieser Fall ist übrigens ätiologisch interessant. Er betraf einen Mann mit ganz unentwickelten Genitalien, sogar die Schamhaare fehlten. Er war bartlos und hatte ein pueriles, blasses Aussehen. Von geschlechtlichen Excessen konnte also bei diesem

Manne keine Rede sein. Da ist man wohl genöthigt, an die Folgerung zu denken, dass die Angiosclerose sowohl als die Arteriosclerose mit einem stark entwickelten Geschlechtsleben nichts zu schaffen hat.

Noch in anderer Richtung ist der Fall bemerkenswerth. Als erste Blutdruckszahl vom 8. Aug. finden wir 180 im Zähler und im Nenner den Werth 18. Dieser letztere bedeutet Capillardruck. Hier war also dem blassen Aussehen entsprechend, ein sehr niedriger Capillardruck zu constatiren. Das Verhältniss zwischen Arteriendruck und Capillardruck beträgt 10. In diesem Falle liess ich auch Marienquellbäder nehmen. In allen anderen reichte ich mit der einfachen Behandlung aus.

Es folgen nun die Fälle, bei denen schwerere und leichte Anfälle von Asthma auftraten.

229. Weib, 46 J. Klagt über Athemnoth. Zeitweilig Nachts Anfälle von Asthma. Herzklopfen. Ueber der Aorta systolisches Geräusch.

Combinirte Milch-Trinkkur. Jodnatrium.

Vom 12. Juli ab Besserung. Am 20 Juli wird Jodnatrium ausgesetzt, statt dem Bromnatrium. Besserung hält an.

4/7 270, 7/7 220, 12/7 185, 20/7 260, 23/7 220, 26/7 190, 3/8 180.

230. Mann, 55 J. Hat vor 25 Jahren einen Typhus durchgemacht. Klagt seit 4 Jahren über Anfälle von Asthma, die Nachts auftreten. Im Anfalle ausser Dyspnoe Schmerzen in der Herzgegend. Nach dem Anfalle Expectoration von blutigen Sputis. Anfall dauert manchmal einen ganzen Tag.

Kurzathmigkeit beim Gehen. Herz sehr stark vergrössert. Lautes, systolisches Blasen über Herz und Aorta hörbar. Capillarpuls deutlich.

War vor zwei Jahren und voriges Jahr in Nauheim. Im ersten Jahre Besserung, im zweiten ohne wesentlichen Erfolg.

Nach leichter Trinkkur sichtliche Besserung. Keine Bäder.

27/6 $\frac{190}{38}$, 2/7 $\frac{190}{32}$, 22/7 $\frac{162}{40}$, 25/7 170.

231. Mann, 47 J. Laut Bericht des behandelnden Arztes bestehen seit 4 Jahren Anzeichen von Störungen der Herzthätigkeit, Schwindel, Herzklopfen, Nachts leichte Anfälle von Asthma, verbunden mit Auftreten von Rasseln in der Lunge und Beklemmungsgefühlen. Jetzt blos Schwindel. Diagnose des Arztes Fettherz.

Fettleibigkeit. Körpergewicht 102 Kilo. Ueber dem linken Ventrikel lautes systolisches Geräusch, über der Aorta schwächeres systolisches Geräusch. Aortenstenose und functionelle Mitralinsufficienz.

Leichte Trinkkur unterstützt durch Purgantien.

Vom 29. Mai ab Befinden viel besser, Athem freier. Schwindel viel geringer.

$$21/5 \ \frac{180}{30}, \ 26/5 \ \frac{180}{25}, \ 29/5 \ \frac{162}{23}, \ 2/6 \ 162, \ 6/6 \ 162, \ 14/6 \ \frac{10}{27}.$$

232. Weib, 49 J. Klagt über Athemnoth, verbunden mit Herzklopfen beim Gehen, Steigen, auch beim Niederlegen. Herzklopfen wird als Gefühl von Herzzittern empfunden. Kälte verursacht Anfälle von Asthma mit Schmerzen in Schultern. Hierbei starke Cyanose. Gesicht wird blau. Im Harn Spuren von Eiweiss.

Ueber der Aorta systolisches Geräusch.

Indication: Leichte Trinkkur. Marienquellbäder. Ausserdem Jodnatrium.

Am 23. Juli ist Athem viel leichter. Dagegen Oedem an Füssen, Harnabsonderung gering. Puls arhythmisch. Bigeminie. Während der Consultation bekommt Pat. Herzklopfen. Blutdruck steigt von 150 auf 165.

Am 28. Juli Herzklopfen besser, Arhythmie besteht fort. 4. Aug. Arhythmie verschwunden. Herzklopfen besser, Athem freier.

10/7 187, 23/7 150—165, 28/7 140, 4/8 158.

233. Weib, 54 J., fettleibig. Klagt über Athemnoth und Herzklopfen. Nachts zeitlig Anfälle von Asthma. Arhythmie. Ueber der Aorta systolisches Geräusch.

Unter leichter Trinkkur mit Milchdiät — Besserung.

22/7 200, 9/8 180, 23/8 170.

234. Mann, 50 J. Klagt über Athemnoth. Beim Niederlegen häufig unter dem Gefühl von Unbehagen im rechten Epigastrium, Athemnoth, die den Pat. nöthigt, aufzustehen und das Bett zu verlassen. Aehnliche, aber schwächere Anfälle treten unter Beklemmungsgefühl in der Herzgegend auch bei Tage auf.

Leber als deutlicher Tumor fühlbar. Herzdämpfung nach rechts und links verbreitert.

Galopprhythmus. Deutliches systolisches Geräusch über der Aorta.

Leichte Trinkkur mit Molkenzusatz. Wesentliche Besserung.

6/7 165, 8/7 162, 9/7 160.

Im Falle 230 war, wie aus den blutigen Sputis zu schliessen, die nach dem Anfalle expectorirt worden, das Asthma von deutlichem Lungenödem begleitet. Auch im Falle 231 dürfte ein solches, wenn auch nur ein leichtes, bestanden haben. In den übrigen Fällen scheint kein Lungenödem mit dem Asthma einhergegangen zu sein.

Wir treffen auch in diesen Fällen einige durch Capillardruckmessung gewonnene Werthe. Dieselben unterscheiden sich von dem früheren, dass sie nicht so niedrig sind. Im Falle 230, einem, wie ich mich genau erinnere, vollblutig aussehenden Manne, seinem

Metier nach ein Brauer, begegnen wir sogar hohen Capillardrücken und im Falle 231 normalen.

Wenn man sich das, was ich im vorigen Capitel über den Capillardruck gesagt habe, in Erinnerung bringt, so wird man in diesen Zahlen eine Illustration der betreffenden Ausführungen erblicken.

Mit Bezug auf die Behandlung ist nur zu erwähnen, dass wieder in 3 Fällen 229, 230 und 231 Jod zur Anwendung kam. Von Bädern habe ich keinen Gebrauch gemacht.

Die functionelle Diagnose für das Myocard lautet hier übereinstimmend mit den analogen Fällen bei latenter und manifester Angiosclerose Labilitas cordis, die anatomische Cardiosclerosis.

Anschliessend folgen die Fälle von Angina petoris. Da nur ein Fall von Abortivform hier vorkommt, so theile ich alle unter einem mit.

235. Mann, 59 J. Klagt über Athemnoth beim Gehen und Steigen. Zeitweilig Anfälle von Brustbeklemmung. Muss stehen bleiben — hierbei manchmal Kriebeln in den Fingerspitzen. Ausserdem klagt Pat. über Schwindel mit Brechreiz.

Im Harn Harnsand. Concremente gehen zeitweilig ab. Albumen nachgewiesen. Ueber der Aorta deutlich systolisches Geräusch. In der Aortengegend deutliche Dämpfung. Ausserdem Galopprhythmus.

Nach leichter Trinkkur mit Milchdiät Befinden gut. Athem frei.

24. Aug. Galopprhythmus weniger deulich. Aortengeräusch dagegen deutlicher.

8/8 200, 15/8 200, 24/8 170, 30/8 165.

236. Mann, 57 J. Hat vor 4 Monaten eine Influenza durchgemacht. Seither erscheinen Anfälle von Druck in der Herzgegend mit ausstrahlenden Schmerzen in den linken Arm.

Athem gut. Ueber Aorta schwaches systolisches Geräusch.

Leichte Trinkkur Natr. nitrosum.

Da Medication ohne Erfolg wird am 5. Juni Jodnatrium mit Bromnatrium verordnet, ausserdem laue Halbbäder.

10. Juni. Pat. berichtet über Erleichterung kurz nach dem Bade.

16. Juni. Stat. idem, keine Aenderung. 27. Juni ganze Besserung.

2/6 168, 5/6 175, 10/6 160, 16/6 155, 22/6 152, 27/6 162.

237. Mann, 50 J. Pat. klagt über Anfälle, die mit Schmerzen im linken Arm beginnen, welche zum Sternum hinziehen. Die Anfälle erschienen beim Gehen, Anlehnen an eine Wand, auch manchmal beim Niederlegen. Bei kälterem Wetter häufiger als bei warmen. Ueber der Aorta leises systolisches Geräusch, das sich in beide Carotiden fortpflanzt.

12. Juni. Pat. hatte unmittelbar nach einem Stuhlgange einen leichten Anfall.

28. Juni. Anfälle bleiben aus. Athem freier.

Nach leichter Trinkkur bedeutende Besserung.

7/6 180, 12/6 175, 3/7 140.

Der erste Fall 235 gehörte zu den Abortivformen[1]), die übrigen zu den ausgebildeten. Von den letzteren gehört 236 dem centrifugalen und 237 dem centripetalen Typus an. Sämmtliche Fälle sind insofern leichte, als sie nicht der Behandlung widerstehen.

Nur im Falle 236 wurden Medicamente und zwar Jodnatrium mit Bromnatrium verordnet. Zugleich liess ich laue Halbbäder von sehr kurzer Dauer nehmen, die dem Patienten, wie er angab, entschieden Erleichterung verschafften. Der Blutdruck sank in allen Fällen im Laufe der Behandlung, mit fortschreitender Besserung, im letzten Falle 237 sogar bis zur Norm.

2. Aorteninsufficienz.

Den nun mitzutheilenden Fällen von Aorteninsufficienzen sollen wieder allgemeine Betrachtungen über die Störung des Herzmechanismus in Folge von Schlussunfähigkeit der Aortenklappen vorher-

---

[1]) Im ersten Falle war eine deutliche Dämpfung in der Aortengegend nachweisbar. Manche Diagnostiker würden hier ein Aortenaneurysma diagnosticiren, zum mindesten eine Erweiterung des Aortenbogens mit Aortitis. Ich begnüge mich mit der Mittheilung der Thatsache, die ja an und für sich wichtig ist und in der Praxis dazu auffordert, solchen Fällen auch nach dieser Richtung Aufmerksamkeit zu schenken. Da ich denselben in späteren Jahren nicht mehr zu Gesicht bekam, so weiss ich nicht, was die Dämpfung zu bedeuten hatte.

Man wird auch unter meinen Fällen keine Aortenaneurysmen finden. Das begreift sich aus der Natur meiner zum grössten Theile ambulatorischen Praxis. Auf meiner Abtheilung an der Poliklinik glaubte ich einmal mit Sicherheit ein solches diagnosticiren zu können. Es war eine verbreitete Dämpfung nachweisbar, und im zweiten Intercostalraum rechts eine deutliche Pulsation nicht blos fühlbar, sondern sichtbar. Die Patientin kam ins Spital und zur Obduction, diese lehrte, dass kein Aneurysma bestand. Die Diagnose der Aortenaneurysmen gehört jetzt allerdings unter Zuhilfenahme der Röntgen-Strahlen zu den sichereren, und es ist in Folge dessen sehr zu bedauern, dass die betreffenden klinischen Untersuchungen unter völliger Ausserachtlassung der Blutdruckmessung vorgenommen werden.

gehen. Die anatomische Grundlage derselben übergehe. ich. Die findet man in klinischen Lehrbüchern sowohl, als in Lehrbüchern der pathologischen Anatomie.

Dass in Folge der Schlussunfähigkeit während der Diastole Blut aus dem Aortengebiete in den linken Ventrikel zurückströmt, und dass dieses Rückströmen in der Regel von einem Geräusche begleitet wird, erwähne ich auch nur als eine bekannte Thatsache.

An diese Thatsache knüpfen sich aber Fragen, deren Beantwortung für die klinische Erörterung sehr wichtig ist, aber nicht durch die klinische Beobachtung allein gegeben werden kann. Da muss wieder das Thierexperiment herhalten.

Die erste Frage lautet: Wie gross ungefähr ist die Blutmenge, die aus dem Aortengebiete in den linken Ventrikel bei der Diastole zurückfliesst. Nur durch die Beantwortung dieser Frage gewinnen wir einen Einblick in die Grösse der Schädlichkeit, die die Aorteninsufficienz bedeutet. Dieser Frage ist Dr. Kornfeld durch Versuche, die er vor zwei Jahren in meinem Laboratorium anstellte, die aber aus äusseren Gründen bisher nicht veröffentlicht sind, näher getreten. Es wurden mittelst einer Spritze, die mit einer grossen Arterie verbunden war, aus dem Aortengebiete rhythmisch Saugungen vorgenommen. Statt in den linken Ventrikel, dessen Aortenklappen intact waren, regurgirte hier das Blut in die Spritze; aus dem Sinken des Blutdrucks sah man, welchen Effect diese, wenn ich mich so ausdrücken darf, äussere Aorteninsufficienz hatte, wenn bestimmte Blutmengen — diese waren ja hier messbar — dem Aortengebiete entzogen werden. Da nun aus anderen Versuchen bekannt war, wie gross die Blutdrucksenkung ist, wenn man die Aorteninsufficienz künstlich durch Klappenzerreissung erzeugt, so gewinnt man, wie leicht ersichtlich, Aufklärung über die Grösse der Blutmenge, welche bei einem gewissen Grade der Blutdrucksenkung in den linken Ventrikel zurückfliesst, also dem Aortengebiete entzogen wird.

Die Grösse dieser Blutmenge bedingt, wie eben erwähnt, einerseits den Blutverlust, den das Aortengebiet erleidet, andererseits die vergrösserte Füllung des linken Ventrikels während der Diastole. Beides bedeutet der Norm gegenüber eine Schädlichkeit. Der Blutverlust bedeutet eine Schädlichkeit für die von der Arterienfüllung abhängige Ernährung, die vermehrte Ventrikelfüllung eine solche für das Herz selbst, das während der Diastole mehr als gewöhnlich ausgedehnt wird.

Die erste Schädlichkeit ist, wie sich aus den Thatsachen er-giebt, kaum in Betracht zu ziehen, denn die dem Aortengebiete entzogene Blutmenge[1]) ist so gering, dass sie kaum einem kräf-tigen Aderlasse entspricht. Auch die Blutdruckerniedrigung ist unwesentlich, d. i. der Blutdruck bewegt sich trotz der Aorteninsuffi-cienz, noch immer innerhalb normaler Grenzen und sinkt nie unter jenes Niveau ab, das mit dem Fortbestande des Organismus unver-einbar erscheint. Alles das beobachtet man am Thierexperimente. Beim Menschen liegen, wie die Blutdruckmessung lehrt, die Verhält-nisse noch günstiger, denn hier begegnen wir, weil mit der Aorten-insufficienz, d. i. mit der Arteriosclerose, auch Angiosclerose ver-knüpft ist, trotz der Aorteninsufficienz so hohen Drücken, dass an eine verminderte Blutfüllung des Aortagebietes kaum gedacht werden kann.

Die zweite Schädlichkeit, d. i. die vermehrte diastolische Fül-lung des linken Ventrikel, kommt, wie man schon a priori ver-muthen darf, weit eher in Betracht. Schon die pathologisch-ana-tomische Erfahrung, welche lehrt, dass der linke Ventrikel bei Aorteninsufficienz in der Regel bei der Obduction dilatirt erscheint, weist darauf hin, dass das Herz unter der vermehrten diastolischen Füllung leide.

Es muss nun die Frage erörtert werden, ob und unter wel-chen Bedingungen diese diastolische Mehrfüllung eine Störung be-deutet, welche in krankhaften Symptomen zum Ausdruck gelangt.

---

[1]) Dr. Kornfeld stellt mir aus seinen in meinem Laboratorium ange-stellten Versuchen, die der Publication harren, folgende Daten zur Verfügung, die ich hier mittheile:

Bei einem Versuche, in dem mittelst einer Spritze 12 ccm Blut rhyth-misch abgesaugt worden, betrug der Blutdruck gegenüber dem Ausgangs-punkt 70 pCt., 75 pCt., 87 pCt., 85 pCt., 79 pCt., 87 pCt., 82 pCt. und 83 pCt., bei einem anderen Versuche, in dem nur 10 ccm Blut rhythmisch angesaugt wurden, betrug der Blutdruck gegenüber dem Ausgangspunkt 88 pCt., 84 pCt., 87 pCt., 92 pCt. Er sank also im ersten Versuche um 30 pCt., 25 pCt., 13 pCt., 15 pCt., 21 pCt., 18 pCt., 17 pCt., im zweiten Versuche um 12 pCt., 13 pCt., 8 pCt. Vergleicht man hiermit die Blutdruck-senkungen, die in Versuchen erfolgten, in denen artificielle Aorteninsufficienzen erzeugt wurden, so findet man ungefähr die gleichen Blutdrucksenkungen.

Es kann keinem Zweifel unterliegen, dass die diastolische Mehrfüllung des linken Ventrikels, wenn sie mit wesentlich gesteigertem
intracardialen Druck einhergeht, für das Abströmen des Blutes
aus dem linken Vorhofe, das ja zur Zeit der Diastole erfolgt, ein
Hinderniss bedeuten muss. Tritt dieses ein, dann muss auch der
Druck im linken Vorhofe steigen, an dieses Steigen müssen sich
die schon mehrfach besprochenen Folgezustände, d. i. Lungenschwellung, Lungenstarrheit und Dyspnoe anschliessen.

Ob das sich immer ereignet, darüber muss das Experiment
Auskunft geben. Fragen wir zunächst, wie ein Kreislaufsmodell,
dessen Herz aus Kautschuk besteht, hierauf antwortet.

Es wird sich sofort zeigen, dass diese Art der Fragestellung
durchaus keine müssige ist, denn die Antwort sagt mehr, als sich
erwarten lässt.

Erzeugt man an einem Kreislaufsmodell eine Aorteninsufficienz, so sieht man immer, auch wenn die erzeugte Aorteninsufficienz noch so geringfügig ist, den Druck in den Arterien sinken
und den Druck im linken Vorhofe steigen. Im Thierexperimente
ist dieses Ereigniss keineswegs ein constantes. Da sieht man, wie
Kornfeld in seinen Untersuchungen über Aorteninsufficienz dar-
gethan hat, dass alle möglichen Variationen vorkommen.

Es kann der Druck in der Arterie sinken oder steigen und
hiermit der Druck im linken Vorhof ebenfalls bald sinken, bald
steigen. Das zeigt zunächst, dass zwischen dem lebenden Herzen
und dem Kautschukherzen der Unterschied besteht, dass bei letzterem constante Bedingungen vorwalten, während bei ersterem die
Bedingungen ausserordentlich variabel sind. Es handelt sich aber
nicht bloss um die Variabilität der Bedingungen im Herzen, sondern
auch um Variabilität in den Gefässen. Im Kautschukmodell sind
die Gefässe Kautschukröhren mit constanter Elasticität. Die Elasticität und das Lumen der Gefässe im lebenden Kreislaufe unterliegen aber verschiedenen und verschiedenartigen vasomotorischen
Einflüssen. Mit allen diesen zum Theile im Herzen, zum Theile in
den Gefässen liegenden Variablen muss man bei Beurtheilung der
Resultate des Thierversuches, sowie bei der klinischen Analyse
eines durch die Natur erzeugten Klappenfehlers rechnen. Der
Modellversuch ist constant und daher eindeutig, der Thierversuch

sowie die klinische Beobachtung ist variabel und daher viel-
deutig.

Die Constanz und Eindeutigkeit des Modellversuches giebt uns
einen wichtigen Anhaltspunkt für das Verständnis und die Erklärung der Variabilität des Thierversuches und der klinischen Beobachtung.

Prüfen wir zunächst das Verhalten des Drucks im linken Vorhof. Im Modellversuch sehen wir den Druck immer steigen und
zwar unzweifelhaft deshalb, weil der Druck im Kautschukherzen
immer steigt, wenn seine Füllung in Folge der diastolischen Mehrfüllung wächst. Das Kautschukherz besitzt eben nicht die dem
gesunden Myocard zukommende Eigenthümlichkeit, auf die schon
Hess unter C. Ludwig's Leitung aufmerksam gemacht hat, sich
wie ein Faltenfilter auszudehnen. In Folge dessen kann hier
die Füllung vermehrt werden, ohne dass der intracardiale Druck
steigt. Diese Eigenschaft des Herzens nenne ich die diastolische
Accommodationsfähigkeit. Wir haben dieselbe schon bei der
Aortenstenose als Regulator kennen gelernt, ich widme ihr hier aber
eine ausführlichere Betrachtung, weil sie bei der Aorteninsufficienz
unstreitig eine grössere Rolle spielt, als bei der Aortenstenose.

Die diastolische Accommodationsfähigkeit erklärt ohne Weiteres, warum beim gesunden Herzen, also zunächst im Thierversuche
im Gegensatze zum Modellversuche, der Druck im linken Vorhofe
sich gleich bleibt und sogar sinkt.

Er bleibt sich gleich, wenn die Zuflüsse zum linken Vorhofe
noch ansehnlich genug sind, um die Füllung desselben aufrecht zu
erhalten, er sinkt, wenn die Zuflüsse geringer werden, weil der
Aortendruck wesentlich gesunken ist.

Da, wo mit Eintritt der Aorteninsufficienz der Druck im linken
Vorhof steigt, nähert sich der linke Ventrikel seinen Eigenschaften
nach dem Kautschukherzen. Er accommodirt sich nicht mehr der
vermehrten Füllung, in Folge dessen steigt in seiner Höhlung der
Druck, dieser vermehrte intracardiale Druck hemmt den Abfluss
des Blutes aus dem linken Vorhof, in diesem also steigt der
Druck[1].

---

[1] Ich möchte hier folgende allgemeine Betrachtung anknüpfen:
Würde man ein todtes Herz statt eines Kautschukherzens in ein Modell

Das Verhalten des Arteriendrucks ist auch im Modellversuche
constant und eindeutig, er sinkt hier immer, weil die vermehrte
diastolische Füllung immer eine verminderte Füllung der Arterien
hervorruft. Im Versuche am Thiere tritt das nur dann ein, wenn, wie
im Kreislaufsmodell, die Elasticität der Gefässe sich nicht ändert, es
kommt aber leicht zur Steigerung des Arteriendrucks, weil bei
Zerreissung der Klappen sensible Reize auftreten, die als solche,
d. i. auf dem Wege des vasomotorischen Reflexes, den Blutdruck
steigern. Rosenbach hat diese Steigerung mit einer Reservekraft
des Herzens in Verbindung gebracht und dieser eine compensatorische Bedeutung zugeschrieben. Ich vertrete dem gegenüber mit
Kornfeld, der sich ausführlich mit diesem Thema beschäftigt hat
und dessen Betrachtungen ich hier wiederholt mit meinen Worten
Ausdruck gegeben habe, die Meinung, dass die Theorie der Reservekraft nach jeder Richtung ganz unhaltbar ist.

Die Aorteninsufficienz tritt — wie die Einsicht ergiebt, die
aus Modell- und Thierversuchen erfliesst — nicht in manifesten
Symptomen, die mit Recht als vom Herzen ausgehend anzusehen
sind, zu Tage, wenn die diastolische Accommodationsfähigkeit des
Herzens intact ist, denn dann steigt nicht der Druck im linken
Vorhofe, und es entfallen alle Folgezustände dieses Steigens.

Die Frage vom Verhalten des Arteriendrucks ist eine neben-
sächliche. Niedrige Drücke findet man in Fällen, wo die Aorten-

---

einschalten, so müsste man die gleichen Vorgänge beobachten, wie, wenn das
Kautschukherz fungirt und zwar deshalb, weil das todte Herz nicht mehr die
Eigenschaften des lebenden besitzt. Das todte Herz ist also im Vergleiche
mit dem lebenden eine nnorganische Substanz, das gesunde, lebende Herz
stellt im Gegensatze hierzu eine organische Substanz mit vollständiger Erhal-
tung der ihm eigenen Functionen dar. Zwischen dem gesunden und todten
Herzen steht das kranke. Dieses besitzt wohl noch die Fähigkeit der automa-
tischen Contraction, es ist aber nicht mehr im Vollbesitze seiner systolischen
und diastolischen Accommodation. Es ist um so mehr krank, je mehr es seiner
physiologischen Eigenschaften verlustig wird, d. i. um so mehr es sich der
anorganischen Substanz nähert.

Die Eigenschaften der anorganischen Substanz sind physikalisch und
chemisch fassbar, wir können sie genau beschreiben, wenn auch nicht erklären, die physiologischen, d. i. durch das Leben bedingten Erscheinungen,
erscheinen uns nur durch den Contrast mit dem Anorganischen, d. i. dem
Todten erkenntlich, wir können sie aber ebenso wenig fassen, d. i. definiren,
und beschreiben, wie das, was wir Leben nennen.

insufficienz sich auf endocarditischer Basis entwikelt, also bei
jugendlichen Individuen, die vorher einen acuten Gelenkrheumatismus durchgemacht haben, hohe Drücke da, wo die Aorteninsufficienz mit Angiosclerose verknüpft ist. Der hohe Druck ist hier
nicht etwa durch Reservekräfte, sondern durch die vermehrten
Gefässwiderstände bedingt. Er muss auch hier relativ niedriger
sein, d. h. er würde höher sein, wenn nur die Angiosclerose
bestünde. Das kann man aber im betreffenden Falle nicht nachweisen. Ich komme übrigens auf diesen Punkt noch später zurück. Hier will ich nur feststellen, dass die Aorteninsufficienzen
mit hohem Arteriendruck denen analog sind, die man im Thierexperiment erzeugt, wenn die Klappenzerreissung als solche, d. i.
der hiermit einhergehende sensible Reiz die Gefässe zur Contraction bringt.

Ich unterscheide, wie aus dem Gesagten hervorgeht, nicht zwischen compensirten und nichtcompensirten Aorteninsufficienzen, sondern zwischen solchen mit erhaltener und mit geschädigter
diastolischer Accomodationsfähigkeit. Aber nicht sowohl die Schädigung der diastolischen, auch die der systolischen Accomodationsfähigkeit hat bei der klinischen Betrachtung berücksichtigt zu
werden. Denn in ihr liegt die Entstehungsbedingung der secundären Insufficienz, die ja überall, wo Angiosklerose besteht, sich
entwickeln kann.

Die anatomischen Folgezustände einer mit Angiosclerose zugleich
vorhandenen Aorteninsufficienz werden in einer mit Dilatation
verbundenen Hypertrophie des linken Ventrikels bestehen.
Es ist dies ein den pathologischen Anatomen und Klinikern bekanntes
Factum. Nur über die Entstehungsbedingung der Hypertrophie
herrschen Meinungen, die ich nicht acceptiren kann, ich ziele hier
auf jene, die die vermehrte Arbeit des linken Ventrikels hierfür
verantwortlich machen.

Wohl tritt auch hier, wie Kornfeld nachwies, ähnliches ein,
wie bei der Aortenstenose, es verlängert sich die Systolendauer, und
die Diastolendauer wird verkürzt. Das könnte aber an und für
sich nicht zur Hypertrophie führen, wenn nicht zugleich die Gefässwiderstände erhöht wären. Die Aorteninsufficienz ihrer-
seits ist nur die Entstehungsursache der Dilatation, die
Hypertrophie wird durch die Angiosclerose hervorgerufen.

Ich will nun jetzt das bezügliche Material in Gruppen geordnet vorführen.

Die erste Gruppe enthält jene Fälle, wo eine sogenannte compensirte Aorteninsufficienz, d. i. eine solche mit physiologisch intactem Herzen vorlag.

238. Mann, 47 J. Klagt über Herzklopfen. — Sonst keine Beschwerden. Athem frei.

Ueber der Aorta deutliches diastolisches Geräusch.

Leichte Trinkkur, ausserdem Jodkali mit Bromkali.

25/6 160, 30/7 152, 7/8 140, 19/8 180 (Aufregung), 21/8 180 (noch aufgeregt).

239. Mann, 62 J. Starker Raucher. Herzklopfen häufig nach Tische mit Herzintermissionen. — Sonst keine Beschwerden.

Diastolisches Geräusch über der Aorta, Capillarpuls.

Nach leichter Trinkkur Befinden gut.

8/6 190, 24/6 160, 28/6 160, 8/7 165.

240. Mann, 45 J. Arthritiker. Hatte vor 2 Jahren den 1. Gichtanfall. Sonst keine Beschwerden, Athem frei.

Diastolisches Geräusch über der Aorta.

Nach Trinkkur und Moorbädern sehr gut.

13/5 172, 16/5 180, 18/5 175, 21/5 178, 30/5 172, 1/6 180, 15/6 178.

241. Weib, 59 J. Stark nervös. Brauchte vor 4 Jahren eine Kaltwasserkur. Jetzt Gefühl von Hämmern in der Sternalgegend, Klopfen in der Schläfegegend. Athem frei. Keine Spur von Geräusch, dagegen ausgesprochener Capillarpuls--Pulscharakter einer Aorteninsufficienz entsprechend.

Nach Kaltwasserkur, leichter Trinkkur und Jodnatrium keine Besserung.

$$17/7\ \frac{185}{26},\ 22/7\ \frac{162}{35},\ 3/8\ \frac{150}{40}.$$

Wäre in diesen Fällen nicht die Anwesenheit der Aorteninsufficienz durch die Untersuchung constatirt worden, so hätten weder der Arzt, noch der Patient die Vermuthung hegen können, dass ein Herzleiden vorliege. Dass Derartiges in der Praxis häufig vorkommt, weiss Jeder. Nur geht man gewöhnlich über diese Thatsache mit der Bemerkung gut compensirt hinweg. Hier hat man eine physiologische Diagnose zu stellen, die zu lauten hat: geringe Aorteninsufficienz mit physiologisch intactem Herzen.

In dem Ausdruck Compensation steckt schon eine pathologische Diagnose. Man sagt hiermit ungefähr Folgendes: der Klappenfehler ist da und würde alle möglichen Symptome zur Folge haben, wenn nicht die nicht nur weise, sondern auch gütige Natur etwas hinzugethan hätte, was den Ausbruch dieser Symptome verhindert. Nach meiner Auffassung, die ich nochmals betonen will, liegen im Herzen selbst von Haus aus alle Schutzvorrichtungen gegen geringe Klappenfehler, so lange es gesund ist.

Der erste Fall 238 erweckt nur deshalb unsere Aufmerksamkeit, weil wir hier in Folge von Aufregung hohe Drücke auftreten sehen, die sogar längere Zeit anhalten.

Besonders wichtig ist der letzte Fall 241. Er betraf eine nervöse Frau, bei der trotz Darreichung von Jod keine Besserung eintrat. Hier bestand eine Aorteninsufficienz mit ausgesprochen hohem und hüpfendem Pulse und sehr deutlichem Capillarpulse. Ein Geräusch war über der Aorta nicht zu hören. Dieser Befund stimmt mit der Bemerkung überein, die ich früher anlässlich der Besprechung eines Falles, wo ein systolisches Geräusch, aber zugleich auch eine Aorteninsufficienz bestand, machte. Er lehrt in eclatanter Weise, dass Aorteninsufficienzen auch ohne Geräusche vorkommen können. In diesem Falle wurde auch der Capillardruck gemessen. Die Messung ergab anfangs mittlere, später höhere Werthe. Es ruft mir dieser Fall einen anderen ins Gedächtniss, den ich vor vielen Jahren auf meiner Abtheilung an der Poliklinik mehrmals zu untersuchen Gelegenheit fand. Ich diagnosticirte in demselben ebenfalls Aorteninsufficienz ohne Geräusch. Diesmal lieferte der Patient selbst den Beweis für die Richtigkeit meiner Diagnose. Er kam nach einigen Wochen wieder, diesmal war das diastolische Geräusch ausgesprochen.

Therapeutisch ist zu diesen Fällen nichts Besonderes zu bemerken.

Ich übergehe nun zu den Fällen der zweiten Gruppe, d. i. zu jenen, wo die Neigung zu Dyspnoe bestand.

242. Mann, 30 J. Klagt über Athemnoth beim Gehen, Herzklopfen bei Bewegung und Aufregung. Diastolisches Geräusch über der Aorta.
Trinkt bloss pro forma Waldquelle mit Milch. Befinden besser.
24/7 160, 29/7 165, 4/8 145, 16/8 140.

243. Mann, 58 J. Klagt über Kurzathmigkeit, Schwindel und rheumatische Schmerzen in Armen und Schulter. Ueber der Aorta diastolisches Geräusch.

Leichte Trinkkur, Marienquellbäder. Besserung auffallend.
18/7 200, 22/7 158, 2/8 160, 16/8 160.

244. Weib, 59 J. Klagt über Kurzathmigkeit und Herzklopfen.
Im Harn Spur Albumen. Diastolisches Geräusch über der Aorta
und systolisches über dem linken Ventrikel. Aorteninsufficienz, functionelle Mitralinsufficienz.

Nach leichter Trinkkur mit Molkenzusatz Athem viel besser.
4/7 160, 6/7 162, 9/7 170, 14/7 185.

245. Mann, 43 J. Klagt über starke Athemnoth beim Gehen mit Brustbeklemmung.

Im Harn Albumen. Diastolisches Geräusch über Aorta.
Leichte Trinkkur mit Milchzusatz. Zugleich Jodnatrium ohne Erfolg.
Auch Digitalis erfolglos. Da das Wetter sehr kühl, wird er nach Reichenhall
geschickt.

26/7 182, 2/8 165, 12/8 182.

246. Mann, 54 J. Klagt über Athemnoth und Herzklopfen. Disponirt
sehr zu Catarrhen, Husten. Im Harn Spur Albumen. Stuhlverstopfung.
Diastolisches Geräusch über der Aorta.

Nach Trinkkur, unterstützt durch Purgantien, wesentliche Besserung.
6/8 190, 12/8 180, 17/8 150, 28/8 150, 2/9 160.

247. Weib, 54 J. Klagt über Kurzathmigkeit, Herzklopfen. Oedem an
beiden Füssen.

Im Harn Albumen. Diastolisches Geräusch über der Aorta.
Nach leichter Trinkkur vom 15/7 ab wesentliche Besserung. Athem
frei, Oedem geschwunden.

1/7 180, 10/7 175, 13/7 165, 24/7 160, 30/7 152.

Die Durchsicht dieser Fälle zeigt zunächst, dass sie schon
schwereren Charakters sind. Dementsprechend wich ich im ersten
Falle 242 sogar einer Trinkkur aus und liess nur pro forma Waldquelle — einen harmlosen Natronsäuerling — mit Milch trinken.
Im Falle 245 liessen sowohl Jodnatrium, als Digitalis in Stich.
Mit Ausnahme dieses Falles trat bei allen Besserung ein. Bäder liess
ich nur in einem Falle nehmen, weil über rheumatische Schmerzen
geklagt wurde.

Einen besonders guten Heilerfolg zeigt Fall 247. Hier wurde
nicht bloss der Athem freier, sondern es schwanden auch die
Oedeme.

Ausser der Aorteninsufficienz darf man in diesen Fällen mit
Rücksicht auf die bestehende Arteriosclerose wohl schon beginnende Cardiosclerosis und ebenso Hypertrophie mit Dilatation des linken Ventrikels diagnosticiren.

Die functionelle Diagnose lautet: Neigung zur secundären Insufficienz und Mangel diastolischer Accommodation.

Es folgen nun die Fälle, in denen Anfälle von Asthma cardiale zeitweilig auftraten.

248. Mann, 60 J. Klagt über starke Athemnoth und Anfälle von Asthma, die in der Nacht auftreten. Diastolisches Geräusch über der Aorta.

Es wird nebst einer leichten Trinkkur sofort Digitalis verordnet. In den ersten 8 Tagen kommen tägliche Anfälle, die mit Morphium coupirt werden können.

Erst nach 8 Tagen bessert sich der Zustand. Die Anfälle bleiben aus, der Athem wird leichter.

10/5 200, 20/5 200, 26/5 180, 31/5 165, 3/6 175, 10/6 170.

249. Mann, 40 J. Klagt über Athemnoth. Zeitweilig Anfälle von Asthma, mit blutig schaumigem Auswurf. Diastolisches Geräusch über der Aorta.

Nach leichter Trinkkur mit Milchzusatz Besserung. Anfälle bleiben aus. 31/5 165, 20/6 158.

250. Mann, 61 J. Klagt über Athemnoth. Berichtet über Anfälle von Asthma, die namentlich nach dem Coitus auftreten.

Ueber dem linken Ventrikel diastolisches Geräusch, nicht der über Aorta. Dagegen sehr ausgesprochener Capillarpuls, ebenso Puls mit diastolischem Aorteninsufficienz-Charakter. Aorteninsufficienz ohne Geräusch. Das diastolische Geräusch über dem linken Ventrikel möglich ein fortgeleitetes.

Leichte Trinkkur und Strophanthus. Besserung. 13/7 160, 18/7 160, 24/7 140, 29/7 160, 11/8 180.

Auch diese Fälle sind conform den analogen bei der manifesten Angiosclerose als schwere zu betrachten. Die Labilität des Herzens und die besondere Neigung desselben zur secundären Insufficienz ist auch hier mit Störung der diastolischen Accommodation verbunden. Die anatomische Diagnose hat zu lauten: Cardiosclerosis, Hypertrophia et Dilatatio ventriculi sinistri.

Sämmtliche Fälle besserten sich unter der leichten Behandlung.

In einem Falle 250 wurde Strophanthus verordnet. Bäder in keinem Falle.

Es erscheinen nun die Fälle von Angina pectoris. Es sind ihrer nur zwei. Beide ausgebildete Formen. Abortivformen kamen nicht zur Beobachtung.

251. Mann, 60 J. Hatte vor 3 Jahren einmal einen Anfall von Handschmerz mit Schmerzen im Nagelbett des linken Daumens. Seither wieder-

holt sich derselbe von Zeit zu Zeit. Der Anfall kann durch Aussetzen der Respiration unterdrückt werden. Athem frei. Im Harn 0,05 pCt. Albumen. Diastolisches Geräusch über der Aorta.

Leichte Trinkkur und Jodnatrium mit Natr. nitros.

Am 15/6 berichtet Patient über Besserung. 23/6 Anfälle kommen wieder häufiger. Da sie typisch zu einer bestimmten Tagesstunde auftreten, wird Chinin gegeben. Hierauf entschiedene Besserung. Am 23/6 erscheint ein Anfall während der Consultation.

Blutdruck während des Anfalls 180.

4/6 200, 15/6 165, 23/6 180 (Anfall), 5/7 145, 7/7 150.

252. Mann, 52 J. Klagt über Kurzathmigkeit. Zeitweilig Anfälle von Präcordialdruck mit ausstrahlenden Schmerzen in beide Arme. Pulsus quadrigeminus. Das Sphygmogramm wird aufgenommen. Es zeigt in jeder Pulsgruppe absteigende Treppe. Beim ersten Puls nach Herzpause deutlicher Capillarpuls constatirbar. Diastolisches Geräusch über der Aorta.

Leichte Trinkkur mit Milchzusatz.

5/8. Der Quadrigeminus ist verschwunden, nur zeitweilig Herzintermission. Endbefinden gut. Athem freier. Keine Anfälle.

28/7 180, 5/8 165, 14/8 160, 25/8 155.

Der erste von diesen beiden Fällen 251 bietet insofern therapeutisches Interesse, als hier, weil die Anfälle typisch, d. i. zu einer bestimmten Stunde eintraten und nachdem Natrium nitros. mit Jodnatrium sich als erfolglos erwies, Chinin verordnet wurde. Nach mehrtägigem Gebrauche blieben die Anfälle aus.

Der zweite Fall ist vom klinisch pathognomischen Standpunkte aus wichtig, weil er lehrt, dass der Capillarpuls nicht bloss von der Aorteninsufficienz, sondern auch von der Stärke der Herzcontraction, resp. Grösse des Pulses abhängt. In diesem Falle bestand eine Zeit lang ein Pulsus quadrigeminus, also Gruppen von je vier Pulsen, die durch eine längere Pause von einander getrennt waren. Nur beim ersten nach der Pause erscheinenden Pulse, dem grössten, war der Capillarpuls — an der Stirne beobachtet — deutlich, bei dem anderen immer kleiner werdenden nicht.

Die anatomische Diagnose dieses Falles hat in Anbetracht der bestehenden Arteriosclerose zu lauten: Beginnende Cardiosclerosis und Hypertrophia cum dilatatione ventriculi sinistri. Eine functionelle Störung war, da keine Neigung zu Dyspnoe bestand, nicht vorhanden.

Wir wollen nun wieder untersuchen, wie sich bei der Aorten-

stenose und bei der Aorteninsufficienz das Verhältniss zwischen
den relativ leichteren und schwereren Fällen gestaltet.

Von der Aortenstenose haben wir 20, von der Aorteninsufficienz 15, also im Ganzen 35 Fälle.

Da hier überall Functionsstörungen des Herzens, bedingt durch
Klappenfehler, bestehen, so können wir nur, wenn wir uns an das
frühere Eintheilungsprincip halten, jene Fälle als relativ leichtere
betrachten, wo keine Dyspnoe bestand. Dazu gehören aus der
Gruppe der Aortenstenose 5 Fälle, in denen gar keine Herzbeschwerden auftraten und 2 Fälle von Angina pectoris ohne
Dyspnoe. Aus der zweiten Gruppe der Aorteninsufficienz kommen
hinzu 6 Fälle. Im Ganzen also 13 Fälle, das entspricht circa
37 pCt. Die übrigen 22 sind relativ schwerere Fälle. Sie entsprechen 63 pCt.

Wie zu erwarten, überwiegen also die schwereren an Zahl
den leichteren.

Wir wollen nun auch, wie früher, die Häufigkeitsscala nach
folgender Reihenfolge aufstellen: 1. Herzfehler ohne Beschwerden;
2. solche mit Dyspnoe; 3. solche mit Asthma cardiale und 4. solche
mit Angina pectoris.

Die erste Gruppe enthält 9 Fälle, also 25 pCt., die zweite
12, demnach 34 pCt., die dritte 9, also wieder 25 pCt., und die
vierte 5, also etwa 14 pCt.

Die ganz leichten Fälle sind also ebenso häufig als die ganz
schweren. Die Dyspnoe kommt am häufigsten vor und die Angina
pectoris, was besonders wichtig erscheint, eher seltener als bei der
latenten manifesten Angiosclerose. Dort sahen wir sie in 17 pCt.,
hier erscheint sie nur mit 14 pCt. Hieraus würde sich der wichtige Satz ableiten lassen, dass die Angina pectoris nicht in jener
innigen Beziehung zur Arteriosclerose steht, wie allgemein angenommen wird. Auf diesen Satz komme ich noch später zurück.

3. Verlauf und Entwickelung der Aortenklappen-Affectionen.

Im Folgenden soll der klinische Verlauf von Aortenklappen-
Affection mit Zugrundelegung von Beobachtungen und Blutdruck-
messungen, die an einem und demselben Individuum durch mehrere
Jahre hindurch vorgenommen wurden, geschildert werden. Bei dieser

Gelegenheit werden sich auch Betrachtungen ergeben, welche für die Kenntniss der Entwickelung dieser Affection, wie ich glaube, lehrreich sein dürften. Ich meine nicht die anatomische Entwickelung, sondern die klinische.

Zunächst seien diejenigen Fälle vorgeführt, bei welchen systolische Geräusche über der Aorta durch die Untersuchung nachweisbar waren, und zwar zuerst diejenigen, wo dieselben durch mehrere Jahre ununterbrochen bestanden.

Hierher gehören nachfolgende zwei Fälle.

253. Mann, 64 J. Klagt hauptsächlich über Hämorrhoidalblutung — Stuhlverstopfung — Leber sehr gross, als Tumor fühlbar. Kurzathmigkeit. Ueber der Aorta deutlich systolisches Geräusch. Puls schnellend. Aorteninsufficienzcharakter, kein Capillarpuls.

Unter leichter Trinkkur sichtliche Besserung.

1/6 180, 4/6 180, 6/6 160, 18/6 160, 26/6 160, 30/6 160.

Ein Jahr später. 65 J. Bis November Befinden gut. Auch jetzt Befinden besser als im Vorjahre. Haemorrhoidalblutung besteht fort. Herzbefund der gleiche. Behandlung die gleiche. Besserung hält an.

Nur eine Messung, weil Pat. nicht zur Sprechstunde kam. 170.

Ein Jahr später, 66 J. Pat. bringt einen ärztlichen Bericht mit, dieser lautet:

Patient leidet an einem Herzklappenfehler, dessen Folgeübel Herzerweiterung, chron. Bronchialkatarrh mit bedeutenden Athembeschwerden, Lebervergrösserung, starke Blutstauung in den Unterleibsorganen mit häufigen copiösen Haemorrhoidalblutungen, gänzliche Entkräftung.

Ich finde wieder deutliches systolisches Geräusch über der Aorta, Puls mit Aorteninsufficienzcharacter. Im Harn Albumen. Leber sehr stark vergrössert, als grosser Tumor fühlbar. Pat. klagt über Anfälle von Praecordialdruck und Praecordialbeklemmung.

Anfangs nur leichte Trinkkur. Am 11. Juni wird Natr. nitrosum verabreicht.

17. Juni berichtet Patient, dass wohl die Anfälle häufig kommen, aber viel kürzer dauern. Während eines Anfalls in der Sprechstunde Blutdruck 220.

22. Juni. Pat. wird unter Milchdiät gesetzt. Natr. nitros. fortgesetzt.

23. Juni starke Haemorrhoidalblutung. 24. Juni fühlt sich matt. Blutdruck 180, relativ niedriger.

Im Ganzen seit der Milchdiät viel besser.

11/6 200, 16/6 210, 17/6 220, 18/6 230, 20/6 220, 22/6 225, 24/6 180, 25/6 195, 6/7 182.

254. Mann, 58 J. Vor 10 Jahren Facialis-Paralyse. Klagt jetzt nur über Schwindel, Ohrensausen, Stuhlverstopfung. Deutlich systolisches Geräusch über Aorta und linkem Ventrikel. Aortenstenose.

Nach leichter Trinkkur besser.

10/6 140, 15/6 130.

Derselbe 1 Jahr später. Im Ganzen besser, Herzbefund unverändert. Dieselbe Behandlung, Besserung.

Es wird nur eine Messung vorgenommen. Dieselbe ergiebt einen Druck von 160.

Ein Jahr später Status idem. Nach Behandlung Befinden gut. Herzbefund unverändert.

20/7 150, 25/7 160, 29/7 145.

Berechnen wir im Falle 253 das Mittel aus den Messwerthen vom ersten Jahre der Beobachtung, so erhalten wir einen Durchschnittswerth von 166 mm Hg. Diesem steht ein Durchschnittswerth von 212 mm Hg gegenüber, der sich aus den Messwerthen des dritten Jahres ergiebt. Im zweiten Jahre wurde, da es dem Patienten gut ging und er auch nur selten berichtete, nur eine Messung vorgenommen, die mit dem ersten Jahre übereinstimmte.

Es bestand hier ein systolisches Geräusch mit deutlichen Merkmalen einer Aorteninsufficienz. An den diesbezüglichen objectiven Symptomen hat sich im Verlaufe von drei Jahren nichts geändert. Wohl aber trat im dritten Jahre auffallende Kurzathmigkeit ein, über die früher vom Patienten weniger geklagt wurde.

Ueber die Natur des Klappenfehlers, d. i. über die anatomische Diagnose, kann wohl kein Zweifel obwalten. Es bestanden, wie anzunehmen ist, atheromatöse Auflagerungen auf der Aorta, welche die Aortenklappe insufficient machten. Der hierdurch bewirkte Regurgitationsstrom gab nicht Anlass zu dem typischen diastolischen Geräusche, nur in Folge der Auflagerungen kam es zu einem Geräusche, das in die Systolenzeit fiel. Von einer deutlichen Stenose kann man hier nicht sprechen, hiergegen spricht der grosse Puls. Eine geringe relative Stenosirung ist nicht auszuschliessen. Die Aorteninsufficienz sowohl, als die Aortenstenose können anfangs unmöglich, da der Blutdruck ein beträchtlich hoher ist, hochgradig gewesen sein. Es wird unter beträchtlichem Steigen des Blutdrucks, d. i. um 25 pCt., der Athem schlechter. Aus diesem Grunde muss die Frage aufgeworfen werden, was hat sich hier geändert? Der Herzfehler oder das Myocard? Die Antwort lautet klar und eindeutig nur das Myocard, und zwar deshalb, weil die Angiosclerose bedeutende Fortschritte machte. Mit dem Fortschreiten der Angiosclerose musste die Hypertrophie des linken Ventrikels zunehmen. Den Anhängern der Compensationslehre muss das als ein günstiges Ereigniss erscheinen; da diese aber im Widerspruche mit der Verschlechterung steht, so muss wieder zur Hilfsannahme gegriffen werden, dass die Hypertrophie diesmal nicht compensirte. Man hat also eine Regel vor sich, die mit einer Ausnahme verknüpft ist, d. h. keine Regel[1]).

Meine Betrachtungsweise hat es nicht nöthig, zu Ausnahmen Zuflucht zu nehmen. Sie legt den Entwickelungsgang in natürlicher, ungezwungener Weise dar. Mit der Steigerung des Blutdrucks wächst die intracardiale Spannung, mit dieser entwickelt sich die Neigung zur secundären Insufficienz; da aber die Muskelwand des linken Ventrikels dicker wird, verliert derselbe zu gleicher Zeit die Fähigkeit der diastolischen Accommodation. Hierzu kommt als drittes die sclerotische Veränderung der Herzmusculatur, die Cardiosclerosis, durch welche sich auch eine primäre Muskelinsufficienz den besagten Zuständen beigesellt.

Hieraus ergiebt sich der folgende allgemeine Satz: Steigerung des Blutdrucks, d. i. fortschreitende Angiosclerose, bedingt unter fortschreitender Herzhypertrophie, bei gleichbleibender Aortenklappen-Affection eine Verschlechterung der Herzarbeit.

Der Fall 253 wurde ebenfalls durch drei Jahre beobachtet. Aus den allerdings wenigen Blutdruckmessungen erfahren wir, dass anfangs eine Aortenklappen-Affection vorlag, die unter relativ niedrigem, d. i. normalem Druck bestand. Da man zugleich das systolische Geräusch auf atheromatöse Auflagerungen beziehen muss, die nur eine geringe Stenose, aber keine Aorteninsufficienz erzeugten, so hat die Diagnose zu lauten: Arteriosclerose ohne oder mit nur sehr wenig entwickelter Angiosclerose. Es ist ferner daran zu denken, dass der relativ niedrige Blutdruck durch die Aortenstenose als solche bedingt sei. Hiergegen spricht das Ausbleiben von Symptomen, die auf Beschwerden, welche vom Herzen herrühren, hindeuten. Die Richtigkeit der Diagnose bestä-

---

[1]) Ich halte es nicht für überflüssig, Compensationsbetrachtungen, wenngleich ich sie für überflüssig halte, anzustellen, damit die sogenannte Logik der Compensationslehre für die Unbefangenen, d. i. diejenigen, die sich aus den Fesseln einer Schulmeinung befreien können, durch concrete Beispiele illustrirt werde.

tigt übrigens der weitere Verlauf. Wir sehen mit Jahren den Blutdruck sich erhöhen, d. h. die Angiosclerose schreitet vor, aber
sehr mässig. Das Herz befindet sich hierbei noch immer im guten
Zustande. Der nur leicht erhöhten intracardialen Spannung gegenüber bewahrt der linke Ventrikel seine physiologischen Eigenschaften. Eine Hypertrophie mag sich wohl auch hier entwickeln,
sie kann aber keinen hohen Grad erreichen. Im Sinne der geläufigen
Theorie bestände also hier eine Compensation ohne compensatorische Einrichtung. Meiner Meinung nach besteht hier eine
atheromatöse Auflagerung, die so geringfügig ist, dass sie den
Herzmechanismus kaum stört und eine geringe Angiosclerose.

Hieraus ergiebt sich als Corollar zu dem Früheren folgender Satz:
Bei normalen oder die Norm nur wenig überschreitenden
Druckverhältnissen bedeutet eine schwache Aortenstenose
keine Schädigung der Herzarbeit.

Nachfolgender Fall bedarf mit Bezug auf den Verlauf der
Aortenaffection und des mit ihr einhergehenden Gefässprocesses
eine besondere Besprechung.

255. Weib, 52 J. Klagt über Kurzathmigkeit mit Herzklopfen, nicht bloss
beim Gehen, auch spontan beim Niederlegen. Beim Liegen auf der rechten
Seite bekommt sie leicht Herzklopfen. Oedem über der Tibia. Seit 15 Jahren
keine Menstruation. Leichte Stuhlverstopfung. Ueber der Aorta systolisches Geräusch.

Nach leichter Trinkkur und Moorbädern gut.

21/6 180, 25/6 160, 10/7 158, 16/7 160, 25/7 150.

Zwei Jahre später berichtet sie, dass es ihr nach Marienbad gut gegangen
sei. Die Anfälle sind sehr selten aufgetreten. Aortengeräusch besteht.

Behandlung die gleiche. Wegen Kurzathmigkeit und Herzklopfen wird
am 14/7 Strophanthus angeordnet. 28/7 Herzklopfen besser. 29/7 gut nach
reichlichen Stuhlentleerungen.

5/7 180, 8/7 120, 14/7 135, 22/7 120, 28/7 140, 29/7 115.

Wir sehen auch hier wie in den früheren Fällen das Aortengeräusch Jahre lang bestehen. Was sich aber innerhalb zweier
Jahre bedeutend geändert hat, ist der Blutdruck. Im ersten Jahre
beträgt der Blutdruck im Mittel 161 mm Hg, im dritten Jahre ist
er auf 135 mm Hg. herabgesunken. Dieses Sinken können wir
mit Bezug auf seine Entstehung in zweifacher Weise deuten. Entweder müssen wir sagen, wurde der Blutdruck niedriger, weil die
Aortenstenose stärker wurde oder deshalb, weil im angioscleroti-

schen Gefässprocesse eine Aenderung zu Gunsten der vermehrten
Dehnbarkeit der Gefässe eingetreten ist.

Die Ueberlegung ergiebt, dass die letztere Annahme weit mehr
Wahrscheinlichkeit für sich hat. Eine stärkere sclerotische Verengerung des Aortenostiums hätte unfehlbar eine Verschlimmerung
des Allgemeinzustandes herbeiführen müssen. Schätzen wir unter
dieser Annahme den Fortschritt der Stenose nach dem Blutdrucke,
so musste die Stenose sich um 28 pCt. verschlechtert haben. Dem
entspricht aber keineswegs der Zustand des Patienten. Dieser
hatte im ersten Jahre leichte Anfälle von Asthma, im dritten Jahre
nicht. Es ist also in seinem Zustande eher eine Besserung eingetreten. Von Wichtigkeit ist ferner, dass im dritten Jahre, also
im Stadium des erniedrigten Drucks, zeitweilig hohe Druckwerthe
beobachtet werden. Das wäre unmöglich, wenn der niedrigere
Druck auf einer starken Stenose beruhte. Wir müssen also die
zweite Annahme, dass die Gefässe dehnbarer geworden sind, für
die berechtigte halten.

Mit Bezug auf die grossen Gefässe ist also vorerst die Diagnose Arteriosclerose zu machen, mit Bezug auf die kleinen für
das erste Jahr Angiosclerose. Im dritten Jahre ist diese Diagnose
nicht mehr aufrecht zu erhalten. Es besteht vielmehr eine Art
von Pseudoangiosclerose. Diese ist aber nur denkbar, wenn allgemeine Bedingungen vorliegen, welche die Dehnbarkeit der Gefässe vermehren und die Gefässmusculatur nicht in ihrer Function
gehindert ist. Der Wechsel des Blutdrucks ist in der That in
diesem Stadium ein ganz auffallender.

Ich will aus diesem Befunde keine allgemeine Regel ableiten,
sondern damit warten, bis wir ähnlichen Fällen bei der längere
Jahre hindurch beobachteten Angiosclerose begegnet haben werden.

Nur betonen will ich, dass das Sinken des Blutdrucks im
Verlaufe von Aorteninsufficienzen eher von günstigen, als von
schädlichen Folgen für das Herz begleitet ist.

Es folgen nun 6 Fälle, die für das Verständniss des Verlaufes und der Entwicklung der durch ein systolisches Aortengeräusch charakterisirten Aortenklappenaffection besonderes Interesse bieten.

256. Mann, 55 J. Leidet an Nierenkoliken. Letzter Anfall vor 4 Wochen.
Kurzathmigkeit beim Gehen. Anfälle von Angstgefühl mit Herzklopfen. Herzbefund negativ. Fettleibigkeit.

Nach leichter Trinkkur und Marienquellbädern Endbefinden gut.
26/8 220, 31/8 200.

Ein Jahr später, 56 J. Befinden im Winter weit besser. Fettleibigkeit,
110 Kilo. Keine Anfälle von Nierenkoliken.

Systolischer Ton über der Aorta unrein, geräuschartig. Puls
mit Aorteninsufficienzcharakter.

Nach Trinkkur unterstützt durch Purgantien 3 Kilo abgenommen.
Endbefinden gut.
20/5 180, 8/6 180.

Zwei Jahre später, 58 J. Im Ganzen Befinden gut. Gewicht 112 Kilo.
Ueber der Aorta schwaches, aber deutliches systolisches Geräusch.

Hat unter gleicher Behandlung 4,5 Kilo abgenommen.
20/5 200, 15/6 220.

Ein Jahr später, 59 J. In letzten Wochen einmal Nierenkolik. Gewicht
106 Kilo.

Aortengeräusch nicht hörbar, 1. Aortenton verlängert.

Unter gleicher Behandlung Abnahme von 4,5 Kilo.
Endbefinden gut.
24/5 200, 30/5 200, 6/6 210, 13/6 180, 15/6 185.

Ein Jahr später. Gleicher Zustand. Gewicht 105 Kilo. Leichte Kurzathmigkeit.

Systolisches Geräusch über Aorta deutlich hörbar.

Unter Abnahme von 3,5 Kilo Befinden gut.

Nahm anfangs wegen Kurzathmigkeit Strophanthus. Sonst gleiche Behandlung.

$21/5 \frac{200}{38}$, $30/5 \frac{180}{35}$; 6/6 180, 12/6 178.

257. Mann, 65 J. Vor 20 Jahren linksseitige Facialislähmung. Im vorigen Winter ein 5 Monate dauernder Anfall von Präcordialdruck, der während
des Gehens auftrat. Seither wiederholen sich die Anfälle.

Klagt über Kurzathmigkeit — Herzbefund negativ.

Leichte Trinkkur, Befinden besser. Keine Anfälle.
28/6 150, 2/7 155, 6/7 160, 13/7 160.

Ein Jahr später berichtet er, dass es ihm bis October gut gegangen
sei. Keine Anfälle. Später treten wieder Anfälle auf. Diesmal nicht bloss
Präcordialdruck, sondern Sternalschmerzen, die in beide Arme und Hände
ausstrahlen. Ueber der Aorta systolisches Geräusch.

Leichte Trinkkur. Jodnatrium. Da letzteres ohne Erfolg, wird es am
24. Juni ausgesetzt.

4. Juni. Anfälle sehr selten und schwach. — Besserung.
17/6 140, 24/6 140, 4/7 140.

Ein Jahr später, 67 J. Im Winter schlecht, Anfälle häufiger. Es tritt neuerdings eine rechtsseitige Facialislähmung ein, die bald vorübergeht. Während der Anfälle ausstrahlende Schmerzen nur im linken Arm.

Das Aortengeräusch ist verschwunden.

Leichte Trinkkur, Marienquellbäder, Jodnatrium.

2. Aug. Jodnatrium, diesmal von Nutzen. Vom 10. Aug. ab entschieden besser.

22/7 160, 30/7 165, 2/8 160, 10/8 140, 14/8 140.

258. Weib, 68 J. Der Arzt berichtet: Pat. hat Marienbad wiederholt besucht. Litt im letzten Jahre besonders an Nierenbeschwerden. Bei ihrer bedeutenden Fettbildung und Verfettung der inneren Organe, starker Krampfaderbildung, Unterleibsstauung und ·Stuhlträgheit ist Marienbad für sie im Allgemeinen indicirt.

Es traten wiederholt Nasenbluten, Herzklopfen, Beklemmungsschwindel und andere Symptome ein. Am meisten quält aber anhaltender schmerzhafter Druck der rechten Niere mit Harngriesausscheidung.

Pat. klagt ausserdem über Kurzathmigkeit. Im Harn Albumen.

Herzbefund negativ.

Anfangs nur leichte Trinkkur, unterstützt durch Purgantien, später Milchdiät.

Ausserdem Rudolfsquelle, Moorbäder. Endbefinden ziemlich gut.

16/7 165, 21/7 160, 28/7 160, 3/8 160, 9/8 158.

Ein Jahr später, 69 J. Verbrachte diesen Winter ziemlich gut. Zustand im Ganzen besser. Nasenbluten noch vorhanden. Athem schwer, im Harn viel Albumen.

Der 1. Aortenton rauh, verlängert. 2. Pulmonalton klappend, accentuirt.

Nach leichter Trinkkur, unterstützt durch Purgantien erst in den letzten 8 Tagen Besserung.

24/6 150, 30/6 160, 6/7 160, 12/7 165, 15/7 155, 16/7 182, 21/7 160.

Ein Jahr später, 70 J. Status idem. 1. Aortenton rauh geräuschartig.

Die gleiche Behandlung erzielte Besserung nach 14 Tagen.

1/7 138, 9/7 152, 16/7 155, 26/7 154.

259. Weib, 34 J. War vor 4 Jahren wegen Gallensteinkoliken in Carlsbad. Klagt seit einem Jahre über Kurzathmigkeit und Schwäche in den Füssen. Im Harn Spur von Albumen. Zucker 0,05 pCt. Oxalurie. Herzbefund negativ.

Nach leichter Trinkkur und Moorbädern Befinden gut.

Athem besser.

17/7 155, 22/7 155, 29/7 132, 9/8 140, 16/8 158, 19/8, 140.

Ein Jahr später berichtet sie, dass es ihr nach Marienbad im Winter sehr gut gegangen sei. Jetzt Athem wieder etwas schwerer. Im Harn Spuren Albumen, kein Zucker.

Ueber der Aorta deutliches systolisches Geräusch, das im Liegen lauter ist, als beim Stehen.

Verordnung wie im Vorjahre: leichte Trinkkur und Moorbäder.

24. Juli. Geräusch nicht hörbar. 1. Aug. Geräusch beim Liegen hörbar.

13. Aug. Geräusch hörbar, Athem viel freier. Befinden gut.

5/7 150, 16/7 150, 24/7 145, 1/8 150, 9/8 140, 13/8 140.

260. Mann, 55 J., fettleibig. 105 Kilo Köpergewicht. Athem frei, keine Beschwerden. Herzbefund negativ.

Nach Trinkkur mit Zusatz von Molke gut.

Nur eine Messung 175.

Drei Jahre später, 58 J. Ueber der Aorta deutliches systolisches Geräusch.

Im Harn Spuren Albumen.

Hat 4 Kilo abgenommen. Behandlung die gleiche wie vorher.

16/6 170, 1/7 170, 15/7 180.

261. Mann, 39 J. Vor 15 Jahren Lues. Klagt über Praecordialbeklemmung. Fettleibigkeit, 113 Kilo. Herzbefund negativ. — Im Harn Spuren Albumen.

Nach Trinkkur und Abnahme von 5 Kilo sehr gut.

29/8 180, 1/9 175, 9/9 180, 13/9 150.

3 Jahre später, Alter 42 J., fettleibig, 110 Kilo. Kurzathmigkeit.

Systolisches Geräusch über der Aorta und dem linken Ventrikel. Nebst Aorteninsufficienz functionelle Mitralinsufficienz.

Nach gleicher Behandlung Befinden sehr gut.

11/8 180, 19/8 160, 25/8 175, 30/8 170, 3/9 180, 6/9 175.

In allen sechs Fällen war ich in der Lage, die Aenderungen zu constatiren, welche der Blutdruck erfährt, wenn zu einer schon bestehenden Angiosclerose sich ein Aortenklappenfehler hinzugesellt. Derartige Beobachtungen, deren Wichtigkeit Jedem einleuchten muss, sind meines Wissens bisher noch nicht gemacht worden, nur in Traube's gesammelten Schriften finde ich eine diesbezügliche Angabe, welche sich auf einen Fall von Aorteninsufficienz bezieht, und auf die ich deshalb erst später bei Besprechung des Verlaufes und der Entwicklung dieser Affection zurückkomme.

Wir wollen zunächst auf jene Druckänderungen aufmerksam machen, welche unmittelbar nach dem Eintritt eines Klappenfehlers entstehen. Der Ausdruck unmittelbar ist nicht so zu verstehen, dass die Druckänderung sofort beim Auftreten eines Geräusches beobachtet wurde, wie etwa im Thierexperimente, oder da, wo am

Menschen durch ein Trauma plötzlich ein Klappenriss erfolgt, ich will blos hiermit sagen, dass ich zu einer bestimmten Zeit auscultatorisch normale Töne nachwies, und 1 oder 2 Jahre später Geräusche constatirte.

Der Uebersicht halber stelle ich die Befunde in nachfolgender Tabelle zusammen.

In dieser enthält der erste Stab die Zahl des Protokolls, der zweite das Alter, der dritte den Auscultationsbefund, der vierte den mittleren Blutdruck.

Protocoll-No.	Alter.	Auscultationsbefund.	Mittlerer Blutdruck.
256	55	negativ	210
	58	systol. Geräusch	180
257	65	negativ	156
	66	systol. Geräusch	140
258	68	negativ	160
	69	1. Aortenton rauh	158
	70	1. „ geräuschartig	149
259	34	negativ	146
	35	systol. Geräusch	145
260	55	negativ	175
	58	systol. Geräusch	173
261	39	negativ	171
	42	systol. Geräusch	173

Aus den zwei ersten Fällen dieser Tabelle 256 und 257, ist zu ersehen, dass der Blutdruck mit dem Erscheinen des systolischen Aortengeräusches eine deutliche Senkung erfahren hat. Im Falle 256 ist der Blutdruck um 16,6 pCt., im Falle 257 um 11,4 pCt. gesunken.

Im Falle 258 ist die Senkung ein Jahr nach der Constatirung eines negativen Befundes, wo nur eine geringe auscultatorisch wahrnehmbare Aenderung, nämlich bloss eine Verlängerung und Rauhigkeit des ersten Aortentons auffällig erschien, kaum merklich, sie beträgt nur 1 pCt.; ein Jahr später, wo wohl kein exquisites Geräusch gefunden, aber die Rauhigkeit schon so ausgesprochen

war, dass ich sie als geräuschartig notirte, finden wir eine
Blutdrucksenkung von 7,3 pCt.

Wir haben hier gewissermaassen Versuche vor uns, von der
Natur am Menschen angestellt, uns liegt es ob, dieselben zu deuten,
d. i. die Bedingungen zu discutiren, welche diese Senkung veranlassten.

Wenn eine derartige Drucksenkung ohne Geräusch auftritt, so
ist zunächst daran zu denken, dass die Angiosclerose sich gebessert
hat, oder dass bei Gleichbleiben derselben die Gefässe wegen des
andauernd hohen Drucks sich erweitert haben. Wir sehen, wenn
wir den Verlauf der Fälle näher studiren, dass diese Annahme
wenig zulässig erscheint. Ist dies aber der Fall, dann müssen
wir die Blutdrucksenkung mit dem Geräusch, d. i. mit dem
Klappenfehler, auf den es hindeutet, in Verbindung bringen. Es
ist nun, wie uns der Thierversuch lehrt, zweifellos, dass jeder
Aortenklappenfehler, die Aortenstenose sowohl als die Aorteninsufficienz, den Blutdruck erniedrigen kann. Wir können also für
unsre Fälle die Annahme aufrecht halten, dass der niedrigere
Blutdruck eine unmittelbare Consequenz des Klappenfehlers ist,
den wir, da Merkmale für eine Aorteninsufficienz fehlen, als eine
leichte Aortenstenose diagnosticiren müssen. Der genügend grosse
Puls spricht nicht gegen eine solche Diagnose, denn ich weiss
vom Thierexperiment her, dass bei geringen Stenosen, wo der
Blutdruck um ein Geringes sinkt, die Pulsform und Pulsgrösse unverändert bleibt. Dieses Sinken des Blutdrucks führt, wie die Fälle
lehren, zu keiner Erscheinung, die auf eine Herzstörung hindeutet.
Die Patienten befinden sich mit ihrem Geräusch gerade so wohl, als
sie es früher waren, wo sie keine Geräusche hatten.

Nach der vorhergegangenen Betrachtung ist das vollkommen
verständlich. Die geringe Erniedrigung des Aortendrucks kann der
Organismus nicht verspüren und die Natur thäte etwas ganz Ueber-
flüssiges, wenn sie deshalb compensirend einschreiten würde.

Die Erniedrigung des Blutdrucks führt uns aber zu einer klinisch diagnostischen Betrachtung, welche sich nicht auf den Klappenfehler und deren Folgen, sondern auf die mit dem Klappenfehler
einhergehende Angiosclerose bezieht. Finden wir nämlich, dass mit
dem Erscheinen eines Geräusches der Blutdruck sinkt, so können
wir mit Bestimmtheit diagnosticiren, dass der Grundprocess, die

Angiosclerose, nicht im Fortschreiten begriffen ist, denn wenn das
der Fall wäre, dann könnte es zur keiner Senkung des Blutdrucks
kommen. Diese wird im physikalischen Sinne gewissermaassen
durch die gleichzeitige Vergrösserung der Gefässwiderstände compensirt. Eine derartige Compensation[1]), durch welche der Eintritt
der Blutdrucksenkung hintengehalten wird, beobachten wir, wenn
wir wieder die Tabelle zur Hand nehmen, in den Fällen 259, 260
und 261. Hier ändert sich der Blutdruck nicht mit Eintritt des
Aortengeräusches.

Selbstverständlich muss, wenn die Angiosclerose Fortschritte
macht, der Blutdruck trotz des Klappenfehlers steigen. Nur für
den Fall, als der Klappenfehler sehr beträchtlich wird, kann er
das Steigen des Blutdrucks bei fortschreitender Angiosclerose
hemmen.

Was lehren nun diesbezüglich unsere Fälle, auf die wir nun
mit Bezug auf den weiteren Verlauf eingehen wollen.

Im Falle 256 sahen wir in zwei aufeinander folgenden Jahren
den vorübergehend erniedrigten Blutdruck wieder steigen, d. h. die
Angiosclerose war im Fortschreiten begriffen. Dieses Fortschreiten
war aber, wie die Zahlen lehren, kein erhebliches.

Im letzten Jahre wurden, was ich beiläufig bemerke, auch
zwei Capillardruckmessungen vorgenommen, welche ergaben, dass
der Capillardruck um ein Geringes die Norm überstieg. Eine
Sclerose der Hautarterien ist also hier auszuschliessen.

Vom Falle 257 können wir gleichfalls sagen, dass die Angiosclerose um ein Geringes zugenommen hat.

Für die Fälle 259, 260, 261 stehen spätere Beobachtungen,
die sich auf die Zeit nach dem Bestehen des Klappenfehlers beziehen, nicht zur Verfügung.

Wir wollen nun in gleicher Weise die nachfolgenden Fälle von
ausgesprochener Aorteninsufficienz der Discussion unterziehen.

Ich führe wieder vorerst jene Fälle vor, in denen während
der Dauer der Beobachtung die Aorteninsufficienz bestand, und

---

[1]) Die Compensation, von der ich hier spreche, hat nichts gemein mit
der, wenn ich mich so ausdrücken darf, biologischen Compensation der Herzfehler, deshalb bezeichne ich sie auch als physikalische, oder besser gesagt
mechanische. Was ich Compensation nenne, ist der Ausdruck für Thatsachen,
an ein Compensiren im Sinne des Bessermachens ist hier nicht zu denken.

erst dann jene, wo die Aorteninsufficienz sich so zu sagen unter meiner Beobachtung entwickelte.

Die ersten sollen uns wieder nur über den Verlauf, die letzteren über die Entwickelung belehren.

262. Mann, 56 J. Klagt über schweren Athem. Hatte vor zwei Jahren einen starken Schwindelanfall. Seither wiederholte sich der Schwindel, dauert aber nur kurze Zeit.

Deutliches diastolisches Geräusch über der Aorta. — Erster Ventrikelton gespalten. Galopprhythmus.

Nach leichter Trinkkur und Marienquellbädern gut.

15/6 180.

Derselbe nach zwei Jahren, also mit 58 J. Erzählt, dass es ihm nach seiner Cur sehr gut gegangen sei. Seit ca. einem Monat klagt er über kurzdauernde Anfälle von Praecordialbeklemmung und Herzschmerz. Der Kopf d. i. der Schwindel ist viel besser. Der Athem ist noch etwas schwer.

Am objectiven Herzbefund hat sich nichts geändert. Es besteht Galopprhythmus und diastolisches Geräusch über der Aorta.

Nach leichter Trinkkur besser. Keine Bäder.

Da Anfälle von Brustkrampf mit Hitzegefühl und starke Schweissausbrüche auftreten, wird Jodnatrium verordnet. Erfolg bleibt nicht aus.

Es wird nebst dem Arteriendruck auch der Capillardruck gemessen.

Bei der ersten Messung fällt auf, dass am Nagelgliede des Fingers, woselbst die Messung vorgenommen wird, Capillarpuls deutlich sichtbar ist. Man sieht in dem auf dem Nagelgliede luftdicht aufsitzenden Glasgefässe die Fingerhaut nicht nur erröthen und erblassen, man beobachtet auch ein An- und Abschwellen der Haut. Bei den späteren Messungen ist das Phänomen weniger markant und verschwindet zuletzt.

$$19/6 \ \frac{165}{40}, \ 23/6 \ \frac{158}{30}, \ 2/7 \ 160, \ 9/7 \ \frac{160}{24}.$$

263. Mann, 30 J., fettleibig. Weinagent. Muss viel Wein kosten. Früher starker Raucher. Klagt über Herzklopfen, Schwindel mit Flimmern vor den Augen. Keine Athemnoth.

Ueber der Aorta deutlich diastolisches Geräusch. Arhythmie.

Nach leichter Trinkkur und Gewichtsverlust von 5 Kilo Befinden gut.

6/8 170, 10/8 155.

Zwei Jahre später, 32 J. Klagt jetzt über Kurzathmigkei. Im Harn Albumen.

Nach combinirter Milch-Trinkkur Besserung. Herzbefund der gleiche. Aorteninsufficienz.

7/8 200.

Nach dem bei Besprechung der Aortenstenose Dargelegten, kann ich mich hier kurz fassen. Ich brauche nur hervorzuheben,

dass im Falle 263 der angiosclerotische Process im Fortschreiten
begriffen erscheint, und dass aus ihm so wie aus analogen Fällen
folgender allgemeine Satz, der hier wiederholt sein soll, abzuleiten
ist: Steigerung des Blutdrucks, d. i. fortschreitende Angiosclerose, bedingt unter fortschreitender Herzhypertrophie bei gleichbleibender Aortenklappenaffection eine
Verschlechterung der Herzarbeit.

In der That tritt in dem angeführten Fall unter gesteigertem
Blutdrucke Kurzathmigkeit auf, die früher bei relativ niedrigerem
Blutdrucke nicht bestand.

Im Falle 262 ist der angiosclerotische Process, soweit sich
aus der Erniedrigung des Blutdrucks beurtheilen lässt — die Erniedrigung beträgt ca. 12 pCt. —, nicht vorgeschritten. Allerdings
ist hier zu bedenken, dass eine Erscheinung bemerkbar ist, welche
für eine Vergrösserung der Aorteninsufficienz spricht, nämlich der
auffallend starke Capillarpuls. Die Erniedrigung des Blutdrucks
konnte also durch die grosse Regurgitation bedingt sein und die
Angiosclerose könnte sogar Fortschritte gemacht haben.

In solchen Fällen kann nur die fortgesetzte Beobachtung Aufklärung bringen.

Ich komme nun zu den Fällen, wo das Entstehen der Aorteninsufficienz unter Controle der Blutdruckmessung beobachtet werden
konnte.

264. Mann, 44 J. Klagt über Anfälle von Athemnoth, die Nachts auftreten. Nach dem Anfall Expectoration blutigen Sputums. Beim Gehen Kurzathmigkeit.

Im Harn Albumen. Herzbefund negativ.

Nach leichter Trinkkur und Milchdiät bedeutende Besserung. Athem
freier, keine Anfälle.

1/8 185, 4/8 170, 9/8 160, 17/8 150, 4/9 160.

Ein Jahr später, 45 J. Berichtet, dass er im Winter sich viel besser befunden habe. Die asthmatischen Anfälle kamen nur selten, ohne blutiges
Sputum.

Im Harn Albumen. Ueber der Aorta deutlich diastolisches Geräusch, Capillarpuls.

Behandlung die gleiche, wie im Vorjahre mit gutem Erfolge.

20/7 180, 4/8 165, 11/8 140, 18/8 158, 22/8 150.

265. Mann, 50 J. Klagt über Magenbeschwerden, unregelmässige Stuhlentleerung, Hämorrhoiden, Schwindel, Herzklopfen. Hatte früher leichte An-

fälle von Sternalschmerz mit Athemnoth, jetzt nicht mehr, höchstens leichte Mahnungen. Herzbefund negativ.

Nach leichter Trinkkur besser.

6/6 125.

Zwei Jahre später, 52 J. Magen-Darmbeschwerden besser. Die anginösen Beschwerden ganz verschwunden. Gleiche Behandlung. Besserung.

Deutliches diastolisches Geräusch über der Aorta.

19/6 140.

Zwei Jahre später, 54 J. Im Winter Influenza. Seither zeitweilig Gelenkschmerzen. Sonst Status idem.

Aortengeräusch verschwunden.

15/6 180.

Zwei Jahre später, 56 J. Starke Bronchitis. Rheumatische Schmerzen treten noch zeitweilig auf.

Aortengeräusch nicht hörbar.

12/6 180, 16/6 162.

Der erste von diesen beiden Fällen, 264, zeigt, dass mit dem Auftreten einer Aorteninsufficienz der mittlere Blutdruck um ca. 5 pCt. sinkt. Dass derartiges auftreten kann, ist nach meinen früheren Auseinandersetzungen ohne weiteres verständlich.

In seinen gesammelten Abhandlungen bespricht Traube einen ähnlichen Fall, der für das stupende Gedächtniss Traube's und die Sorgfalt und Hingebung spricht, mit der dieser Kliniker beobachtete. Bei aller Verehrung für Traube kann ich aber die Bemerkung nicht unterdrücken, dass die Erinnerung auch trügen kann, aber nicht das, was man Schwarz auf Weiss besitzt, weil es im Protocoll steht.

Trotz der Aorteninsufficienz ist im Befinden des Patienten keine merkbare Verschlimmerung eingetreten.

Die Meisten sagen, der Aorteninsufficienz ist, damit ihre Last dem Besitzer keine Unannehmlichkeiten bereite, die Compensation gewissermassen als Mitgift beigegeben worden; ich sage, der Besitzer findet auch ohne diese Mitgift sein Auskommen wie bisher.

Im Falle 265 tritt das Umgekehrte ein. Hier steigt der Blutdruck, und zwar im Laufe der Jahre beträchtlich.

Von dem Ausgangsdrucke 125 mm Hg, der zur Zeit bestand, als die Auscultation ein negatives Resultat constatirt, steigt der Druck zunächst auf 140, also um 12 pCt., mehrere Jahre später auf 180, also um 44 pCt.

Kein Zweifel, hier hat die fortschreitende Angiosclerose die Blutdruckerniedrigung nicht aufkommen lassen, sie hat sie, wie ich früher mich ausdrückte, mechanisch compensirt.

Bemerkenswert ist noch für diesen Fall, dass in einem der verschiedenen Beobachtungsjahre das Aortengeräusch nicht hörbar war. Das kann nicht besonders auffallen, wenn sichergestellt ist, dass die Regurgitation nicht unbedingt von Geräuschen gefolgt sein sein muss.[1] Hierüber ist übrigens früher gesprochen worden.

---

[1] Von Aorteninsuffficienzen ohne Geräusch sprechen übrigens Leyden, Litten u. A.

Verlauf und Entwicklung der Angiosclerose.

—————

Es soll nun jetzt das Material vorgeführt werden, welches, da es sich auch wie das kurz vorher discutirte auf die Beobachtungszeit von mehreren Jahren erstreckt, Anhaltspunkte bietet, sich über den Verlauf und die Entwicklung der Angiosclerose vom klinisch-physiologischen Standpunkte aus zu orientiren.

Ich beschränke mich auf den Ausdruck Orientirung und deute hiermit zugleich an, dass mir nichts ferner liegt, als Theorien über die Entwicklung der Angiosclerose aufzustellen. Hierzu ist es meiner Meinung nach zu früh. Nach mindestens zwanzig Jahren emsiger Arbeit, bei der die Klinik sowohl als die pathologische Anatomie neue Wege einzuschlagen hat, die zum Theile hier angedeutet sind, wird man möglicherweise an die Darlegung einer solchen Theorie herangehen können. Die gegenwärtige Einsicht, insoweit ich sie aus den bisherigen Monographien von Huchard, Edgren, v. Schrötter beurtheile, erscheint mir nach dieser Richtung noch unzureichend.

Die Anhaltspunkte für diese Orientirung liegen in meinem Beobachtungsmaterial, und zwar einestheils in jenen Angaben, welche sich auf das Bestehen, Fortschreiten oder Rückbilden jener Symptome beziehen, welche die Angiosclerose begleiten und characterisiren, anderentheils in den Resultaten der Blutdruckmessungen.

Der Werth dieser beiden Anhaltspunkte liegt in ihrer Vereinigung, die meiner Meinung nach immer eine untrennbare sein und bleiben soll. Ohne diese Vereinigung erscheint, wie aus meinen bisherigen Darlegungen wohl zur Genüge hervorleuchtet, eine kli-

nische Discussion, die sich auf Diagnose, Prognose und Therapie
erstreckt, deshalb mangelhaft, weil der gerade für das practische
Handeln so werthvollen physiologischen Betrachtung zu wenig
Spielraum gegönnt wird.

Ebenso ist eine klinische Discussion, welche sich dem Verlaufe und der Entwicklung der Angiosclerose zuwendet, mangelhaft, wenn sie sich nicht auf die vereinten Kenntnisse der Symptome und der mit diesen einhergehenden Blutdruckänderungen zu
stützen vermag.

Die praktische Wichtigkeit einer derartigen klinischen Discussion muss Jedem einleuchten, der bedenkt, dass mit derselben
wichtige und wesentliche Elemente für die jeweilige Diagnose und
Prognose gegeben sind. Denn die Ereignisse der Gegenwart lassen
sich um so besser beurtheilen, je genauer man über die Vergangenheit orientirt ist, und ebenso ist die Gewähr für die Richtigkeit
unserer Vorhersage, d. i. unseres prognostischen Urtheils, um so
grösser, je genauer die Einsicht ist, die wir in Gegenwart und
Vergangenheit gewonnen haben.

Diesen allgemeinen Betrachtungen, welche bei weiterer Behandlung des Stoffes concretere Gestalt gewinnen werden, will ich noch
beifügen, dass Vorstellungen anatomischen Inhalts unstreitig unseren Erwägungen über Verlauf und Entwicklung der Angiosclerose
zu Gute kommen. Für die praktische Einsicht und das praktische
Handeln hat aber — die Fälle ausgenommen, wo es sich um periphere Gefässerkrankung mit deutlichen, äusserlich wahrnehmbaren
Folgezuständen handelt, als deren äusserster die Gangrän bekannt
ist — diese anatomische Vorstellung lange nicht jene Bedeutung,
welche ihr von jener Seite zugewiesen wird, die gewohnt ist,
praktische Medicin immer als angewandte pathologische
Anatomie zu betrachten.

Die nun folgenden Erwägungen, welche sich dem Verlaufe und
der Entwicklung der Angiosclerose zuwenden, knüpfen an die
Gruppen an, in welche ich früher mein Material geordnet hatte,
und es erhebt sich zunächst die Frage, ob der Zustand, welchen
ich als latente und manifeste Angiosclerose bezeichne, durch
längere Zeit zu beobachten ist. Dieser Frage entsprechend, werden
jene Fälle vorgeführt, in denen durch mehr als ein Jahr diese Zustände beobachtet werden konnten. Dies wären zwei Abtheilungen.

In einer dritten Abtheilung lasse ich Fälle folgen, bei denen der Uebergang von latenter in manifeste Angiosclerose zur Beobachtung kam. Die vierte Abtheilung wird Fälle vorbringen, aus denen hervorgeht, dass sowohl die latente als die manifeste Angiosclerose ihren Ausgang sowohl von normalen Fällen als von Fällen von Pseudo-Angiosclerose nehmen kann.

In einer fünften Abtheilung sollen Fälle besprochen werden, bei denen ein Rückgang der Angiosclerose beobachtet wurde.

1. Abtheilung: Latente Angiosclerose.
Mehrjährige Beobachtung.

266. Weib, 39 J. Klagt über Kurzathmigkeit und Herzklopfen, letzteres in Anfällen mit Gefühl von Schwäche. Fettleibigkeit. Gewicht 100 Kilo.

Nach leichter Trinkkur Gewichtsabnahme 6 Kilo. — Athem viel leichter.

24/7 165, 27/7 160, 4/8 170, 11/8 150, 19/8 154, 26/8 150.

Ein Jahr später, 40 J. Im Winter sehr gut. Seit 3 Wochen wieder Kurzathmigkeit mit Herzklopfen.

Nach gleicher Behandlung gut.

20/8 160, 27/8 140.

267. Mann, 39 J. Klagt über Kurzathmigkeit. Fettleibigkeit, 122 Kilo. Nach Abnahme von 13,5 Kilo sehr gutes Befinden.

Leichte Trinkkur.

25/5 168, 26/5 170, 28/5 158, 30/5 150, 2/6 162, 6/6 160, 13/6 158, 20/6 160, 25/6 160.

Ein Jahr später, 40 J. Athem freier, Gewicht 120 Kilo. Gewichtsverlust 9 Kilo.

Nach gleicher Behandlung gut.

9/5 180, 17/5 170, 24/5 165, 30/5 170.

268. Mann, 35 J. Klagt über Kurzathmigkeit und Stuhlverstopfung.

Nach leichter Trinkkur und Marienquellbädern Besserung.

18/8 195, 8/9 180.

Drei Jahre später, 38 J. Status idem. Die gleichen Beschwerden. Ausserdem noch Kopfschmerzen.

Nach gleicher Behandlung Besserung.

17/8 185, 24/8 170, 5/9 170.

269. Mann, 52 J. Litt früher an Cardialgie, jetzt leichte Magenbeschwerden. Athem frei.

Nach leichter Trinkkur — Halbbädern gut.

15/8 160.

Ein Jahr später, 53 J., besser. Nach gleicher Therapie gut.

8/8 160, 19/8 150.

Ein Jahr später, 54 J. Status idem.
8/8 150, 19/8 150.

270. Mann, 42 J., fettleibig. Leidet an Anfällen von Urticaria, die nach 3—4 Tagen vorübergehen und unter leichtem Fieber verlaufen.
Zeitweilig auch Anfälle von Präcordialangst ohne Nebenerscheinungen. Stuhlverstopfung. — Sonst keine Beschwerden.
Eine Messung 160.

9 Jahre später, 51 J., fettleibig, wiegt 103 Kilo. Anfälle von Urticaria verschwunden. Klagt jetzt über Schmerzen in Knieen, Hüfte.
Ist bei der ersten Messung sehr aufgeregt, weil er seine Brieftasche verloren hat. Blutdruck 180, sonst keine Beschwerden.
Nach Abnahme von 5 Kilo unter leichter Trinkkur gut.
28/7 180, 12/8 152.

271. Mann, 65 J. Nur eine Consultation. Gebraucht seit 3 Wochen die Cur. Klagt über Stuhlverstopfung.
Eine Messung 155.

Ein Jahr später, 66 J. Klagt über Magenbeschwerden, Stuhlverstopfung, Schwindel. Zeitweilig Gefühl von Ameisenkriechen in rechter Hand.
Kurzathmigkeit — Herzklopfen — Beide Lungen, namentlich die rechte grösser. Herzdämpfung verdickt.
Besserung unter leichter Trinkkur, unterstützt durch Purgantien.
19/5 160, 23/5 155, 26/5 160, 30/5 150, 3/6 150, 6/6 158, 12/6 158.

272. Mann, 55 J., fettleibig. Klagt über Kurzathmigkeit. Galopprhythmus. Stuhlverstopfung.
Nach leichter Trinkkur unterstützt durch Purgantien — gut.
15/7 250, 22/7 220, 5/8 220, 15/8 200.

Zwei Jahre später, 57 J. Athem schwerer. Stuhl besser. Galopprhythmus besteht. Herzdämpfung verbreitert.
Unter gleicher Behandlung Befinden gut.
1/7 225, 4/7 205, 23/7 210, 27/7 210.

Ein Jahr später, 58 J. Kurzathmigkeit. Stuhlverstopfung.
Nach Trinkkur und Purgantien Besserung.
2/7 210, 10/7 190, 16/7 222, 21/6 205.

273. Mann, 39 J., fettleibig, 95,5 Kilo. Nach ärztlichem Berichte Fettauflagerung auf Herz. Linsentrübung, die vom untersuchenden Augenarzte auf Gefässveränderungen bezogen wird. Athem frei.
Nach combinatorischer Milch- und Trinkkur zu prophylaktischem Zwecke wegen Linsentrübung Befinden gut. Gewichtsabnahme 6 Kilo.
14/8 170, 25/8 158, 1/9 170.

Vier Jahre später, 43 J. Nur Fettleibigkeit, Athem frei. Gewicht 87 Kilo, Abnahme 6 Kilo.
Eine Messung 175.

274. Mann, 38 J. Klagt über unbestimmtes Angstgefühl, Nervosität, Mattigkeit, Gedächtnissschwäche. Herzklopfen. Raucht viel.

Leichte Trinkkur, Moorbäder — Besserung.

14/8 170, 23/8 150.

Ein Jahr später, 39 J. Befinden viel beser.

Blos Trinkkur — Besserung.

Eine Messung 16/6 160.

275. Weib, 52 J. Climacterium. Seit $1\frac{1}{2}$ Jahren keine Menstruation. Klagt über Schwindel und Congestionen. Rheumatische Schmerzen.

Leichte Trinkkur unterstützt durch Purgantien, später Jodnatrium, erst in den letzten Tagen Besserung.

22/7 190, 26/7 190, 2/8 195, 16/8 170.

Zwei Jahre später, 54 J. Voriges Jahr nach Cur gut. Jetzt rheumatische Schmerzen stärker; ausserdem Congestionen — Füsse schwellen Abends an — reichliche Harnsecretion.

Kurzathmigkeit beim Steigen.

4. Juni. Während eines Anfalls von Congestion Blutdruck 170.

5. Juni. Ohne Congestion 150, im Ganzen besser.

15. Juni. Während Congestions-Anfall sinkt Druck auf 145, steigt später auf 160.

Nach leichter Trinkkur und Moorbädern Besserung.

28/5 170, 1/6 170, 5/6 152, 11/6 168, 15/6 162, 21/6 152.

276. Mann, 39 J. Klagt seit mehreren Jahren über Magenbeschwerden, Kurzathmigkeit, nimmt deshalb Digitalis, das Erleichterung bietet. Stuhlverstopfung.

Nach leichter Trinkkur besser.

Eine Messung 158.

Fünf Jahre später, 44 J. Athembeschwerden geringer trotz Fettleibigkeit, Gewicht 88 Kilo. Magenbeschwerden besser.

Nach leichter Trinkkur und Marienquellbädern Abnahme von 3 Kilo. — Befinden gut.

16/7 175, 24/7 158, 4/8 150, 8/8 162, 11/8 152.

277. Mann, 54 J., fettleibig, Gewicht 106 Kilo. Leichte Kurzathmigkeit.

Nach leichter Trinkkur Besserung.

1/8 165.

Ein Jahr später, 55 J. Athem viel besser. Im Winter arthritischer Anfall an grosser Zehe. Unter Gewichtsabnahme um 5 Kilo gutes Befinden.

Ausser Trinkkur auch Moorbäder.

29/7 190, 21/8 175.

278. Mann, 46 J. Früher Herzbeschwerden, unregelmässige Herzthätigkeit. Jetzt nur Stuhlverstopfung. Nervosität. Haemorrhoiden.

Leichte Trinkkur, Kaltwasserkur mit gutem Erfolge.

21/7 150, 28/7 160, 5/8 150, 10/8 160.

Ein Jahr später, 47 J. Stuhlverstopfung. Hämorrhoiden stärker. Leichte Kurzathmigkeit. Kopfschmerz. Arrhythmie.

Gleiche Behandlung, Besserung.

27/7 170, 7/8 180, 12/8 140.

279. Mann, 60 J., fettleibig, Kurzathmigkeit. Stuhlverstopfung. Nach leichter Trinkkur Besserung.

Eine Messung 150.

Ein Jahr später, 61 J. Athem viel besser. Stuhlverstopfung.

Gleiche Behandlung mit gutem Erfolge.

16/5 165, 29/5 152.

Ein Jahr später, 62 J., fettleibig. Sonst keine Beschwerden.

Gleiche Behandlung mit gutem Erfolge.

10/5 165, 21/5 158, 29/5 175.

Ein Jahr später, 63 J. Gewicht 83 Kilo, gut.

Eine Messung 163.

Von den 14 hierher gehörigen Fällen betrifft die Hälfte, d. i. 7 Fälle solche, in denen die Beobachtungen durch den Zwischenraum eines Jahres von einander getrennt waren. Es sind dies die Fälle 266, 267, 269, 271, 274, 277 und 278.

Soweit es sich um die Symptome handelt, lehren diese Fälle Folgendes: Bei den Meisten erscheint der Zustand im zweiten Jahre besser als im Vorjahre. Mann wird wohl nicht fehl gehen, wenn man diese Besserung mit der geänderten Lebensweise, die ja derartigen Kranken besonders ans Herz gelegt wird, in Zusammenhang bringt.

Eine Ausnahme hiervon machen die Fälle 271 und 278. Im Falle 271, den ich allerdings im ersten Jahre nur einmal sah und nicht genügend beobachtete, stellten sich Erscheinungen ein, die auf eine Progression der grundlegenden Processe hinwiesen. Es kam zu Schwindelerscheinungen, Paraesthesien, Herzklopfen und Kurzathmigkeit.

Soweit man hier aus dem Vergleich der Messwerthe schliessen darf, scheint die Drucksteigerung jedenfalls zugenommen zu haben. Eine Druckverminderung ist keinesfalls eingetreten.

Eine besondere Progression des angiosclerotischen Processes darf man wohl ausschliessen, weil die Behandlung günstige Erfolge erzielte. Im Falle 278 muss man wenigstens anfangs von einer Progression des angiosclerotischen Processes sprechen, weil Kurzathmigkeit, d. i. secundäre Herzinsufficienz, auftrat. In der

That begegnen wir dementsprechend auch anfangs höheren Blutdruckwerthen als im Vorjahre. Das ändert sich aber wieder im Laufe der Behandlung, die wieder ein günstiges Resultat aufweist.

Ehe ich zu den Fällen übergehe, wo die Beobachtungszeit eine grössere war, wollen wir noch untersuchen, wie in den Fällen wo im zweiten Jahre eine entschiedene Besserung zu constatiren war, sich die Blutdruckverhältnisse gestalten. Vergleichen wir das Mittel der gewonnenen Blutdruckswerthe, so ergiebt sich für den Fall 266 das Verhältniss von 158 : 150, für den Fall 269 das Verhältniss 155 : 150, für den Fall 274, 160 : 160. In drei Fällen also sinkt mit der Besserung, allerdings nur sehr wenig, der Blutdruck oder er bleibt sich gleich. Im Falle 267 begegnen wir dem Verhältnisse von 160 : 171, im Falle 277 dem Verhältnisse von 165 : 182 und im Falle 278 dem Verhältnisse von 155 : 163. Das besagt, dass der angiosclerotische Process vorschreiten können, ohne neue Schädlichkeiten, die das Befinden des Gesammtorganismus ändern, herbeizuführen.

Für derartige Fälle kann, so weit ich sehe, nur die Deutung gelten, dass der Gesammtorganismus sich dem schädlichen Vorgange der Gefässstarre anpasst.

Ueber diese Anpassungsfähigkeit des Gesammtorganismus an den angiosclerotischen Process kann man nur durch wiederholte Blutdruckmessungen sich ein Urtheil bilden. Im Allgemeinen lehrt diessbezüglich die Erfahrung, dass bei Manchen die Anpassung rasch erfolgt und sich fast unbemerkt vollzieht. Bei Manchen vollzieht sich der Anpassungsprocess nicht nur sehr langsam, der Organismus reagirt sogar in ziemlich stürmischer Weise. Es vollziehen sich in Folge dessen, wie ich oft genug Gelegenheit hatte zu beobachten, bei männlichen Individuen mit Entwicklung des angiosclerotischen Processes Vorgänge, die denen analog sind, wie sie im Climacterium des Weibes auftreten. Wenn die Accommodationsfähigkeit des Gesammtorganismus ihre scheinbar hemmende Wirkung entfaltet, dann schwinden diese Vorgänge. Es ist wieder an Stelle des vorher labilen Zustandes ein stabiler eingetreten. Man könnte wohl derartige Zustände als das Climacterium der Männer bezeichnen.

Ich komme nun zu den Fällen mit längerer Beobachtungs-

dauer. Der Ausdruck längere Beobachtungsdauer ist, wie bemerkt
werden muss, insofern nicht ganz zutreffend, als es sich grösstentheils um Fälle handelt, die nach längerer Zeitpause zur Beobachtung gelangten. Diese längere Pause ermöglicht einen Einblick
in Aenderungen, die zeitlich von einander weit mehr getrennt sind,
als es die früheren waren. In diesem Sinne nur kann man von
einer langen Beobachtungszeit sprechen.

Ich will nun die Fälle selbst kurz durchgehen.

Beim Falle 275 liegt zuweilen zwischen der ersten und zweiten
Beobachtung die Zeit von 4 Jahren. Er wurde im Alter von
39 Jahren wegen Fettleibigkeit und Linsentrübungen nach Marienbad geschickt. Die Linsentrübungen bezog der hinzugezogene Oculist
auf Gefässveränderungen. Diese Diagnose des Oculisten stimmte mit
meiner auf die Blutdruckmessung sich stützenden vollständig überein.
Die Angiosclerose hatte übrigens hier, soweit man aus einer Messung
entnehmen kann, keine wesentlichen Fortschritte gemacht. Vier
Jahre vorher betrug der Blutdruck im Mittel 166 mm Hg. Die
Messung nach 4 Jahren ergab einen Blutdruck von 175 mm Hg,
also nur eine Zunahme von 5 pCt. Bei wiederholter Messung hätte
wohl diese Zahl eine Correctur erfahren. Dass auch in diesem
Falle der Organismus sich der Angiosclerosis anpasste, erscheint
ganz sicher.

Nehmen wir nun den Fall 275. Hier liegt zwischen der ersten und zweiten Beobachtungszeit ein Intervall von zwei Jahren.
Der mittlere Blutdruck zur ersten Beobachtungszeit beträgt
186 mm Hg, in der zweiten Beobachtungsperiode constatirt man
einen mittleren Blutdruck von 162 mm Hg.

Das besagt jedenfalls, dass der angiosclerotische Process
keinesfalls Fortschritte gemacht hat.

Trotzdem im Gefässsytem sich, wie es scheint, ein stabiler
Zustand herausgebildet, hat sich die Reaction des Herzens geändert.
Denn während früher bei höherem Drucke die Neigung zur secundären Insufficienz nicht bestand, kommt sie jetzt bei niedrigerem
in der Kurzathmigkeit zum Ausdrucke. Allerdings ist das Herz,
wie sich zeigt, noch der Restitution zugängig.

Der Fall 272 bot Gelegenheit zu wiederholter Prüfung. Mit
55 Jahren trat er zum ersten Male in die Beobachtung, zwei Jahre
später, also mit 57 Jahren, zum zweiten Male und zum dritten

Male mit 58 Jahren, ´ also ein Jahr später. Der ersten Beobachtungszeit entspricht ein mittlerer Blutdruck von 222, der zweiten Beobachtungszeit entspricht ein mittlerer Blutdruck von 215, und der dritten Beobachtungszeit ein solcher von 206 mm Hg.

Es ist dieser Fall deshalb besonders belehrend, weil er zeigt, dass bei einer, man kann sagen, maximalen Angiosclerose noch immer relativ geringe Beschwerden bestehen und die Nierengefässe noch so intact sein können, dass der Harn albumenfrei bleibt. Dabei ist zweifellos das Herz in hohem Grade hypertrophirt, es besteht auch Galopprhythmus. Es kommt trotz alledem aber nur zur secundären Insufficienz, d. i. Kurzathmigkeit, die auch durch die Fettleibigkeit begünstigt wird. Das Herz ist also im Grossen und Ganzen geringen Anforderungen gegenüber noch functionsfähig, und was das das Wichtigste ist, noch immer stabil. Denn die Insufficienz erfolgt nur auf Grund von Körperanstrengung, aber nicht spontan. Wichtig ist auch, dass selbst solche Herzen sich der Behandlung zugängig erweisen.

Auf die Fälle 268 und 279 brauche ich nicht näher einzugehen, sie sind den besprochenen analog. Nur den Fall 270 will ich noch besprechen, weil zwischen der 1. und 2. Beobachtung 9 Jahre liegen. Aus dem ersten Jahre stammt nur eine Messung, die 160 ergab. Nach 9 Jahren maass ich den sonst gesunden Menschen nur zwei Mal. Das Mittel aus diesen beiden Messungen ergiebt ungefähr die gleiche Zahl wie vor 9 Jahren, d. i. 166 mm Hg. Ein eclatantes Beispiel vom Constantbleiben des angiosclerotischen Processes.

2. Abtheilung: Manifeste Angiosclerose.
Mehrjährige Beobachtung.

280. Mann, 40 J. Starke Fettleibigkeit. 117 Kilo. Alkoholiker. Seit zwei Jahren Albuminurie, die schon einmal, wie auch jetzt, zu Anasarca geführt hat.

Unter Trinkkur Abnahme von 13 Kilo; Besserung.

27/5 195, 1/7 190.

Ein Jahr später. Seit 3 Monaten Füsse wieder geschwollen, auch Oedema praeputii. Gewicht 121,5 Kilo. Kurzathmigkeit schlechter. Sehr viel Albumen im Harn.

Behandlung die gleiche. Nach Gewichtsabnahme von 13 Kilo Besserung. Athembefund ändert sich nicht.

24/5 165.

Ein Jahr später, 42 J. Gewicht 120,5 Kilo. Oedem geringer; sonst Status idem. Albumenbefund gleich. Nach Gewichtsabnahme von 71 Kilo Erleichterung.

Behandlung dieselbe.

30/5 180, 5/6 160, 12/6 170, 16/6 180.

Ein Jahr später, 43 J. Gewicht 126 Kilo. Kurzathmigkeit und Oedem stärker. Nach Abnahme von 74 Kilo wesentliche Besserung; Albumenbefund unverändert.

3/6 172, 10/6 190, 24/6 180, 1/7 168, 8/7 160.

Ein Jahr später, 44 J. Gewicht 134 Kilo. Dyspnoe stärker. Verbreitetes Rasseln in der Lunge. Bronchitis. Albumenbefund gleich.

27. Mai. Messung wird unmittelbar nach Gehen vorgenommen. Wegen starker Kurzathmigkeit Belladonna. 6. Juni. Athem leichter, Messung unmittelbar nach Gehen 200, sinkt unter Ruhe auf 170. 16. Juni. Lunge frei, kein Rasseln. Belladonna fortgesetzt. Athem freier. Nach Gewichtsabnahme von 18 Kilo wesentliche Besserung.

26/5 180, 27/5 195, 3/6 165, 6/6 170, 10/6 180, 16/6 190, 28/6 190, 1/7 180, 8/7 160.

Ein Jahr später, 45 J. Athem sehr schlecht, starke Bronchitis. Starkes Oedem. Nur in den ersten Tagen leichte Besserung. Von da ab fortschreitende Verschlechterung. Hochgradige Orthopnoe. Harnsecretion nimmt ab. Urämischer Sopor. Patient wird von den Angehörigen nach Hause transportirt. Stirbt nach 2 Tagen.

23/5 220, 28/5 200.

281. Mann, 44 J. Patient wurde zweimal wegen Sarcom operirt. Keine Recidive. Hatte in der Jugend zeitweilig Herzklopfen. Neigt zu Angina tonsillaris, Rachen- und Kehlkopfkatarrhen, wozu sich auch Bronchialkatarrhe gesellen. Stuhlverstopfung. Im Laufe des Winters klagte er über Athemnoth, namentlich beim Treppensteigen. Bei der Untersuchung des Herzens laut Bericht des behandelnden Arztes nichts Abnormes. Leichtes Emphysem. Kein starker Puls. Ausser Abführmitteln liess der behandelnde Arzt in der pneumatischen Kammer comprimirte Luft athmen, was aber Patient, da diese Cur ihm nicht behagte, schon nach 8 Tagen aufgab. Zudem trat nach der pneumatischen Behandlung Hämoptoe auf, die nach 4 Tagen schwand. Ein beigezogener Kliniker diagnosticirte Fettherz, die er mit der Fettleibigkeit des Patienten in Zusammenhang bringt. Das Emphysem will er nicht zugestehen.

Ich finde deutlichen Galopprhythmus, Herzdämpfung verdeckt, Lunge in Folge Schwellung vergrösert. Im Harn ist Albumen deutlich nachweisbar.

Unter leichter Trinkkur und sehr geringer Körperbewegung, sowie Milchkur Besserung.

3/7 180, 9/7 160, 13/7 160, 29/7 150.

Nach zwei Jahren, 46 J. Der behandelnde Arzt schreibt: Sie kennen den Patienten. Der geringe Eiweissgehalt hat sich in der letzten Zeit vermindert. Die Untersuchung zeigt auch eine Spur von Zucker. Die cardiale Dyspnoe ist besser geworden. Die Herzhypertrophie und die Arterienspannung hat, soweit letztere mit dem Finger zu fühlen ist, nicht zugenommen. Ein zweiter beigezogener Kliniker diagnosticirt (wie ich vor zwei Jahren) Schrumpfniere und stellt eine günstige Prognose.

Wieder leichte Trinkkur. Keine Besserung.

Von medicamentöser Behandlung muss Umgang genommen werden, weil der ängstliche Patient sich für gesund hält und an dieser Ueberzeugung nicht gerüttelt werden soll.

18/6 190, 20/6 160, 24/6 160, 28/6 160, 1/7 180.

Patient ist nach zwei Jahren unter Hydrops, Ascites und Asthma cardiale zu Grunde gegangen.

282. Mann, 50 J. Fettleibigkeit. Klagt über starke Kurzathmigkeit, Herzklopfen. Oedem über der Tibia. Herzdämpfung verdeckt. Galopprhythmus. Im Harn Spuren Albumen.

Besserung nach combinirter Milchtrinkkur. Keine Bäder. Athem freier.

13/7 210, 10/8 210.

Ein Jahr später, 51 J. Im Ganzen etwas besser, Oedem geringer. Kurzathmigkeit besteht, ebenso Galopprhythmus. Im Harn Spur Albumen. Nach gleicher Behandlung — keine Bäder — Besserung.

4/6 200, 30/6 200.

Einige Monate später sah ich Patienten, der mich consultirte, in weit schlechterem Zustande. Einige Wochen später starb er in einem Anfall von Asthma.

283. Mann, 31 J. Der consultirende Arzt (Kliniker) berichtet: „Patient hatte vor Kurzem einen epileptischen Anfall, der ihn zu mir geführt hat. Er hat eine enorme Leberschwellung. Im Harn ziemlich viel Eiweiss. Am Herzen ein systolisches Geräusch. Ich glaube, dass es sich um eine Lebercirrhose handelt."

Laut meiner Aufnahme: Patient klagt über Athemnoth. Gewicht 188 Kilo. Früher Alkoholabusus. Am Herzen nebst kurzem systolischem Geräusch Galopprhythmus. Leber sehr gross.

Leichte Trinkkur mit Milchzusatz und Milchdiät. Keine Bäder. Befinden sehr gut, unter Gewichtsabnahme von 7,5 Kilo. Leber wird kleiner, systolisches Geräusch und Galopprhythmus verschwindet.

9/6 175, 12/6 150, 17/6 140, 12/7 150.

Ein Jahr später, 32 J. Im Winter sehr gut. Körpergewicht 178 Kilo. Leber nicht vergrössert. Im Harn Spuren Albumen.

Nach leichter Trinkkur mit Milchzusatz Befinden sehr gut.

14/5 152, 19/5 140, 27/5 140, 4/6 138, 8/6 160.

284. Mann, 55 J. Klagt über Kurzathmigkeit beim Gehen, Steigen. — Puls-Intermissionen und Herzklopfen. Schwindel mit Druckgefühl in die Augen. Schwindel verschwindet manchmal nach Aufstossen. Im Harn Albumen nachweisbar.

Leichte Trinkkur.

3. Aug. Starke Pulsverlangsamung mit häufigen Intermissionen. Belladonna 0,005 p. d.

11. Aug. Puls regelmässiger. 14. Juli. Nur sehr selten Intermissionen. Allgemeinbefinden gut. Athem frei.

31/7 190, 3/8 155 (54), 6/8 162 (64), 14/8 145 (68), 17/8 148, 25/8 140.

Ein Jahr später, 56 J. Winter war gut. Schwindel sehr selten. Herzklopfen verschwunden. Keine Intermissionen.

Nach leichter Trinkkur Befinden gut.

Am 8. Aug. nach gewöhnlicher Aufregung etwas Schwindel und Herzklopfen.

27/7 155, 6/8 150, 8/8 162, 13/8 155, 21/8 145.

285. Weib, 54 J., fettleibig. Klagt über Verdauungsbeschwerden, Stuhlverstopfung. Athem frei. Im Harn Spur Albumen. Harnsecretion reichlich.

Leichte Trinkkur unterstützt durch Purgantien, guter Erfolg.

14/6 220, 9/7 200.

Ein Jahr später, 55 J. Im Winter gut. Allgemeinbefinden besser.

Nach Trinkkur gutes Befinden.

1/6 210, 27/6 195.

286. Weib, 70 J. Klagt über Kurzathmigkeit und Herzklopfen. Im Harn Albumen.

Nach leichter Trinkkur mit Milchzusatz Besserung.

16/7 165, 24/7 160, 28/7 158.

Ein Jahr später, 71 J. Im Winter viel Kopfschmerzen, Nasenbluten. Kurzathmigkeit stärker. Im Harn mehr Albumen. 1. Aortenton rauh, 2. Pulmonalton accentuirt.

Nach leichter Trinkkur mit Milchzusatz Besserung.

30/6 160, 2/7 160, 12/7 165, 15/7 155, 16/7 162, 21/7 160.

Ein Jahr spater, 72 J. Kein Nasenbluten, Albumen unverändert. Aortenbefund gleich.

Gleiche Behandlung, gut.

30/6 138, 2/7 150, 16/7 155, 26/7 154.

287. Mann, 40 J. Nach ärztlichem Bericht leidet Pat. an Morbus Basedowii und interstitiellen Nephritis. Leber vergrössert.

Mein Befund: Exophthalmus. Zeitweilig Herzklopfen unter starker Pulsbeschleunigung. Gefühl von Pulsation in der Regio epigastrica. — Im Harn Albumen. Kurzathmigkeit.

Nach leichter Trinkkur mit Milchdiät bedeutende Besserung. — Athem leichter, kein Herzklopfen.

26/7 180 (124), 27/7 160 (120), 30/7 160, 4/8 165, 18/8, 153, 21/8 165.

Ein Jahr später 41 J. Bis Neujahr gut, in letzter Zeit wird es etwas schlechter. Bekommt leicht Herzklopfen unter Gefühl von Praecordialbeklemmung.

Gleiche Therapie wie im Vorjahre. — Entschiedene Besserung.

25/5 170, 2/6 152, 3/6 160, 7/6 160, 13/6 165, 19/6 155.

288. Mann, 60 J. Starke Fettleibigkeit. Seit einigen Monaten häufige Anfälle von Schwindel, Praecordialbeklemmung und Athembeschwerden. Vor 14 Tagen starke Hämorrhoidalblutung. Im Harn Albumen.

Leichte Trinkur.

Am 4. Tage bekam Pat. Nachts einen Anfall von Congestionen mit allgemeinem Kältegefühl, das Gesicht war hierbei stark geröthet.

2 Tage später ein gleicher Anfall. Medication: Bitterwasser, warmes Fussbad. Dann fortgesetzter Gebrauch von Aloepillen. 8 Tage hierauf bedeutende Besserung.

29/5 200, 2/6 198.

Ein Jahr später, 61 J. Pat. befindet sich weit besser, als im Vorjahre. Behandlung gleich. Albumen im Harn nachweisbar.

Gleiche Behandlung gut.

19/6 170, 24/6 180.

Ein Jahr später, 62 J. Status idem. Im Winter hatte Pat. 2 Schwindelanfälle. Athembeschwerden stark. Lunge deutlich vergrössert. 2. Aortenton klingend.

Nach leichter Trinkkur Besserung. — Athem freier.

5/6 182, 14/6 165, 1/7 150.

Im Winter darauf entwickelt sich Hydrops Ascites. Es treten starke asthmatische Anfälle auf. Unter Digitalis-Behandlung vorübergehende Besserung. Nach einigen Monaten erfolgt Exitus.

289. Weib, 57 J. War voriges Jahr wegen Fettleibigkeit in Marienbad. Neigung zu Catarrhen. Leichte Kurzathmigkeit. Blutdruck wurde nicht gemessen. Der Winter war gut. — Jetzt leichte Kurzathmigkeit. — Albumen im Harn.

Nach leichter Trinkkur gut.

Eine Messung 160.

Ein Jahr später, 58 J. Status idem. Albumenbefund gleich.

Eine Messung 170.

Ein Jahr später, 59 J. Status idem. Albumen im Harn.

Eine Messung 190.

Ein Jahr später, 60 J. Status idem. Albumen im Harn.

Eine Messung 190.

Ein Jahr später, 61 J. Albumen 0,048 pCt.
Eine Messung 200.
Ein Jahr später mit 62 Jahren zu Hause gestorben.

290. Mann, 51 J. Klagt über Kurzathmigkeit. Im Harn Albumen in Spuren.
Mässige Trinkkur — Besserung.
Eine Messung bloss 180.
Ein Jahr später. — Athemnoth gesteigert in letzten Monaten. Patient kommt wieder, weil er sich längere Zeit nach der Cur besser befunden hat.
Leichte Trinkkur — Besserung.
Eine Messung 200.

Auch die Fälle dieser Gruppe verdienen eine eingehendere Besprechung. Nicht der casuistische Inhalt ist es, wegen derer mir eine solche wichtig erscheint, sondern der Umstand, dass derartige auf Jahre sich erstreckende Beobachtungsreihen in den bisherigen Monographien nicht anzutreffen sind, vor allem aber ist es, wie ich schon betont habe, die Wiedergabe von Resultaten fortlaufender Blutdruckmessung, welche meine Protokolle vorläufig als Unica erscheinen lassen.

In der That liegt in der Blutdruckmessung der hauptsächliche Werth meiner Protokolle. Durch diese erhält die Discussion des Verlaufs und der Entwickelung eine Grundlage, die nur dann sicher ist, wenn sie in Zahlen festgehalten wird. Mit dem Blutdrucksbefunde steht es eben anders als mit dem krankhaften Symptom. Letzteres charakterisirt sich nicht so sehr durch die Quantität als durch die Qualität. Das „Wie" der Erscheinungen kann der Erinnerung auf schriftlichem Wege bewahrt werden. Auf die Bewahrung dieser Erinnerung wird aber da, wo es sich um relativ leichtere Fälle handelt, weniger Werth gelegt. Die Lehrbücher gehen über Verlauf und Entwickelung leichterer Processe in der Regel flüchtig hinweg, und zwar deshalb, weil dem klinischen Unterrichte mit besonderer Vorliebe schwere Fälle, bei denen man des ungünstigen Ausgangs nahezu gewiss ist, zu Grunde gelegt werden. Bei solchen Fällen ist der Blick in die Vergangenheit zu weit, weit näher liegt der Blick in die Zukunft. Diesem also vor Allem, d. i. dem anatomischen Befund und der Epikrise schenkt man besondere Aufmerksamkeit.

Was für die Krankenhauspraxis gilt, die ich hier im Auge

habe, aus der zum grössten Theile die Lehren der klinischen Medicin hervorgehen, das gilt auch für die Arbeiterpraxis, kurz für die Armenpraxis. Aus dieser erfliessen ebenso wenig wie aus ersterer jene fortgesetzten Erfahrungen, ohne welche die klinische Beurtheilung der Entwickelung und des Verlaufes von chronisch verlaufenden krankhaften Processen unmöglich, zum mindesten unvollständig erscheint.

Nach dieser Richtung ist die praktische Erfahrung bei Mehrbemittelten und Wohlhabenden weit fruchtbringender. Denn diese sind es, die sich schon in einem Zustande der Beobachtung und Behandlung unterziehen, welcher dem nur an schwere Kranke gewohnten Kliniker und Spitalsarzt als wenig beachtenswerth erscheint.

Bei einem krankhaften Processe, wie die Angiosclerose einen darstellt, sind nun gerade die Initialstadien ausserordentlich wichtig, denn in deren richtigen Erkenntniss sind die Hauptwurzeln unseres ärztlichen Verständnisses zu suchen [1]).

Gehen wir nun zur Besprechung der Fälle.

Da ist gleich der erste Fall 280 von Interesse und Wichtigkeit. Er betraf einen stark Fettleibigen, der an reichlichen Weingenuss gewöhnt war und demselben trotz meines Verbotes auch, wie ich weiss, nie entsagte. Er kam als Nephritiker mit 40 Jahren nach Marienbad. Im Harn war reichlich Albumen, mit der gewöhnlichen Salpetersäureprobe nachweisbar. Vier Jahre hintereinander gelang es unter vorsichtiger Behandlung, dem Manne etwas Fett abzugewinnen und seinen Athem freier zu machen. Im fünften Jahre starb er unter Erscheinungen von Urämie und Lungenödem. Im Blutdruck sah man während dieser Zeit keine sonderlichen Schwankungen.

In den ersten zwei Jahren schwankte er zwischen 160 und 195. In den drei folgenden Jahren, wo mehrere Messungen vorgenommen wurden, sah ich allmälig den Blutdruck anwachsen,

---

[1]) Was für die Angiosclerose gilt, das gilt in gleicher Weise für andere chronische Processe, Ernährungskrankheiten etc. Für die Erkenntniss derselben bedeutet die fortgesetzte Erfahrung und Beobachtung, wie sie in Sanatorien, Kurorten und anderen therapeutischen Anstalten geschöpft wird, gewiss einen grossen Fortschritt. Ich erinnere hier an die Verdienste Seegen's, Leube's, v. Noorden's, Boas' u. A.

von 172—180. Im letzten Jahre, ungefähr 14 Tage vor seinem
Tode, fand ich die höchsten Drucke von 200 und 220 mm Hg.
Wir haben hier ein deutliches Bild des Gefässprocesses vor Augen,
der einerseits die Nephritis begleitet, andererseits das Herz zur
Hypertrophieinsufficienz bringt. Die urämischen Erscheinungen traten
zweifellos mit fortschreitender Insufficienz des rechten Ventrikels,
consecutiver Harnstauung etc. ein.

Ueber die anatomische Diagnose konnte in diesem Falle kein
Zweifel bestehen: Myodegeneratio sclerotica cordis. Cor bovinum.
Nephritis. Angiosclerosis. Arteriosclerosis. Volumen pulmonum
auctum.

Beim Falle 281 handelte es sich um eine Schrumpfniere.
Zwischen der ersten und zweiten Beobachtung liegt hier ein
Zwischenraum von zwei Jahren. Auch hier ist das Fortschreiten
des angiosclerotischen Processes aus dem Blutdrucke erkenntlich.
Im ersten Jahre betrug der Blutdruck im Mittel 162 mm Hg, im
dritten Jahre 170 mm Hg. Ich stellte schon im ersten Jahre, d. i.
zu einer Zeit, da ein Kliniker ein harmloses Fettherz diagnosticirte,
auf Grund meiner auf den Blutdruckbefund sich stützenden Diagnose eine ungünstige Prognose, die auch zutraf. Pat. ging zwei
Jahre später in Meran unter Hydrops Ascites zu Grunde. Hier
war also ein Process, der beim ersten Anblicke den Eindruck
eines leichten machte, rapid vorgeschritten.

Ueber die übrigen Fälle, deren Durchsicht und Studium ich
dem Leser jedenfalls empfehle, kann sich derselbe an der Hand
meiner früheren Darlegungen selbst ein Urtheil bilden.

Betonen will ich nur schliesslich, dass diese Fälle im Grossen
und Ganzen Folgendes lehren: Wiewohl, nach meinen früheren
Auseinandersetzungen, renalen Ursprungs, erscheinen sie nicht
alle unter renalem Typus. Wenigstens anfangs nicht. Gegen
Ende tritt bei Manchen der renale Typus in den Vordergrund.
Dies geschah in den Fällen 280, 281 und 288.

3. Abtheilung: Uebergang von latenter Angiosclerose in manifeste.

291. Mann, 65 J. Fettleibig. 122 Kilo. Zugleich Arthritiker. Hat
voriges Jahr eine Oertel-Kur durchgemacht und 20 Kilo abgenommen. Hier-

auf stellten sich aber wiederholt Ohnmachtsanfälle ein. Gegenwärtig klagt Patient nur über Kurzathmigkeit. Herzaction arhythmisch.

Sehr leichte Trinkkur, unterstützt durch Purgantien. Besserung.

Wegen der Arhythmie wurde auch Atropin versucht, aber aufgegeben, weil Patient über Trockenheit im Halse klagte. Statt dessen Jodnatrium, das gut vertragen wird.

15/6 200, 25/6 200, 29/6 190, 13/7 190.

Ein Jahr später, 66 J. Patient befand sich im Winter viel besser, hatte keine Ohnmachtsanfälle, nur selten leichte Ohnmachtsanwandlung. Im Harn wird diesmal Albumen in Spuren gefunden.

Behandlung die gleiche, ohne Jodnatrium. Befinden gut.

2/8 200, 1/9 200.

292. Mann, 51 J. Nur Fettleibigkeit, sonst keine Beschwerden. Athem frei. Einfache Entfettungsbehandlung.

Eine Messung 190.

Ein Jahr später, 52 J. Klagt in letzter Zeit über Kurzathmigkeit. Präcordialbeklemmung und Kriebeln in den Fingern.

Im Harn 0,01 pCt. Albumen.

Nach combinirter Milchtrinkkur Befinden sehr gut.

28/7 200, 2/8 170, 9/8 165.

293. Mann, 25 J. Fettleibigkeit, sonst keine Beschwerden. Alkoholiker. Hat 14 Kilo abgenommen.

Eine Messung 160.

Sechs Jahre später, 31 J. Status idem, nur Varices.

Messung 158.

Fünf Jahre später, 36 J. Im Winter Anfall von Delirium potatorum. Fettleibigkeit. Athem gut. Im Harn Albumen. Alkoholentziehung. Entfettungskur. 7 Kilo abgenommen.

1/6 205, 6/6 200, 8/6 210, 15/6 165, 22/6 180, 29/6 180, 3/7 190.

294. Weib, 55 J. Fettleibigkeit. Klagt über schweren Athem und Stuhlverstopfung.

Leichte Trinkkur. Ausserdem Strophanthus mit Belladonna. Athem leichter. Besserung.

1/8 180, 6/8 160, 13/8 170, 24/8 155, 26/8 158.

Zwei Jahre später, 57 J. Neue Beschwerden. Herzklopfen und Oedem über der Tibia.

Gleiche Behandlung wie früher. Besserung. Athem gut.

26/6 182, 4/7 185, 10/7 170, 16/7 165, 22/7 160.

Ein Jahr später, 58 J. Im Winter nicht besonders gut. Kurzathmigkeit. Stuhlverstopfung. Im Harn Albumen in Spuren.

Gleiche Behandlung. Leichte Trinkkur, Strophanthus; ausserdem Moorbäder. Endbefinden gut.

23/7 180, 24/7 162, 26/7 150, 2/8 155, 10/8 165, 22/8 160, 1/9 165.

295. Mann, 54 J. Fettleibigkeit. 110 Kilo. Nach Abnahme von 4 Kilo Erleichterung.

24/7 165, 2/8 160, 17/8 160.

Ein Jahr später, 55 J. Anfangsgewicht 116 Kilo. Status idem. 6 Kilo verloren.

27/6 180, 13/7 162, 15/7 160.

Drei Jahre später, 58 J. Klagt über Anfälle von Brustbeklemmung. Im Harn Albumen.

Combinirte Milch. Trinkkur. Besserung.

8/7 215, 11/7 180, 14/7 200.

296. Weib, 57 J. Klagt über Stuhlverstopfung, Schmerzen in Knieen und Armen. Leichte Kurzathmigkeit.

Nach Trinkkur, Moorbäder gut.

23/6 180, 28/6 200, 4/7 185, 10/7 185, 16/7 170, 22/7 205, 28/7 190.

Drei Jahre später, 60 J. Bis zum vorigen Jahre besser. Dann wieder schlechter. Klagt über Schwäche in den Füssen, Stuhlverstopfung.

Nach gleicher Behandlung und Moorbädern gut.

15/7 180, 20/7 170, 27/7 180, 1/8 160.

Ein Jahr später, 61 J. Im Winter gut. Jetzt nur Schwäche in Füssen.

Nach gleicher Behandlung und Moorbädern wieder gut.

26/5 160, 1/6 158, 15/6 160.

Ein Jahr später. Status idem. Klagt über Präcordialbeklemmung, die selten auftritt, und Husten. Stuhl besser. Im Harn Albumen.

Gleiche Behandlung.

17/5 160, 21/5 160.

297. Mann, 58 J. Klagt über Kurzathmigkeit und leichte Anfälle von Asthma, Stuhlverstopfung. Abdominalathmung vorwiegend.

Nach combinirter Milchtrinkkur gut.

18/7 190, 12/8 170.

Zwei Jahre später, 60 J. Asthmatische Anfälle ausgeblieben. Kurzathmigkeit besteht. Stuhlverstopfung. Im Harn Albumen in Spuren.

Behandlung die gleiche.

3/8 200, 8/8 195, 22/8 155, 2/9 165, 5/9 165.

Ein Jahr später. Im Winter gut. Kein Asthma, nur Kurzathmigkeit. Im Harn Albumen. Schmerzen im Arm und Schulter. Galopprhythmus.

Behandlung gleich. Wegen Schmerzen Moorbäder. Befinden gut.

7/8 200, 8/8 190, 14/8 180, 22/8 140, 28/8 160, 3/9 162.

Was wir aus den eben angeführten Fällen hauptsächlich erfahren, besteht in der aus den Messungen sich ergebenden Thatsache, dass jene Gefässveränderung in den Nieren, die, wie wir annehmen müssen, eine Bedingung des Auftretens von Albumen im Harn darstellt sich nicht gleichzeitig mit der Visceralsclerose entwickelt. Diese Thatsache ist allerdings schon in der Aufstellung der Gruppe latente Angiosclerose enthalten. Der Uebergang von latenter Angiosclerose in manifeste giebt aber zudem Anlass zu Betrachtungen, welche einen tieferen Einblick in die Wechselbeziehung zwischen Visceralsclerose und Albuminurie anbahnen, indem sie zu weiteren Untersuchungen nach dieser Richtung anregen.

Nehmen wir an, die Erfahrung hätte ergeben, dass ein Uebergang von latenter in manifester Angiosclerose nicht stattfinde, dass vielmehr diese beiden Gruppen unvermittelt einander gegenüber stehen, so müssten wir hieraus folgern, dass diejenige Veränderungen der Nierengefässe, welche zur Albuminurie führen, die Sclerose der Visceralgefässe, in welcher die Bedingung für erhöhte Gefässwiderstände liegt, nur begleiten, dass sie aber zur Erhöhung des Blutdrucks nicht beitragen. Mit anderen Worten, es bestände kein Zwang für die Annahme, dass die Veränderung der Nierengefässe, welche die Albuminurie bedingt, sclerotischer Natur sei.

Da aber die Erfahrung lehrt, dass die latente Angiosclerose in die manifeste übergeht, d. i. dass dem mit Albuminurie einhergehenden durch hohen Blutdruck sich characterisirenden Zustande ein solcher vorhergeht, wo Albuminurie noch nicht besteht, so kann man an der von vornherein plausiblen Annahme festhalten, dass die Aenderungen der Nierengefässe ihrer Natur nach denen der Visceralgefässe analog seien. Man hätte demgemäss sich vorzustellen, dass der sclerotische Process, der gleichzeitig die Visceral- und Nierengefässe ergreift, zunächst die Dehnbarkeit ihrer Wandungen beeinflusst. In weiterer Entwicklung des sclerotischen Processes dürfte auch die Dichte der Gefässwand, welche deren Undurchlässigkeit bedingt, Schaden leiden. Hierauf wäre die Albuminurie zu beziehen.

Eine solche Schädigung können wir vorläufig allerdings nur für die Nierengefässe aussprechen, wir können sie aber für die Visceralgefässe, eventuell auch für andere, keinesfalls a priori leugnen. In eine weitere Discussion dieser Fragen einzugehen, fehlt es an thatsächlichem Untergrunde. Dieser muss duch die klinische und pathologisch-anatomische Untersuchung geschaffen

werden. Es schien mir nur wichtig, auf diese Lücke und die Nothwendigkeit, dieselbe auszufüllen, aufmerksam zu machen.

Nachdem wir uns darüber verständigt, zu welcher klinischen
Folgerung die der Erfahrung entstammende Thatsache leitet, dass
die latente Angiosclerose in die manifeste übergeht, wollen
wir nun weiter untersuchen, ob dieser Uebergang unter Erhöhung
oder Erniedrigung des Arteriendrucks erfolgt.

Die nachfolgende Tabelle enthält in übersichtlicher Anordnung
das Resultat dieser Untersuchung.

T a b e l l e.

Protokoll-Nummer.	Blutdruck bei latenter Angiosclerose	Blutdruck bei manifester Angiosclerose	Verhältnisszahl manifest : latent.
291	195	200	1,02
292	190	178	0,93
293	160	190	1,18
294	172	162	0,94
295	167	198	1,18
296	160	160	1,0
297	176	172	0,97

Man ersieht aus derselben, dass sowohl Fälle vorkommen, wo
unter Eintritt der Albuminurie der Blutdruck steigt, als solche,
wo er sinkt. In einem Falle änderte sich gar Nichts.

Hieraus wäre zu folgern, dass der Process, welcher die Dehnbarkeit der Gefässe vermindert, nicht immer parallel mit jenem
einhergeht, welcher die Durchlässigkeit der Gefässwand erhöht.
Es kann mit vermehrter Durchlässigkeit der Gefässe deren Dehnbarkeit sich verringern, es kann aber auch umgekehrt mit vermehrter Durchlässigkeit die Dehnbarkeit der Gefässe grösser
werden.

Mit dieser Betrachtung, die aus den Thatsachen sich ergiebt,
eröffnet sich wieder der Einblick in eine neue Lücke, die spätere
Untersuchungen auszufüllen haben. Ehe dies geschieht, müssen wir
an dem einheitlichen Ausdruck Angiosclerose festhalten. Wir
müssen dies aber mit dem Vorbehalte thun, dass unsere Kennt-

niss über die Natur des Processes, den wir so nennen, nicht abgeschlossen sei.

4. Abtheilug: Uebergang vom Normalen und von der Pseudo-Angiosclerose in die latente.

298. Weib, 36 J., fettleibig. Klagt über leichte Athembeschwerden mit Herzklopfen.

Nach leichter Trinkkur, Marienquellbädern Endbefinden gut.

Eine Messung 145.

Ein Jahr später. Kurzathmigkeit stärker. — Fettleibigkeit.

Nach gleicher Behandlung gut.

1/8 170, 26/8 165.

299. Weib, 42 J., fettleibig. Leichte Kurzathmigkeit. Starke Menstruation. Gewicht 85 Kilo.

Nach Trinkkur, Moorbädern Befinden gut. Hat 7 Kilo abgenommen.

10/7 145, 19/7 150, 24/7 150.

Ein Jahr später, 43 J. Anfangsgewicht 80 Kilo. Menstruation besser.

Gleiche Behandlung gut.

25/6 155, 6/7 155, 12/7 160, 16/7 155, 20/7 140.

300. Mann, 56 J. Klagt über Kurzathmigkeit seit 20 Jahren. Im Winter mehr als im Sommer. — Häufig Husten mit Anfällen von Asthma. — Stuhlverstopfung.

Nach Trinkkur unterstützt durch Purgantien, Marienquellbäder gut.

10/6 120, 1/7 135.

Zwei Jahre später, 58 J. Athem schlechter. Stuhlverstopfung.

Nach gleicher Behandlung Besserung.

31/5 160, 6/6 140, 10/6 150, 13/6 160, 22/6 170.

301. Weib, 40 J. Seit 14 Jahren hysterische Krämpfe, Würgen im Halse, keine Menstruation. Magenbeschwerden. Stuhlverstopfung.

Nach leichter Trinkkur, Moorbädern Besserung.

6/7 130, 13/7 140.

Drei Jahre später, 43 J. Climacterium ausgesprochen, Menstruation sehr unregelmässig. Congestionen. Kurzathmigkeit.

Nach gleicher Behandlung Besserung.

20/6 185, 21/7 170.

302. Mann, 56 J., fettleibig, Prurigo, sonst keine Beschwerden.

Trinkkur — Marienquellbäder mit Kleie, gut.

Eine Messung 145.

Ein Jahr später, 57 J. Keine Veränderung.

Eine Messung 125.

Zwei Jahre später, 59 J. Status idem. Am 20. Juni sinnlich erregt.

3/6 145, 4/6 155, 20/6 180, 30/6 150.

Ein Jahr später, 60 J. Status idem. Athem frei.
15/6 200, 9/7 170.

Ein Jahr später, 61 J. Status idem.
7/6 175, 4/7 168.

Ein Jahr später, 62 J. Status idem.
6/6 165, 15/6 165, 26/6 160, 2/7 180 (kurz nach Mahlzeit).

303. Mann, 47 J., fettleibig, $97^1/_2$ Kilo. Klagt über Schwindel, Magenbeschwerden. Sodbrennen.

Nach leichter Trinkkur gut.
25/7 123, 27/7 120, 10/8 120, 17/8 124.

Zwei Jahre später, 49 J. Magenbeschwerden, Schwindel besser. Fettleibigkeit.

Gleiche Behandlung, Moorbäder gut.
30/7 130, 17/8 130.

Drei Jahre später, 52 J. Vor einem Jahre Influenza. Sonstige Beschwerden besser. Cur prophylaktisch.

Trinkkur, Halbbäder.
Eine Messung 145.

Ein Jahr später, 53 J. Schwindel tritt wieder und zwar stärker auf, auch
Kurzathmigkeit erscheint als neues Symptom.

Nach leichter Trinkkur gut, Athem freier.
30/7 170, 28/8 160.

Ein Jahr später, 54 J. Schwindel und Athemnoth stärker, Harn untersucht, kein Albumen.

Nach gleicher Behandlung gut, Alles frei.
3/8 190, 4/8 155, 11/8 155, 28/8 148, 26/8 160, 1/9 162.

304. Mann, 35 J. Starker Raucher. Arhythmie. Fettleibigkeit. Klagt
zeitweilig über Sternalschmerzen ohne Ausstrahlungserscheinungen. Träger
Stuhlgang.

Nach leichter Cur, Tabakverbot, wird Puls regelmässig.
Befinden gut.
1/6 145, 20/7 150.

7 Jahre später, 42 J., fettleibig. Klagt über Kurzathmigkeit, schlechten
Schlaf, Kopfschmerzen. Träger Stuhlgang. Auffallende Heiserkeit, die durch
Inhalationen nicht gehoben wird. Verdacht auf Aneurysma aortae.

Nach leichter Trinkkur Besserung.
29/6 160, 17/7 180, 20/7 180.

305. Mann, 41 J., fettleibig. Kurzathmigkeit. Vor 11 Jahren Ohnmachtsanfall. Seither zeitweilig Anfälle von Angstgefühl, — mit Empfindung als ob
das Herz nicht arbeiten würde. Pulsation im linken Hypogastrium. Die Anfälle kommen in der Regel kurz nach Einschlafen.

Nach leichter Trinkkur, Natr. nitrosum Besserung.
4/7 145, 13/7 128, 25/7 140, 10/8 124.

Sechs Jahre später, 47 J. Frühere Beschwerden, d. i. Anfälle verschwunden. Fettleibigkeit. Auffallend blasses Aussehen. Gewicht 85 Kilo. Nerven. Athem gut.

Nach leichter Trinkkur — Halbbäder, Abreibung, gut.

24/6 190, 27/6 152.

Drei Jahre später, 50 J. Gewicht 85 Kilo. Befinden gleich gut. Anämisches Aussehen. Nervosität.

Nach gleicher Behandlung gut.

12/7 170, 19/7 165, 23/7 170, 1/8 165.

Es leuchtet ohne Weiteres ein, dass nur einer Beobachtung, welche sich der sphygmomanometrischen Methode bedient, die Uebergänge zwischen den Stadien, in welchen normaler Blutdruck und jenen, in welchen ein übernormaler Blutdruck herrscht, sich deutlich offenbaren. Der gewöhnlichen Beobachtung müssen sie entgehen. Ebenso einleuchtend ist, dass die Kenntniss dieser Uebergänge für unsere klinisch praktische Einsicht von hoher Wichtigkeit ist. Dieser Einsicht entsprechend, wird unser diagnostisches Urtheil, da es sich nicht bloss auf anatomischer, sondern auch auf physiologischer Grundlage aufbaut, ein ununterbrochen veränderliches sein, weil es sich der Kenntniss der Beziehungen zwischen den Symptomen und deren Entstehungsbedingungen anzupassen hat und diese Beziehungen einem steten Wechsel unterworfen sind. Diesem Wechsel hat sich aber nicht bloss unser diagnostisches Urtheil, sondern auch unser ärztliches Handeln anzupassen.

Zielbewusstes ärztliches Handeln ist ohne unausgesetzte Beobachtung, welche auf jedes Detail Werth legt und keinen Unterschied zwischen wichtigen und minder wichtigen Erscheinungen macht, unmöglich.

Bei der Discussion der Uebergänge zwischen normalem und hohem Blutdruck haben wir zunächst die Frage in Erwägung zu ziehen, ob ein normaler Blutdruck auch normaler Gefässbeschaffenheit entspricht. Diese Frage muss deshalb zur Discussion gestellt werden, weil Untersuchungen von Thoma gelehrt haben, dass dem Stadium der verminderten Gefässdehnbarkeit, wie sie durch Arteriosclerose erzeugt wird, ein Stadium vermehrter Gefässdehnbarkeit vorhergeht. Die Versuche Thoma's beziehen sich allerdings nur auf Gefässe grösseren Calibers; ob für die kleinen

und kleinsten Arterien die erwähnten physikalischen Veränderungen
auch gelten, ist bisher nicht erwiesen.

Nehmen wir aber vorläufig an, dass das, was für die grossen
Arterien gilt, auch für die kleinen und kleinsten zu gelten habe,
und fragen wir, ob sich aus dieser Annahme praktische Folgerungen
für die Diagnose ergeben, so müssen wir sagen, dass hierfür, soweit ich sehe, kein Grund vorliegt. Ein Grund läge nur für den
Fall vor, als im Prodromalstadium der Angiosclerose, d. i. dem
Stadium der vermehrten Gefässdehnbarkeit, wirklich ein hoher
Grad von Dehnbarkeit der Arterien bestände. Wäre dies der Fall,
so musste die Beobachtung lehren, dass dem Stadium des erhöhten
Blutdrucks immer ein Stadium vorhergehe, in welchem der Blutdruck beträchtlich vermindert erscheint.

Dies ist, wie meine Beobachtungen lehren, durchaus nicht
immer der Fall.

Der orientirenden Uebersicht halber will ich die Uebergänge
tabellarisch zusammenstellen.

(Tabelle s. S. 283.)

Der erste Stab der Tabelle enthält die Nummer des Kranken-
protokolls, im zweiten ist das Beobachtungsjahr und im dritten
die zugehörige mittlere Blutdruckszahl verzeichnet. Die Striche in
diesem letzteren Stabe zeigen an, dass der betreffende Patient in
diesem Jahre nicht beobachtet wurde. Ein vierter Stab enthält
Bemerkungen über neu auftretende Symptome. Das Zeichen 0 bedeutet, dass keine Symptome von Herzerkrankungen vorlagen. Im
fünften Stab endlich sind die maximalen Differenzen zwischen dem
beobachteten höchsten und niedrigsten Blutdruck in Procentver-
hältnissen berechnet wiedergegeben. Aus diesen letzteren ersehen
wir, dass das Minimum der Differenz 3 pCt. und das Maximum
48 pCt. beträgt.

Maximalen Werthen begegnen wir nur in jenen Fällen, wo
zwischen den verschiedenen Beobachtungen ein Zeitraum von mehreren Jahren liegt.

Hieraus wäre zu folgern, dass der Wechsel zwischen niedrigem
und hohem Blutdruck sich nicht plötzlich vollzieht, sondern allmälig zu Stande kommt.

Für die Thoma'schen Versuche sprechen übrigens auch einige
Beobachtungen. Zunächst der Fall 302. Hier beobachten wir im

Tabelle.

Prot.-No.	Beob-achtungs-jahr	Blutdruck	Bemerkungen	Maximale Blutdruck-differenz in pCt.
298	1	145	Leichte Kurzathmigkeit	13 pCt.
	2	165	Kurathmigkeit stärker	
299	1	148	0	3 pCt.
	2	153	Status idem	
300	1	127	0	22 pCt.
	2	—		
	3	156	Kurzathmigkeit wesentlich stärker	
301	1	135	0	31 pCt.
	2	—		
	3	—		
	4	177	Kurzathmigkeit, Congestionen	
302	1	145	0	48 pCt.
	2	125	„	
	3	—		
	4	157	„	
	5	185	„	
	6	176	„	
	7	167	„	
303	1	121	0	36 pCt.
	2	—		
	3	130		
	4	—		
	5	—		
	6	145	„	
	7	165	Kurzathmigkeit	
	8	161	Kurzathmigkeit stärker	
304	1	147	0	17 pCt.
	2	—		
	3	—		
	4	—		
	5	—		
	6	—		
	7	173	Kurzathmigkeit.	
205	1	134	0	27 pCt.
	2	—		
	3	—		
	4	—		
	5	—		
	6	—		
	7	—		
	8	171	„	
	9	—		
	10	—		
	11	—		
	12	167	„ anämisches Aussehen.	

ersten Jahre einen Blutdruck von 145 und im zweiten Jahre einen
solchen von 125, diesem folgt im vierten Jahre ein Blutdruck von
157 und im fünften Jahre ein solcher von 185. Das zweite Beobachtungsjahr entspräche also dem Thoma'schen Prodromalstadium der vermehrten Dehnbarkeit.

Als ein weiterer Beleg für das Thoma'sche Prodromalstadium
könnte noch der Fall 303 gelten. Hier entspräche das erste Beobachtungsjahr mit dem Blutdrucke von 121 dem Thoma'schen
Prodromalstadium.

Lehrreich ist auch das, was wir aus den in der Tabelle enthaltenen Bemerkungen erfahren. In den Fällen 298, 300, 301,
303 und 304 sehen wir mit höherem Blutdrucke auch Kurzathmigkeit, d. i. Disposition des Herzens zu secundärer Insufficienz eintreten. Wie das zu deuten ist, braucht nicht mehr näher erörtert
zu werden. Im Falle 299 und 302 traten trotz Blutdruckerhöhung
keine Erscheinungen auf, die auf eine Erkrankung resp. Functionsstörung hinweisen. Im Falle 305 war nur das anämische Aussehen, das sich im Anschlusse an die Blutdrucksteigerung entwickelte, auffallend. Es sei daran erinnert, dass dieses mit einer
Sclerose der Hautarterien in Verbindung zu bringen ist. Das Herz
bleibt auch hier intact.

5. Abtheilung: Uebergang von Pseudo-Angiosclerose in latente.

306. Mann, 41 J. Klagt über Schwindel, Kopfschmerzen und leichte
gastrische Beschwerden.

Nach leichter Trinkkur gut.

30/6 132, 6/7 140, 20/7 150.

Zwei Jahre später, 43 J. Zustand besser. Cur prophylactisch, gut.
Eine Messung 152.

Zwei Jahre später, 45 J. Klagt über Kopfschmerz, Nervosität. Stuhlverstopfung.

Leichte Trinkkur, Carlsbader; gut.

30/6 180, 4/7 165, 19/7 162, 28/7 162.

307. Weib, 32 J. Klagt über Kurzathmigkeit beim Gehen, manchmal
auch spontane Anfälle von Athemnoth.

Am 11. August bekam Patientin einen solchen Anfall in der Sprechstunde. Messung ergiebt Blutdruck 118.

Nach leichter Trinkkur Besserung.

20/7 152, 11/8 118 (während Anfalls).

Zwölf Jahre später, 44 J. Patientin ist sehr fettleibig geworden. Ausgesprochene Kurzathmigkeit und Herzklopfen.

Gleiche Behandlung Besserung.

18/8 175, 31/8 168.

Zu dieser Abtheilung gehören nur zwei Fälle, für die charakteristisch erscheint, dass im ersten Jahre der Beobachtung der Blutdruck grössere Schwankungen aufweist. Es bestand demgemäss anfangs Pseudo-Angiosclerose. Als bemerkenswerth ist hervorzuheben, dass der niedrige Druck von 118 mm Hg im Falle 307 während eines spontanen Anfalls von Dyspnoe beobachtet wurde. Hier lag also ein Labilitätszustand des Herzens vor, bei dem es zur Ausbildung einer primären Insufficienz kam. Diese und nicht eine secundäre Insufficienz — wie in der Mehrzahl der Fälle — war hier die veranlassende Bedingung der spontanen Dyspnoe.

Da nur zwei Fälle vorliegen, so lässt sich über die Resultate, insoweit sie die Art des Ueberganges vom niedrigen in den hohen Druck betreffen, auch ohne tabellarische Zusammenstellung eine Uebersicht gewinnen. Im Falle 306 vollzog sich dieser Uebergang allmälig. Zwischen den ersten und letzten Beobachtungen liegt eine Pause von vier Jahren. Im ersten Jahre beträgt der mittlere Blutdruck 140, im letzten Jahre 167. Das bedeutet eine Differenz von 19 pCt. Im Falle 307 liegen zwischen den ersten und letzten Beobachtungen zwölf Jahre. Im ersten Jahre bestand ein mittlerer Blutdruck von 135, im letzten ein solcher von 171. Die Differenz beträgt also 26 pCt. Im ersten Falle sind trotz Erhöhung des Blutdrucks keine neuen, auf das Herz zu beziehenden Symptome aufgetreten, im zweiten Falle hatte nach einem Intervalle von 12 Jahren die Kurzathmigkeit zugenommen.

6. Abtheilung: Uebergang vom Normalen und Pseudo-Angiosclerose in latente und manifeste.

308. Mann, 44 J. Fettleibigkeit. Schwindel. Leichte Ohnmachtsanwandlungen. Leichte Kurzathmigkeit. Ischias.

Nach leichter Trinkkur, Marienquelle und Moorbädern gut.

Eine Messung 140.

Neun Jahre später, 53 J. Fettleibigkeit besteht. Schwindel und Ischias verschwunden. Kurzathmigkeit stärker. Im Harn Spur Albumen. Andeutung von Galopprhythmus.

Nach leichter Trinkkur mit Milchdiät Besserung. Keine Bäder.

13/7 182, 18/7 188.

Zwei Jahre später, 55 J. Leichte Anfälle von Präcordialdruck, Morgens nach Aufstehen. Anfallsdauer wenige Secunden. Kurzathmigkeit mit Gefühl von Schwäche. Im Harn Spur von Albumen. Galopprhythmus verschwunden. Herzintermissionen.

Leichte Trinkkur mit Zusatz von Molke. Jodnatrium. Keine Bäder. Befinden sehr gut, keine Anfälle, Athem freier.

1/7 180, 10/7 165, 30/7 165.

Zwei Jahre später, 57 J. Stenocardische Anfälle sind nicht wiedergekehrt. Kurzathmigkeit, Herzklopfen. Wieder deutlicher Galopprhythmus.

Nach gleicher Behandlung Befinden gut. Athmen gleich.

30/6 210, 15/7 180, 23/7 200.

309. Mann, 49 J. Leichter Grad von Fettleibigkeit. Starke Anfälle von Hemicranie, die schon seit Jahren bestehen. Sonst keine Beschwerden.

Nach leichter Trinkkur und Moorbädern Befinden viel besser. Migraene-Anfälle selten.

Eine Messung 130.

Ein Jahr später, 50 J. Migraene viel besser, Anfälle seltener. — Behandlung gleich.

Eine Messung 140.

Ein Jahr später, 51 J. Im Winter sehr gut. Nur eimal Migraene-Anfall. Behandlung gleich.

12/6 126, 21/6 140.

Ein Jahr später, 52 J. Status idem.

Eine Messung 150.

Ein Jahr später, 53 J. Status idem.

Keine Messung.

Ein Jahr später, 54 J. Status idem, nur Blutdrucksteigerung. Harn wird deshalb untersucht. Es zeigt sich Albumen in Spuren. — Behandlung gleich. Während eines Migraeneanfalls wird Blutdruck gemessen. Blutdruck im Anfalle niedriger, 130.

16/6 170, 25/6 175.

Ein Jahr später, 55 J. Status idem. Albumen in Spuren.

16/6 180, 8/7 150.

Ein Jahr später, 56 J. Status idem. Albumen gleich.

Eine Messung 180.

Ein Jahr später, 57 J. Migraene stärker, sonst Status idem. Andeutung von Galopprhythmus. Albumen gleich, gleiche Behandlung. Wegen hohen Blutdrucks am 17. Juni einige Tage Nitroglycerin.

12/6 160, 17/6 200, 18/6 160, 150, 1/7 145, 10/7 145.

Ein Jahr später, 58 J. Im Winter Anfälle von Asthma Nachts. Albumen gleich. Galopprhythmus in gleicher Weise Andeutung. Albumen gleich.

12/6 185, 22/180.

Ein Jahr später, 59 J. Befinden besser. Keine asthmatischen Anfälle. Albumen gleich.

Eine Messung 180.

Ein Jahr später, 60 J. Status idem. Albumen gleich.

12/6 180, 28/6 160, 9/7 170.

Ein Jahr später, 61 J. Kurzathmigkeit auffallend. Albumen gleich. Nach Behandlung Athmung freier.

11/6 175, 18/6 170.

Ein Jahr später, 62 J. Klagt über Anfälle von Brustbeklemmung. Albumen gleich. Kurzathmigkeit besteht. Nach Behandlung besser.

Eine Messung 182.

Patient kommt nicht mehr nach Marienbad. Es entwickelt sich allmälig Hydrops, Ascites. Nach zwei Jahren Exitus.

310. Mann, 63 J., fettleibig, sonst keine Beschwerden.

Eine Messung 140.

Ein Jahr später, 64 J., fettleibig. Leichte Kurzathmigkeit. Galopprhythmus ◡◡—. Wegen hohen Druckes wird Harn untersucht. Albumen in Spuren.

Eine Messung 185.

Ein Jahr später, 65 J. Status idem. Harn wird nicht untersucht wegen angeblicher Beunruhigung des Patienten. Kurzathmigkeit stärker. Ausserdem Stuhlverstopfung. Herzbefund negativ.

Eine Messung 200.

Zwei Jahre später, 67 J. Kurzathmigkeit. Im Harn 0,03 pCt. Albumen am 5. Juni. Am 13. Juni Albumen in Spuren.

4/6 180, 2/7 190.

Zwei Jahre später, 69 J. Status idem. Im Harn Albumen.

Eine Messung 200.

Zwei Jahre später, 71 J. Im Winter Anfälle von Asthma dyspeptischer Entstehung. Magen aufgetrieben. Albumen gleich. Kurzathmigkeit nimmt zu.

5/6 165, 8/6 160, 10/6 158, 12/6 155, 14/6 158, 16/6 160, 18/6 160.

Ein Jahr später, 72 J. Allgemeinbefinden besser, Winter gut. Athem gleich.

31/5 160, 8/6 145, 12/6 150, 17/6 152, 22/6 155.

Ein Jahr später, 73 J. Auffallend häufige und lange Herzintermissionen. Kurzathmigkeit fortschreitend.

2/6 152, 6/6 150, 11/6 152, 18/6 148, 29/6 150.

Starb 14 Tage später plötzlich in Gastein.

311. Mann, 37 J., fettleibig, Gewicht 125 Kilo. Ausser starker Transspiration keine Beschwerden. Abnahme 10 Kilo.

5/8 145, 11/8 140, 18/8 130.

Ein Jahr später, 38 J. Gewicht 124 Kilo.

Eine Messung 148.

Ein Jahr später, 39 J. Gewicht 134 Kilo — Abnahme 9 Kilo.

Eine Messung 142.

Ein Jahr später, 40 J. Starke Uraturie, Harngries, luetische Infection.

Eine Messung 180.

Zwei Jahre später, 42 J. War vorigen Sommer in Carlsbad. Im Winter arthritische Beschwerden. Im Harn Albumen, das im Laufe der Behandlung verschwindet.

Eine Messung 200.

Zwei Jahre später, 44 J. Im Winter secundär syphilitische Erscheinungen an Haut, Gaumen, Lippen, Uraturie. Im Harn kein Albumen. Oedem an Füssen.

Eine Messung 170.

Ein Jahr später, 45 J. Nach Behandlung sehr gutes Befinden. Herz vergrössert.

25/6 200, 14/7 190, 20/7 180.

Ein Jahr später, 46 J. Im Harn Albumen, 0,035 pCt. anfangs, später 0,01 pCt. Allgemeines Befinden gut. Harn klarer, kein Harngries. Kurzathmigkeit. Oedem an Füssen.

25/5 200, 30/5 200, 4/6 210, 16/6 185, 18/6 210, 26/6 185, 5/7 195.

Ein Jahr später, 47 J. Gewicht 145 Kilo. Allgemeinbefinden gut. 26. Mai Albumen 0,029 pCt., 11. Juni 0,02 pCt., auch etwas Zucker. Gewichtsverlust 14 Kilo. Kurzathmigkeit. Oedem an Füssen.

21/5 210, 24/5 210, 29/5 195, 4/6 200, 13/6 180.

Drei Monate später, 47 J. Gewicht 137 Kilo. 8 Kilo verloren.

21/8 175, 30/180, 5/9 175, 12/9 170.

Ein Jahr später, 48 J. Kurzathmigkeit viel stärker. Albumen 0,04 pCt. Gewicht 153 Kilo. Hat 14 Kilo verloren. Besseres Befinden, Athem freier.

16/6 225, 22/6 180, 11/7 170, 18/7 160, 25/7 160, 2/8 180.

Ein Jahr später, 49 J. Gewicht 157 Kilo. Leber stark vergrössert. — Starkes Oedem am Femur. Erst Calomelkur, dann Besserung. 10 Kilo abgenommen.

Eine Messung 190.

Ein Jahr später, 50 J. Besser gegen Vorjahr. Leber gross. Oedem über den Füssen geringer. 10 Kilo abgenommen. Kurzathmigkeit geringer.

4/6 200, 17/6 190, 12/7 180.

Ein Jahr später, 51 J. Dyspnoe viel stärker, Leber gross. Oedem über Füsse. Gewicht 160 Kilo.

Am 21. Juni sehr starke Dyspnoe.

14/5 200, 20/5 200, 24/5 200, 27/5 200, 5/6 180, 12/6 220, 17/6 180, 21/6 260, 25/6 220.

Ein Jahr später, 52 J. Gewicht 164 Kilo. — Sehr starke Dyspnoe. — Cyanose im Gesicht. Leber sehr gross. Oedem stark. Anfangs Calomelkur ohne Erfolg. Hierauf Digitalis. Leichte Besserung. Ausserdem leichte Trinkkur. Nimmt trotzdem um 1 Kilo zu. Wasserretention. Wahrscheinlich etwas Ascites.

Trinkkur ansgesetzt. Nur systematisch täglich Purganz. — Auffallende Besserung. Gewichtsverlust 10 Kilo.

$$2/6 \ 170, \quad 5/6 \ \frac{182}{25}, \ 7/6 \ \frac{200}{35}, \ 9/6 \ \frac{200}{38}, \ 11/6 \ \frac{195}{32}, \ 14/6 \ \frac{205}{30}, \ 16/6 \ \frac{205}{25},$$

16/6 180, 21/6 160, 28/6 172, 2/7 160, 5/7 165.

Pat. steht gegenwärtig, d. i. sieben Monate später unter meiner Behandlung in Wien. Sein Zustand hat sich nicht verschlechtert — eher verbessert. Leber viel kleiner. Blutdruck 180 anfangs, nach ca. 6 Tagen 160. Ich lasse ihn unter Leitung von Dr. M. Herz Apparat-Gymnastik üben.

Ich will zunächst den hier vorgeführten vier Fällen, welche den Uebergang vom Normalen in Angiosclerose illustriren, eine kurze Besprechung widmen.

Der erste Fall 308 wurde — allerdings nicht ununterbrochen — von seinem 44. bis zu seinem 57. Lebensjahre beobachtet. Die Beobachtungszeit erstreckt sich also auf 14 Jahre. Zwischen der ersten und zweiten Beobachtungszeit liegt eine Pause von neun Jahren. Innerhalb derselben kam es zu einer Blutdrucksteigerung von 140 auf 185 mm Hg, d. h. der Blutdruck stieg um 32 pCt. In einem solchen Grade hat sich die Dehnbarkeit der Gefässe vermindert, d. h. deren Widerstand erhöht. Diese Gefässveränderung liess das Herz nicht unberührt, denn es stellte sich erhebliche Kurzathmigkeit ein. Der sclerotische Gefässprocess hat einen höheren Grad erreicht, denn die Visceralgefässe sind nicht nur starrer, die Nierengefässe sind auch undicht geworden, wie aus der Albuminurie hervorgeht.

Da die Pause zwischen dem ersten und zweiten Beobachtungsjahre sehr lange war, so lässt sich nicht sagen, ob zwischen dem jetzigen Stadium der manifesten Angiosclerose und dem normalen Ausgangsstadium das Zwischenstadium der latenten Angiosclerose bestand. Nach den früher vorgeführten Fällen lässt sich das allerdings mit grosser Berechtigung vermuthen. Ebenso wenig lässt

sich sagen, wann die Angiosclerose sich entwickelte und ob diese
Entwickelung allmälig oder rasch erfolgte. Dagegen ersieht man
aus diesem Falle mit Sicherheit, dass fünf Jahre hindurch der
Blutdruck, von kleineren Schwankungen abgesehen, hoch blieb und
dass auch die Albuminurie fortbestand. Beides geschah ohne wesentliche Beeinträchtigung des Gesammtzustandes. Das Herz blieb,
wie ich schon erwähnte, nicht unverändert. Es zeigte die Neigung zur secundären Insufficienz, noch mehr als das, es trat
auch Galopprhythmus auf. Dieser verschwand für einige Zeit,
um neuerdings wieder aufzutreten. Trotz alledem bewahrte das
Herz noch im letzten Jahre der Beobachtung seine günstige Reactionsfähigkeit, es widerstand nicht dem Einflusse der Behandlung.

Den Fall 309 beobachtete ich von seinem 49. bis zu seinem
62. Lebensjahre. Ich verlor ihn auch später nicht ganz aus den
Augen, denn ich wurde. von dem Ausgange seines Leidens unterrichtet.

Die Beobachtungsdauer währte auch hier 14 Jahre, doch konnte
der Verlauf, da ich den Patienten jedes Jahr sah, ununterbrochen
verfolgt werden.

In den ersten vier Jahren war der Blutdruck normal. Der
Patient bot auch keine Erscheinung dar, die auf eine Herz- oder
Gefässerkrankung schliessen liesse. Erst im sechsten Jahre musste
die Blutdruckerhöhung — der Blutdruck betrug ca. 170 mm Hg —
meine Aufmerksamkeit erwecken. Sie veranlasste mich, den Harn
zu untersuchen, und ich fand in der That Albumen. Kein Zweifel,
es war Angiosclerose und zwar sofort manifeste aufgetreten, aber
ohne Herzerscheinungen. Die Migräne, an der Patient laborirte,
hatte sich nicht verschlechtert. Seit dieser Zeit bleibt es bei hohem
Blutdrucke. Im 57. Jahre fand ich Galopprhythmus, ein Jahr später
stellten sich schon asthmatische Anfälle ein. Mit dem 61. Jahre
fing der Patient, bisher ein rüstiger Fussgeher, an, über Kurzathmigkeit zu klagen, die ein Jahr später zunahm. Patient wurde
mit dem 63. Jahre bettlägerig, es entwickelte sich Hydrops und
später Ascites, im 64. Jahre starb er. Zehn Jahre lang hielt es
also Patient mit seiner Angiosclerose und Albuminurie aus. Drei
bis vier Jahre währte es, bis das Herz ergriffen wurde und noch
weitere vier Jahre lebte Patient unter so verhältnissmässig geringen Beschwerden, dass er sich selbst für vollständig ge-

sund hielt und seinem Berufe — er war Hotelier — mit grossem Eifer nachging.

Den Fall 310 beobachtete ich von seinem 63. bis zu seinem 72. Jahre.

Er kam als Fettleibiger nur mit dem Wunsche, sein Körpergewicht zu erleichtern, nach Marienbad. Schon im zweiten Jahre fand ich einen hohen Blutdruck, der mich veranlasste, den Harn zu untersuchen. Wieder fand ich Eiweiss. Am Herzen bestand auch Galopprhythmus. Den ängstlichen Patienten, der sich für absolut gesund hielt, durfte man mit dem Befunde selbstverständlich nicht ängstigen, ihm auch keine Medicamente verabreichen. Der Blutdruck hielt sich nur durch drei Jahre auf einem Maximum zwischen 180 bis 200. Später sank er, allerdings nicht unter die Norm. Dass dies häufig geschieht, davon werde ich noch sprechen. Trotzdem der Blutdruck sank, musste die Diagnose gemacht werden, dass das Herz continuirlich sclerotisch degenerirte. Im letzten Jahre stellten sich Herzintermissionen ein, die mir bedenklich schienen. Der Mann starb plötzlich. (Ich habe früher gelegentlich der Besprechung der prognostischen Bedeutung von Intermissionen auf diesen Fall hingewiesen.)

Den Fall 311, der jetzt im Alter von 52 Jahren noch in meiner Behandlung steht, beobachtete ich seit seinem 37. Lebensjahre, also seit 16 Jahren. Er war mit Ausnahme seiner Fettleibigkeit, die ihn leicht zum Transpiriren brachte und das Gehen erschwerte, gesund. Allerdings ist er Alkoholiker. Im 40. Lebensjahre acquirirte er Lues. Vier Jahre darauf zeigte er schwere secundär syphilitische Erscheinungen. Unmittelbar nach der Infection trat Blutdrucksteigerung ein, die allmälig stärker wurde und mit dem 51. Jahre den höchsten Grad erreichte; im Anschlusse hieran kam es erst zur Uraturie, Arthritis, Harngries. Das besserte sich, dafür traten Herzerscheinungen auf, Hydrops, Leberschwellung und sich immer mehr steigernde Kurzathmigkeit.

Im letzten Jahre und zur Zeit ist der Blutdruck etwas niedriger. Die gleichzeitig vorgenommene Messung des Capillardrucks ergab normale Werthe. Uebereinstimmend hiemit bietet Patient auch nicht das Aussehen eines Anämikers.

Patient hat im Verlaufe schwere Krisen, die die Vornahme einer Calomelkur erheischten, durchgemacht. Gegenwärtig befindet

er sich, die Kurzathmigkeit ausgenommen, in einem erträglichen
Zustande. Die Leber, die schon sehr gross gewesen, ist viel
kleiner geworden. Seit zwölf Jahren besteht also hier manifeste
Angiosclerose mit Albuminurie, Herzhypertrophie. Ein seltener
Beweis für die Anpassungs- und Widerstandsfähigkeit des Organismus und auch ein Beweis dafür, wie viel eine Behandlung, die
sich den jeweiligen pathologischen Vorgängen anpasst, zu bieten
vermag. Nach dieser Richtung ist besonders das letzte Behand-
lungsjahr hervorzuheben. Hier hielt ich es, von der Ansicht ausgehend, dass leicht auch bei der mildesten Trinkkur Wasserretention erfolge — ich schloss dies aus der Gewichtszunahme des
Patienten —, für angezeigt, ihn nur mit Purgantien zu behandeln.
Der günstige Erfolg lehrte, dass meine Ansicht berechtigt war.

Eine tabellarische Zusammenstellung der Resultate dieser Fälle
scheint mir nicht möglich, weil die Beobachtungszeit eine zu grosse
ist. Ich kann nur den Leser auffordern, diese Fälle eingehend zu
studiren und die Resultate selbst abzuleiten [1]).

---

[1]) Nur folgende Bemerkung möchte ich anschliessen:

Muss nicht Jeder, der von diesen Fällen Kenntniss nimmt, das Zu-
geständniss machen, dass die sphygmomanometrische Methode über Vorgänge,
die im Laufe der Zeit im Organismus stattfinden, wesentliche Aufklärung
liefert? Muss man nicht zugeben, dass ohne die sphygmomanometrische
Messung uns Vieles und zwar sehr Wichtiges entgeht und entgehen muss und
dass die Nichtbenutzung der sphygmomanometrischen Methode identisch ist
mit dem Verzichte auf eine Einsicht, die dem Arzte sowohl, als dem Kranken
zu Gute kommt? Dem Arzt im Krankenhause allerdings und jenem, der den
Werth seines Wirkens nur in der Behandlung schwerer, kurz dauernder Fälle
erblickt, mag diese Einsicht nicht so werthvoll erscheinen. Ganz anders muss
aber der praktische Arzt über den Werth dieser Einsicht denken, der nicht
gar so selten seine Clienten von der Jugend an bis in reifere und reifste Alter
hütet.

Man spricht jetzt so viel davon, dass die Medicin der Zukunft der
Hygiene und Prophylaxis gehöre. Kann man — frage ich wieder —
gründlich prophylactisch urtheilen und prophylactisch vorkehren, ohne genau
über das unterrichtet zu sein, was so zu sagen im Verborgenen im Organismus vor sich geht? Eine Prophylaxis, welche erst anfängt vorzubeugen,
wenn der Sturm losbricht und der Organismus anfängt in Trümmer zu gehen,
ist keine Prophylaxis. Sie hat von dem Satze auszugehen: Principiis obsta.
Wie dem erfahrenen Seemanne, darf dem Arzte nicht das kleinste Wetter-
wölkchen entgehen, das den nahenden Sturm ankündigt.

Hervorheben muss ich, dass in allen diesen Fällen, zwischen dem normalen Verhalten und der durch Albuminurie charakterisirten manifesten Angiosclerose, das Zwischenstadium der latenten Angiosclerose nicht zur Beobachtung kam. Die Fälle lehren auch, was wiederholt sein soll, dass unter Umständen die Albuminurie verhältnissmässig lange bestehen kann, ohne den Allgemeinzustand in gefährlicher Weise zu beeinflussen.

Ich führe nun jene Fälle vor, bei denen im Anfangsstadium grössere Blutdruckschwankungen sich bemerkbar machten, d. i. wo vor Entwickelung der Angiosclerose Pseudo-Angiosclerose bestand.

312. Mann, 44 J. Fettleibigkeit. Gewicht 110 Kilo. Klagt seit einem Jahre über starke Kurzathmigkeit. Hat Nachts Anfälle von Brustbeklemmung mit Angstgefühl. Am 2. Juni Nachts hatte er einen solchen Anfall. Ich wurde gerufen und constatirte $1/_2$ Stunde nach dem Anfall — der Anfall war mittlerweile vorüber — einen Blutdruck von 140 mm Hg. Am 11. Juni wieder Anfall, vermuthlich nach einer starken Cigarre. Es war schon am 28. Mai Natr. nitros. verordnet worden. Da sich kein Erfolg zeigte, wird es am 12. Juni ausgesetzt. Behandlung leichte Trinkkur. Keine Bäder. Vom 21. Juni ab sistiren die Anfälle. Athem wird freier. Gewichtsabnahme 6 Kilo.

22/5 130, 2/6 140, 5/6 120, 11/6 135, 21/6 110.

Zwei Jahre später, 46 J. Patient hat sich in dem Winter nach Marienbad gut gefühlt. Den Sommer darauf wurde ihm eine Oertel'sche Terrainkur verordnet, die er in Ischl absolvirte. Darauf starke Athemnoth, ödematöse Anschwellung der Beine.

Patient berichtet, dass seither Anfälle von Asthma auftreten. In solchen Anfällen wirkt Cognac günstig. Es besteht Arhythmie, im Harn Albumen.

Wegen der Arhythmie wird Atropin verabreicht, ausserdem sehr mässige Trinkkur. Keine Bäder. Wesentliche Besserung. Athem freier. Albumen verschwunden.

18/5 140, 24/6 140.

Ein Jahr später, 47 J. Zustand wesentlich besser. Gewicht 120 Kilo. Asthmatische Anfälle haben aufgehört. Füsse sind abgeschwollen. Kein Albumen im Harn.

Eine medicinische Denkweise, die nur in der pathologischen Anatomie wurzelt und die krankhaften Erscheinungen erst zu beachten beginnt, wenn sie ihrem Ende entgegengehen, kann nie zur Prophylaxis führen. Den Weg zur Prophylaxis eröffnet nur jene medicinische Denkweise, welche von den Aenderungen der Gesundheit, d. i. von den ersten Elementen der Krankheit, ihren Ausgangspunkt nimmt.

Gleiche Behandlung.
Eine Messung 140.
Ein Jahr später, 48 J. Besserung hält an. Behandlung gleich.
Eine Messung 170.
Ein Jahr später, 49 J. Befinden wieder schlechter. Kurzathmigkeit ist stärker, es erscheinen wieder Nachts asthmatische Anfälle. Gewicht 120 Kilo. Beine wieder ödematös. Kein Albumen.
Nach Trinkkur entschiedene Besserung.
7/6 180, 15/6 180, 21/6 180.
Ein Jahr später, 50 J. Status wie im Vorjahre vor Beginn der Behandlung. Asthmatische Anfälle. Starke Kurzathmigkeit, im Harn Albumen.
Am 13. Juni wird ein asthmatischer Anfall beobachtet. Starke Gesichtscongestion mit Cyanose. Sehr starke Dyspnoe. Blutdruck im Anfalle 190. Am 25. Juni trotz hohen Blutdrucks Besserung.
Diesmal ausser leichter Trinkkur Strophanthus mit Belladonna. Besserung hält an, Athem freier.
11/6 180, 13/6 190, 25/6 200.
Ein Jahr später, 51 J. Befinden etwas besser als im Vorjahre. Kein asthmatischer Anfall. Beine ödematös. Albumen im Harn.
Gleiche Behandlung besser.
11/7 160, 24/7 160.
Ein Jahr später, 52 J. Im Winter sehr schlecht. Sehr häufig asthmatische Anfälle. Kurzathmigkeit stärker. Im Harn Albumen. Gewicht 119 Kilo.
Am 19. Juni beobachtete ich nm 6 Uhr Nachmittag einen asthmatischen Anfall. Blutdruck im Anfall 220. Starker Hustenreiz im Anfalle.
Besserung nach Strophanthus mit Belladonna, die durch 14 Tage continuirlich genommen wird. Ausserdem leichte Trinkkur.
17/6 200, 2/7 160.
Ein Jahr später, 53 J. Status wie im Vorjahre. Bei Ankunft asthmatischer Anfall. Blutdruck steigt von 180—200.
Behandlung leichte Trinkkur. Digitalis. Deutliche Besserung. Athem freier.
28/6 180, 29/6 180, 13/7 200, 25/7 180.

313. Mann, 62 J. Klagt seit einem Jahre über Kurzathmigkeit, starkes Oedem über den Beinen.
Nach Trinkkur gut.
16/6 170, 18/7 142.
Ein Jahr später, 63 J. Kurzathmigkeit. Stuhlverstopfung. Seit Winter Ischias.
Leichte Trinkkur, Moorbäder. Endbefinden gut. Kein Albumen im Harn.
20/7 175, 3/8 155, 22/8 160.
Ein Jahr später, 64 J. Hat an Körpergewicht zugenommen. Stuhlgang

besser. Kurzathmigkeit stärker. Allgemeine Schwäche. Kein Albumen im Harn.

Gleiche Behandlung gut.

20/7 180, 5/8 162, 18/8 162.

Ein Jahr später, 65 J. Athem schwerer. Oedem an den Füssen. Im Harn Albumen. Hyaline Cylinder. Anfangsgewicht 89 Kilo. Combinirte Milch. Trinkkur. Besserung. Athem freier. Gewichtsabnahme 3 Kilo.

11/7 160, 15/7 145, 21/7 160, 28/7 145, 4/8 150, 7/8 150, 12/8 160.

Ein Jahr später, 66 J. Im Winter ziemlich gut. Gewicht 91 Kilo. Albumen. Leichte Trinkkur mit Purgantien. Gewichtsabnahme $3^1/_2$ Kilo. Besserung.

13/7 180, 21/7 140, 28/7 140, 4/8 180.

Ein Jahr später, 67 J. Im Winter Influenza. Athem schlecht. Nachts leichte Anfälle von Asthma. Oedem besser. Albumen 0,01 pCt.

Nach combinirter Milch-Trinkkur mit Purgantien Besserung.

17/8 160, 28/8 165, 6/9 160.

314. Mann, 51 J. Seit zehn Jahren Fettleibigkeit. Seit einem Jahre beim Steigen starke Athemnoth mit Herzklopfen. Gewicht 144 Kilo. Im Harn Spur Albumen. Vom 28. Mai ab sehr gut. Albumen geschwunden.

13 Kilo abgenommen nach leichter Trinkkur.

14/6 110, 16/6 125, 21/6 135, 28/6 145, 4/7 148.

Ein Jahr später, 52 J. Bis Frühjahr sehr gut. Seither wieder Kurzathmigkeit. Im Harn kein Albumen.

Nach leichter Trinkkur mit Purgantien Befinden sehr gut.

23/5 155, 17/6 145.

Zwei Jahre später, 54 J. Klagt über Kurzathmigkeit und Anfälle von Brustbeklemmung mit Athemnoth und Angstgefühl. Im Harn Albumen in Spuren.

Nach leichter Trinkkur mit Purgantien wieder deutliche Besserung. Anfälle bleiben aus.

Eine Messung zum Schluss der Behandlung 140.

Zwei Jahre später, 56 J. Kurzathmigkeit stärker.

Nach gleicher Behandlung besser. Im Harn Spur Albumen.

Eine Messung 170.

Zwei Jahre später, 58 J. Im vergangenen Winter schlecht. Starke Anfälle von Asthma Nachts. Oedem an den Füssen. Herzdämpfung verdeckt. Zwerchfellsathmung. Thorax bei Athmung unbeweglich. Im Harn Spur Albumen.

Combinirte Milch-Trinkkur. Strophanthus. Da letzteres wirkungslos, Digitalis, worauf sichtliche Besserung. Athem freier. Ausserdem leichte Trinkkur mit Purgantien.

1/8 200, 7/8 180, 13/8 175, 24/8 150.

Von diesen 3 Fällen bezieht sich der unter 312 auf eine Beobachtungsdauer von 10 Jahren. In dem ersten Jahre war man

zweifellos berechtigt, auf Grund der allgemeinen hochgradigen
Fettleibigkeit und der relativ niedrigen Blutdruckwerthe die geläufige Diagnose Fettherz zu machen. Die Symptome, die Pat.
darbot, standen auch im vollen Einklang mit dieser Diagnose.

Zwei Jahre später kam Pat. mit einem Blutdruck von 140,
aber in wesentlich schlechterem Zustande wieder nach Marienbad.

Zweifellos litt er an den Nachwirkungen einer Oertel'schen
Terraincur, deren Ruf damals ein blühender gewesen ist. Infolge
dieser Cur und der hiermit einhergehenden Ueberanstrengung des
Herzens ist nebst der bestehenden Disposition zur Herzinsufficienz,
die man in Anbetracht des nicht erhöhten Blutdrurkes als primäre zu diagnosticiren hatte, auch Labilität des Herzens mit
deren Folgezuständen, d. i. asthmatischen Anfällen eingetreten.
Eine milde Behandlung, bei der Herzanstrengung sorgfältig vermieden wurde, besserte den Zustand wesentlich. Nun kam Pat.
einige Jahre unterbrochen nach Marienbad, woselbst ich die Entwicklung einer Angiosclerose beobachten konnte. Der Blutdruck
stieg zunächst auf 170, dann auf 180, später auf ca. 190 mm Hg,
sank dann in einem Jahre etwas ab, auf 160, um im nächsten
Jahre wieder auf 185 im Mittel zu steigen. Ich habe ihn aus den
Augen verloren, wusste nur, dass er ständig nach Meran über-
siedelte, und darf wohl annehmen, dass er mittlerweile seinem
Leiden, das ja stetig Fortschritte machte, erlegen ist. In den
letzten Jahren war es nothwendig, von Herzmitteln Gebrauch zu
machen. Anfangs wirkte Strophanthus, und als dieses im Stiche
liess, musste zu Digitalis gegriffen werden.

Bemerkenswerth ist, dass ich in zwei Anfällen von Asthma,
die ich beobachten konnte, eine wesentliche Drucksteigerung im
Anfalle constatiren konnte. Es waren das also Anfälle, bei denen
eine secundäre Insufficienz als die veranlassende Ursache der
Dyspnoe diagnosticirt werden musste.

Bezüglich des Albumenbefundes bedarf dieser Fall einer besonderen Erörterung. Nach der Oertel-Cur war bei normalem
Blutdrucke Albumen im Harn constatirt. Das verschwand aber
während der Behandlung und wurde erst drei Jahre später wieder
constatirt.

Den ersten Albumenbefund möchte ich auf Stauungsniere
zurückführen. Hierfür spricht zumeist, dass die Albuminurie mit

Wiederkehr einer besseren Herzarbeit, also unter Rückgang von Stauungen im Venensystem schwand. Ausserdem spricht hierfür, dass zu dieser Zeit der Blutdruck normal, also kein Anlass vorhanden war, eine sclerotische Gefässerkrankung anzunehmen.

In spätern Jahren, wo kein Albumen nachweisbar war, bestand latente Angiosclerose, die noch später in manifeste überging.

Einem ganz analogen Fall begegnen wir in 314. Hier bestand auch anfangs unter niedrigen Arteriendrucke Albuminurie, die im Laufe der Behandlung verschwand, also auf Stauung zu beziehen war. Mit der Steigerung des Blutdrucks erschien wieder Albumen, verschwand aber, soweit meine Beobachtung reicht, nicht mehr. Für diesen Fall war auch in den ersten zwei Jahren mit Sicherheit Pseudo-Angiosclerose zu constatiren.

Der Fall 313 ist wegen der grossen Blutdruckschwankungen besonders bemerkenswerth. Im ersten Jahre begegnen wir unter diesen Schwankungen noch normalen Blutdruck. Im zweiten und dritten Jahre sind auch grosse Schwankungen zu constatiren, doch kehrt der Blutdruck nicht, wenn auch nur vorübergehend, zur Norm zurück. Im vierten und fünften Jahre haben wir wieder das Bild der ausgesprochenen Pseudo-Angiosclerose vor uns, im sechsten Jahre fallen die Blutdruckschwankungen aus, und wir begegnen nur hohen — allerdings nicht maximalen — Blutdruckwerthen.

Wir ersehen hieraus, wie wechselvoll manchmal die Gefässveränderungen sind. Diesem Wechsel werden wir, wenn auch in anderer Weise in den Fällen der nächsten Abtheilung begegnen.

Zu dem Falle selbst will ich noch bemerken, dass zwei Jahre latente Angiosclerose bestand, welcher dann die manifeste folgte. Merkwürdiger Weise fiel die manifeste Angiosclerose, d. i. die Albuminurie, in jene Zeit der grossen Blutdruckschwankungen, wo bisweilen normale Drucke zu constatiren waren.

Alle diese Thatsachen erscheinen uns wichtig und erwähnungswerth; die fortzubauende Lehre von der Angiosclerose wird von denselben Kenntniss zu nehmen haben.

7. Abtheilung: Uebergang vom hohen Blutdruck in normalen.

315. Mann, 33 J., fettleibig, Gewicht 125 Kilo. Eigenthümliche Hemivasoneurose. Fühlt halbseitig, bald rechts, bald links Gefühl von Kälte und Wärme. Athem frei. Im Harn Spur Albumen. Galopprhythmus.

Am 7. Juni 4 Kilo abgenommen. — Klagt, dass er immer Abends um 6 Uhr Zittern und Schwächegefühl an der linken Körperhälfte verspüre und hierbei im Gesichte rothe Flecken auftreten. — Es wird Chinin verabreicht, die Anfälle verschwinden.

Leichte Trinkkur. Hat im Ganzen 9 Kilo abgenommen. — Befinden gut.
31/5 165, 14/6 120, 18/6 138, 21/6 145, 26/6 150.

Ein Jahr später, 34 J. Weit besseres Befinden. Gewicht 125 Kilo. Nur Stuhlverstopfung.

Leichte Trinkkur. Halbbäder, Abreibung. Anfälle haben aüfgehört, Albumen verschwunden.
24/7 130, 29/7 80, 4/8 120, 13/8 118.

316. Mann, 63 J. Leichte Kurzathmigkeit. Schwindel.
Nach leichter Trinkkur gut.
9/7 165, 11/7 160, 26/7 170.

Ein Jahr später, 64 J. Viel besser. Keinen Schwindel im Winter. Erst vor 8 Tagen Anfall von Schwindel mit leichter Aphasie. Sprechen erschwert. Verschwindet ohne Medication, bloss 1 Tag Ruhe.
Gleiche Behandlung, gut.
29/6 130, 3/7 140, 10/7 130.

317. Weib, 47 J. Klagt über Herzklopfen mit Praecordialbeklemmung. Fettleibigkeit, Stuhlverstopfung.
Unter leichter Trinkkur, Marienquelle und Moorbädern Befinden gut.
13/6 170, 8/7 160.

Zwei Jahre später, 49 J., im Climax. Kein Herzklopfen, nur fetter geworden. Schwindel.
Unter gleicher Behandlung Befinden gut.
20/7 162, 30/7 155, 5/8 145.

Ein Jahr später, 50 J. Gewicht 101 Kilo. Befinden gut. Kein Schwindel, keine Herzklopfen.
Unter Abnahme von 6,5 Kilo Befinden gut.
31/5 130, 11/6 140, 26/6 142.

318. Mann, 56 J. Vor fünf Wochen apoplectischer Insult. Parese der linken Hand. Sprachstörung. Jetzt noch immer Gedächtnissschwäche für frische Ereignisse. Deutliche Arhythmie. Im Harn Spur Albumen.
Combinirte Milch-Trinkkur, Besserung.
31/7 158, 4/8 160, 11/8 144, 25/8 160.

Ein Jahr später, 57 J. Ist unmittelbar vorher im Spital mit leichtem Hydrops-Ascites und -Anasarca gewesen. Jetzt besser, nur Kurzathmigkeit.

Leichte Trinkkur, später Strophanthus. Besserung.

19/7 140, 23/7 140, 30/7 120, 6/8 140.

319. Weib, 50 J. Leidet an Congestionen mit starker Transspiration. Climax. Kurzathmigkeit. Stuhlverstopfung.

Leichte Trinkkur, unterstützt durch Purgantien.

21. Juli. Starker Meteorismus, Congestionen. 10. Aug. Klagt über Schwindel. 18. Aug. Schwindel besser.

Besserung.

8/7 160, 21/7 170, 1/8 150, 10/8 180, 18/8 180, 25/8 170.

Ein Jahr später, 51 J. Im Winter Bronchitis. Kurzathmigkeit stärker.

Leichte Trinkkur. Jodnatrium. Besserung.

14/6 170, 5/7 180, 20/7 140.

Ein Jahr später, 52 J. Kurzathmigkeit stärker.

Keine Trinkkur, nur Strophantus. Geringe Besserung.

20/6 140, 22/6 140, 6/7 140, 8/7 130, 10/7 138, 4/8 152.

320. Mann, 65 J. Klagt über Anfälle von Praecordialbeklemmung und Sternalschmerz, die während des Gehens auftreten und mit Schwindel verbunden sind.

Die Anfälle kommen im Winter häufiger als im Sommer. Im Harn Spur Albumen.

Nach leichter Trinkkur gut. — Anfälle bleiben aus.

28/8 170, 1/9 170, 6/9 165, 11/9 165, 15/9 160.

Ein Jahr später, 66 J. Im Winter viel besser. Anfälle kommen sehr selten, sind auch nicht mit starken Schmerzen verbunden.

Bei gleicher Behandlung sehr gut.

29/5 170, 1/6 150, 12/6 160, 17/6 150, 20/6 155.

Ein Jahr später, 67 J. Anhaltende Besserung. Cur prophylactisch, weil Patient Verschlimmerung ohne dieselbe fürchtet.

Behandlung gleich.

20/6 160, 27/6 160, 16/7 150.

Ein Jahr später, 68 J. Status idem.

14/7 140, 31/7 140.

321. Weib, 58 J. Hatte häufig leichten Rheumatismus. Seit vorigen Winter Kurzathmigkeit. Dagegen Strophanthus verordnet. Jetzt Kurzathmigkeit. Im Harn 0,025 pCt. Albumen.

Combinirte Milch-Trinkkur, Besserung.

3/8 185, 13/8 165, 22/8 145, 3/9 160.

Ein Jahr später, 59 J. Im Winter viel besser. Athem freier. Im Harn noch Albumen.

Gleiche Behandlung, gut.

5/8 155, 11/8 138.

322. Weib, 45 J. Fettleibigkeit, 123 Kilo. Kurzathmigkeit. Stark anämisches Aussehen. Nervosität. Zeitweilig Gelenksschmerzen.

Nach Abnahme von 8 Kilo unter leichter Trinkkur Befinden sehr gut.
Marienquellbäder.

29/6 170, 6/7 165, 22/7 160, 27/7 160, 2/8 172, 8/8 163.

Zwei Jahre später, 47 J. Im Winter nach Kur gut. Im letzten Winter
Influenza. Klagt ausser über Kurzathmigkeit über starke Schmerzen in Hüfte
und oberen Extremitäten.

Nach leichter Trinkkur und Moorbädern besser. Vom 21. Juli ab Thy-
reoidin-Tabletten. 11 Kilo abgenommen. Anfangsgewicht 120 Kilo.

24/6 160, 28/6 132, 3/7 162, 7/7 142, 14/7 150, 25/7 142, 31/7 145.

323. Weib, 66 J. Patientin ist Morphinistin, wegen Fussneuralgie. Ausserdem Kurzathmigkeit beim Gehen, auch spontan Nachts.

Nach combinirter Milch-Trinkkur Athem besser.

29/6 250, 13/7 200, 21/7 200.

Ein Jahr später, 67 J. Athembeschwerden stärker.

Nach leichter Trinkkur Erleichterung.

23/6 200, 3/7 200.

Ein Jahr später, 68 J. Hat 6 Kilo zugenommen. Athem schwerer.

23. Juni. Strophanthus mit Belladonna, wegen Athemnoth.

28. Juni. Strophanthus ausgesetzt, weil ohne Erfolg, nur Trinkkur.

14. Juli. Athem etwas besser. Im Ganzen keine wesentliche Besserung.

16/6 220, 28/6 220, 28/6 230, 4/7 185, 14/7 205, 18/7 210.

Zwei Jahre später, 70 J. Status idem.

Leichte Trinkkur mit Molke, keine Besserung; wird nach Reichenhall
geschickt.

20/6 180, 24/6 170, 27/6 142, 4/7 142.

324. Mann, 47 J. Klagt über Kurzathmigkeit. Hatte schon zweimal
Nachts Anfall von Asthma, die mit dem Gefühl von Leere im Herzen und der
Empfindung, dass es stillstehe, beginnen. Nach dem Anfalle Herzklopfen.
Fettleibigkeit. Im Harn Spur Albumen.

Nach leichter Trinkkur und Gewichtsabnahme von 8 Kilo viel besser.

25/6 160, 26/6 165, 5/7 145.

Ein Jahr später, 48 J. Im Winter viel besser, keine Anfälle, nur leichte
Kurzathmigkeit.

Behandlung gleich. Athem besser.

Eine Messung 145.

Ein Jahr später, 49 J. Im Winter gut. Athem besser, nur Fettleibigkeit. Albumen vorhanden.

Behandlung gleich. Befinden sehr gut.

30/7 152, 7/8 140, 13/8 145, 21/8 145.

Ein Jahr später, 50 J. Im Winter gut, keine asthmatischen Anfälle, nur
selten Schwindel. Albumen 0,01 pCt.

Behandlung gleich. Befinden gut.

28/6 150, 24/7 158.

Ein Jahr später, 51 J. Fettleibigkeit. Gewicht 105 Kilo. Kein Asthma. Im Harn Albumen in Spuren.

Gleiche Behandlung, gut.

24/6 162, 2/7 150, 8/7 152, 16/7 155, 20/7 158.

Ein Jahr später, 52 J. Im Harn erscheint nebst Albumen Zucker, $3^3/_4$ pCt., der aber nach $1^1/_2$ Monaten bis auf Spuren verschwindet. Athem viel besser. Gewicht 85 Kilo.

Nach gleicher Behandlung sehr gut. Zucker verschwindet, Albumen bleibt in Spuren.

20/6 140, 26/6 155, 14/140.

Die eben mitgetheilten Fälle illustriren die bemerkenswerthe Thatsache, dass die Angiosclerose mit dem sie charakterisirenden hohen Blutdrucke in einen Zustand übergeht, von dem man vermuthen könnte, dass er einem Heilungszustande gleichkommt. Der Blutdruck sinkt nämlich von der Höhe, zu der er sich erhoben hatte, und in der er auch längere Zeit verblieb, zur Norm herab.

Dass während des Verlaufes des angiosclerotischen Processes der Blutdruck sinkt, darf dem Leser nicht als neue Thatsache erscheinen. Er findet dieselbe ziemlich häufig in den vorhergegangenen Protokollen. Aus ihr kann folgender allgemeine Satz, auf den ich schon hingedeutet habe, abgeleitet werden. Der Blutdruck verharrt in den meisten Fällen nicht immer auf einer maximalen Höhe, sondern sinkt von derselben sich der Norm nähernd herab.

So lange der von seiner Höhe abgesunkene Blutdruck noch immer die Grenze des Normalen überschreitet, muss man an der Diagnose Angiosclerose festhalten. Das Absinken des Blutdrucks hat man darauf zurückzuführen, dass die Gefässwände mit der Zeit eine und zwar dauernde Dehnung erfahren. Eine derartige Dehnung ist den Physikern schon lange als elastische Nachdehnung bekannt. Diese aber geht bei vollkommen elastischen Körpern wieder zurück. In unserem Falle wäre die Nachdehnung eine dauernde, sie wäre jener vergleichbar, welche nicht vollkommen elastische Körper erfahren, wenn dieselbe einige Zeit unter der Einwirkung eines Zuges, einer Spannung stehen. Um hierüber eine Vorstellung zu gewinnen, braucht man nur ein ganz

frisches neues Kautschukrohr längere Zeit einem höheren Luft-
oder Flüssigkeitsdruck auszusetzen und man wird sich überzeugen,
dass das Rohr weiter und länger geworden ist.

Das Sinken des Blutdruckes würde in diesem Falle einen nur
passiven Vorgang bedeuten. Eine Structurveränderung der Gefässwand braucht hiermit nicht einherzugehen.

Für das Herz bedeutet dieser Vorgang keine Schädlichkeit,
eher etwas Gutes, denn er erspart demselben Anstrengung. Hiermit will ich aber nicht gesagt haben, dass das Sinken des Blutdrucks immer eine günstige Prognose zulasse. Wenn in einem
Falle der Blutdruck sinkt und mit diesem Sinken zum mindesten
ein Stillstand der vom Herzen ausgehenden Erscheinungen einhergeht, dann kann man vermuthen, dass nicht nur ein Stillstand des
angiosclerotischen Processes eingetreten sei, sondern dass auch
für die Herzarbeit günstige Bedingungen geschaffen wurden. Der
Nachlass der arteriellen Spannung, d. i. des intracardialen Drucks,
bedeutet aber nur dann für das Herz eine günstige Bedingung,
wenn einerseits das Sinken des Arteriendrucks wirklich auf eine
dauernde Dehnung der Gefässe zurückzuführen ist, und wenn es
andererseits sichergestellt ist, dass das Herz mittlerweile sich nicht
nur dem neuen Zustande angepasst hat, sondern auch im Besitze
seiner physiologischen Eigenschaften sich befindet. An letzterem
muss man zweifeln, wenn die Beobachtung lehrt, dass die vom
Herzen ausgehenden krankhaften Erscheinungen trotz sinkendem
Blutdruck an Intensität zunehmen, also die Dyspnoe stärker
wird. In solchen Fällen wird man daran denken müssen, dass
das Sinken des Blutdrucks nicht allein auf einer Ueberdehnung der Gefässe beruhe, sondern dass mit dieser sich auch
eine Ueberdehnung des Herzens ausgebildet hat. Wenn dies
der Fall ist, dann beruht das Sinken des Blutdrucks nicht blos
auf passiver Gefässerweiterung, sondern auch Herzschwäche in
Folge passiver Dilatation des linken Ventrikels. Das Sinken des
Blutdrucks ist hier nicht blos vasculär, sondern auch cardial
bedingt. Die passive Dilatation des Herzens, die sich in solchen
Fällen an die Herzhypertrophie anschliesst, führt zu einer mangelhaften systolischen Contraction und es ist ohne weiteres verständlich, dass diese eine Bedingung für das Sinken des Blutdrucks abgiebt.

Das Sinken des arteriellen Blutdrucks bedeutet also, wie man sieht, unter gewissen Umständen etwas Günstiges, unter anderen kann es als ein signum mali ominis gelten.

Als ein Beispiel für Letzteres hat der früher mitgetheilte Fall 310 zu gelten, aus dem wir ersehen, dass mit absinkendem Drucke die Dyspnoe stärker, d. i. das Herz schlechter wurde.

Die bisherige Betrachtung gilt für jene Fälle, wo durch mehrere Jahre ein hoher maximaler Blutdruck bestand, derselbe im Verlaufe wohl absinkt, aber nicht zur Norm zurückkehrt.

In den zuletzt angeführten Fällen währt das Stadium des hohen Drucks nicht so lange, auch erscheinen keine maximalen Drucke und das Sinken des Blutdrucks erfolgt zur Norm.

Der nachfolgenden Discussion der Fälle, sowie den weiteren Betrachtungen, welche sich auf die in den Gefässen und im Herzen stattfindenden Vorgänge beziehen, will ich eine tabellarische Zusammenstellung vorangehen lassen.

(Tabelle s. umstehend oben.)

Wir erfahren aus dieser Tabelle zunächt, dass unter 9 Fällen in 6 also in ca. 66 pCt. unter sinkendem Blutdruck Besserung eintrat und nur bei 3, d. i. in ca. 33 pCt. Verchlechterung mit sinkendem Druck einherging.

Die Fälle, bei denen Besserung erfolgte, sind 315, 316, 317, 320, 321 und 324. Schlechter wurden die Fälle 318, 319 und 323.

Es drängt sich zunächst die Annahme auf, dass den normalen Blutdrücken auch vollständig normale Gefässverhältnisse entsprechen. Das würde bedeuten, dass man in solchen Fällen von einer Heilung des angiosclerotischen Processes sprechen kann. Ausser dieser Annahme muss aber auch der schon früher entwickelten gedacht werden, dass es sich um eine Accomodationsdehnung der Gefässe handelt. Diese letzte Annahme scheint mir die mehr plausible. Sie findet überdiess eine Stütze in der durch Fall 321 und 324 illustrirten Thatsache, dass ein niedrigerer Blutdruck auch bei vorhergehender manifester Angiosclerose eintreten kann, ohne dass die Albuminurie schwindet. Von einer Heilung des angiosclerotischen Processes kann demzufolge hier nicht die Rede sein. Es bleibt nur die Annahme der Accomodationsdehnung. In allen diesen Fällen geht mit der Druckerniedrigung eine Besserung jener Er-

Tabelle.

Prot.-No.	Jahr der Beobach-tung	Mittlerer Blutdruck	Bemerkungen.
315	1	143	Vorstadium Pseudo-Angiosclerose.
	2	112	Gegen das Vorjahr bedeutende Besserung.
316	1	165	Vorstadium latente Angiosclerose.
	2	133	Gegen das Vorjahr Besserung.
317	1	165	Vorstadium latente Angiosclerose.
	3	154	Pseudo-Angiosclerose, oder latente Angio-sclerose, keine Aenderung gegen früher.
	4	137	Bedeutende Besserung.
318	1	156	Latente Angiosclerose (Pseudo-Angioscle-rose).
	2	140	Schlechter als im Vorjahre.
319	1	180	Latente Angiosclerose.
	2	163	„ „
	3	140	Verschlechterung.
320	1	166	Manifeste Angiosclerose.
	2	157	Albumen verschwunden.
	3	156	„ „
	4	140	Wesentliche Besserung.
321	1	163	Manifeste Angiosclerose.
	2	146	Albumen vorhanden. Befinden besser.
323	1	216	Latente Angiosclerose.
	2	200	„ „
	3	211	„ „
	4	158	Schlechter.
324	1	150	Manifeste Angiosclerose.
	2	145	„ „
	3	145	„ „
	4	154	„ „
	5	155	„ „
	6	145	Besserung.

scheinungen, welche auf Alterationen der Herzfunction zu beziehen sind, einher. Das bedeutet nach den früheren Auseinandersetzungen, dass in solchen Fällen das Herz intact, und dass das Sinken des Blutdrucks nur vasculär bedingt ist.

Für die Fälle 318, 319 und 324, wo mit dem Sinken des Blut-drucks auch die Herzarbeit sich verschlechtert, hat die Diagnose zu gelten, dass das Sinken des Blutdrucks nicht blos vasculär, sondern auch cardial bedingt werde, d. h. hier hat sich mit der passiven Gefässerweiterung auch eine passive Dilatation des Herzens ausgebildet.

Ich schliesse diesen Abschnitt mit dem Bemerken, dass die diagnostischen und prognostischen Betrachtungen, welche sich aus klinisch-physiologischen Anschauungen und einer klinisch-physiologischen Beobachtungsmethode entwickeln, einen weiteren Ausblick eröffnen, und zu weiteren analogen klinischen Untersuchungen auffordern.

Zur Theorie des Asthma cardiacum und der Angina pectoris.

———

Wenn man ältere Literatur durchsieht, so findet man, dass der Symptomencomplex, den man unter den Namen Asthma zusammenfasst, nicht selten mit jenem, den man mit Angina pectoris, Stenocardie etc. bezeichnet, confundirt wird. Es scheint mir deshalb, und weil man dieser Confundirung in der Praxis nicht gar so selten begegnet, geboten, die beiden Symptomencomplexe scharf von einander zu trennen.

Das Asthma cardiacum ist spontan auftretende Dyspnoe, verursacht durch Insufficienz des linken Ventrikels. Das Hauptsymptom ist also die Dyspnoe, die sich bis zu ihrem höchsten Grade, der Orthopnoe, die mit Erstickungsgefühl einhergeht, steigern kann. Dem Asthma cardiacum steht als analoges Symptomencomplex nur das Asthma bronchiale zur Seite, bei welchem ebenfalls die Dyspnoe das Hauptsymptom darstellt. Die Entstehungsbedingung der Dyspnoe liegt aber hier in erster Reihe nicht im Herzen, sondern in den Lungen, resp. in einem Krampf der kleinen Bronchien, durch welchen ein Athmungshinderniss gesetzt wird.

Beim Asthma cardiacum liegt das Athmungshinderniss wohl auch in der Lunge, es wird aber durch die Insufficienz des Herzens, welche zur Lungenschwellung und Lungenstarrheit führt, geschaffen. Beim Asthma bronchiale liegt nicht in der Aenderung der Herzarbeit die Entstehungsbedingung der Dyspnoe, sondern im Bronchienkrampfe. Aus dem Asthma bronchiale kann sich im Verlaufe des Anfalls, wenn in Folge der dyspnoi-

schen Blutbeschaffenheit das Herz insufficient wird, im Asthma
cardiacum entwickeln, es kommt aber, soweit meine Erfahrung
reicht, nie vor, dass zum Asthma cardiacum sich ein Asthma bronchiale hinzugesellt.

Bei der Angina pectoris stehen im Vordergrunde der Symptome Empfindungen verschiedenster Art, die sich in der Herzgegend localisiren. Druck, Beklemmung, Schmerz und Angst-
empfindungen sind es, von welchen der Kranke in mehr weniger
intensiven Weise belästigt wird.

Nebst diesen in der Herz- oder Sternalgegend localisirten Empfindungen erscheinen auch periphere Sensationen in den verschie-
densten Körperregionen und mit verschiedenstem Character. Am
häufigsten erscheinen diese Sensationen im linken Arm, doch auch
im rechten, in Schulter, Rücken, Epigastrium, unteren Extremitäten,
ja selbst in Hals und Kiefer. Die zeitliche Reihenfolge des Auftretens dieser peripheren Mitempfindungen ist verschieden. Gewöhnlich treten die Sensationen in der Herzgegend, die man als
centrale bezeichnen kann, zuerst ein, und ihnen folgen gewissermassen als Ausstrahlungen die peripheren. Das ist der centrifugale Typus. Nicht selten aber beginnen zuerst die Sensationen
in der Peripherie, die dann zuvor Centrum, d. i. die Herzgegend
hinziehen. Das ist der centripetale Typus.

Formen, bei denen periphere Empfindungserscheinungen fehlen,
nenne ich Abortivformen.

Die hauptsächlichsten Symptome sind also nervösen Ursprungs.
Die Hauptbedingung für die Entstehung des anginösen Anfalls
haben wir in nervösen Reizen zu suchen. Von wo dieselben
ausgehen, lässt sich zur Zeit nicht bestimmen. Es ist denkbar,
dass gewisse Stellen des Centralnervensystems besonders erregbar
sind und aus uns vorläufig unbekannten Anlässen in Erregung versetzt worden, und ebenso denkbar ist es, dass, wie von Lance-
raux angegeben wird, in gewissen Nervenbahnen der Neuritis
ähnliche Processe bestehen, welche wieder aus uns unbekannten
Gründen zeitweilig eine Steigerung erfahren, und so den erwähnten
Symptomencomplex auslösen.

Unter der Voraussetzung, dass die erstere Annahme eine zu-
treffende ist, bestände eine gewisse Analogie zwischen der Angina

pectoris, dem Asthma bronchiale und den Erscheinungen,
wie man sie in der Aura epileptica beobachtet.

Zu diesen subjectiven Symptomen gesellen sich manchmal,
aber durchaus nicht immer, andere, die durch Störungen der Herzfunction bedingt sind. Von diesen soll später gesprochen werden.
Hier will ich nur hervorheben, dass die Schwere der Erkrankung durch diese bedingt ist, nicht aber durch die rein
nervösen Erscheinungen.

Man sieht, der Unterschied zwischen dem Asthma cardiacum und der Angina pectoris ist ein sehr grosser. Die Confundirung beider Symptomencomplexe entstand dadurch, dass man
die die Angina pectoris begleitenden Nebenerscheinungen, welche
von einer Störung der Herzfunction herrühren, als Haupterschei-
nungen betrachtete.

Wir wollen uns nun speciell dem Asthma cardiacum zuwenden.

1. Abtheilung: Asthma cardiacum.

Ich knüpfe zunächst an die früheren Auseinandersetzungen an,
dass die spontan auftretende Dyspnoe auf einer Labilität des Herzens beruht, und dass es in Folge dieser Labilität leicht zur Insufficienz des linken Ventrikels kommt.

In den Fällen von Angiosclerose wird, wie ich schon oft
genug betont habe, wegen des herrschenden hohen Drucks zumeist
die secundäre Insufficienz es sein, welche den asthmatischen
Anfall verursacht. Unter den vorgeführten Fällen findet sich in
der That auch einer, wo ich in der Lage war, die Drucksteigerung
im asthmatischen Anfalle zu constatiren.

Wenn auch die secundäre Insufficienz die erste Entstehungsbedingung des asthmatischen Anfalls abgiebt, so darf nicht übersehen werden, dass mit der Fortdauer der Dyspnoe, d. i. bei längerer Dauer des Anfalls, Bedingungen sich entwickeln, welche das
Hinzutreten einer primären Insufficienz zur secundären
oder den Uebergang der secundären in eine primäre veranlassen. Diese Bedingungen sind mit der dyspnoischen Blutbeschaffenheit gegeben, welche sich im Zustande der, man kann
wohl sagen, chronischen Erstickung ausbildet.

Ein deutliches Bild von diesem Vorgang bietet ein Erstickungsversuch, am curarisirten Thiere angestellt. Nimmt man den Versuch in der Weise vor, dass man während desselben nicht bloss die Aenderungen studirt, welche der Arteriendruck erfährt, sondern auch jene, welche der Druck in der Pulmonalarterie darbietet, dann beobachtet man Folgendes: Mit Aussetzen der künstlichen Athmung, d. i. mit Eintritt der Erstickung, steigt der Arteriendruck, aber der Druck in der Pulmonalarterie ändert sich nicht wesentlich. Das bedeutet, das Erstickungsblut habe die vasomotorischen Centren gereizt und den Aortendruck zum Steigen gebracht. Trotzdem hiermit die Spannung der Wand des linken Ventrikels erhöht wurde, ist aber noch keine secundäre Insufficienz desselben eingetreten. Doch dieses Stadium währt nicht lange. Bald hierauf sieht man, während der Arteriendruck sich noch auf gleicher Höhe erhält, den Druck in der Pulmonalarterie steigen. Was ist da vor sich gegangen? Kein Zweifel, eine secundäre Insufficienz des linken Ventrikels ist eingetreten, mit dieser eine Drucksteigerung im linken Vorhofe. Durch diese letztere Drucksteigerung erwuchs dem Einströmen des Blutes in die Lungenarterien ein bisher nicht bestandenes Hinderniss, ein Widerstand. Diesem Widerstande entsprechend musste der Druck in der Pulmonalarterie steigen, das rechte Herz war gezwungen, seinen Inhalt unter grösserer Anstrengung zu entleeren.

Dieses Stadium, das, beiläufig bemerkt, den Forschern bisher entging, dauert aber nicht lange. In dem durch längere angestrengte Arbeit sich erschöpfenden und vermindernden linken Ventrikel kommt es nun zur primären Insufficienz. Als sichtlichen Ausdruck hierfür sieht man im Versuche den Arteriendruck immer mehr und mehr absinken. Trotzdem der Arteriendruck sinkt, weil die Blutmengen, die der linke Ventrikel ins Arteriensystem wirft, kleiner werden, trotzdem hierdurch die Zufuhr zum rechten Ventrikel sich vermindert, steigt der Druck in der Pulmonalarterie noch weiter. Man sieht leicht ein, weshalb dieses geschieht. Mit Eintritt der primären Insufficienz werden die Blutmengen, die der linke Ventrikel seinem Reservoir, dem linken Vorhof, entnimmt, noch geringer, es häufen sich in Folge dessen, trotzdem die Zuflüsse zum rechten Ventrikel spärlicher geworden sind, noch grössere Blutmengen im linken Vorhofe an, die Widerstände gegen das Abströmen des Blutes in die Lungenarterien werden noch grösser.

Betrachtet man ein blossgelegtes Herz während dieser Vorgänge, dann sieht man, wie der rechte Ventrikel immer mehr und mehr sich aufbläht.

Wenn man, während das Herz sich in diesem Zustande befindet, eine Schlinge um die grossen Arterien und Venen führt, dieselbe zuschnürt, das Herz im gefüllten Zustande herausnimmt und nun durch Wägen die Blutmengen, welche beide Herzhöhlen enthalten, mit einander vergleicht, so findet man, dass der rechte Ventrikel 1,5—3 mal mehr Blut enthält als der linke.

Vergleicht man den Inhalt der beiden Herzhöhlen mit einander, zu einer Zeit, wo das Herz normal arbeitete, so findet man, dass der rechte Ventrikel gerade so viel Blut enthält als der linke[1]).

Derartigen Uebergängen von secundärer in primärer Insufficienz wird man wohl zumeist in schweren asthmatischen Anfällen, mit Sicherheit in solchen begegnen, wo der Anfall mit Herztod endigt.

Bei der Beurtheilung dieses Ueberganges kann man wohl, namentlich wenn derselbe ein jäher ist, mit der gewöhnlichen Pulsuntersuchung auskommen. Sicherer aber ist, wie kaum Jemand bestreiten wird, das Urtheil, wenn man den Uebergang mittelst des Sphygmomanometers verfolgt.

Ich möchte nun hier auch den Bedingungen für die Labilität des Herzens noch eine Betrachtung widmen. Dass wir dieselben in Structurveränderungen des Myocards zu suchen haben, steht ausser Zweifel. Unter diesen Veränderungen spielen jedenfalls sclerotische Processe, welche das Lumen der Art. coronaria verengern, eine Rolle. Dass der Verschluss der Art. coronaria einen Eingriff bedeutet, der das Herz nicht nur schädigt, sondern sogar tödtet, ist durch vielfache Versuche, die durch Panum inaugurirt wurden, bekannt. In der folgenden Darstellung beziehe ich mich aber nur auf Erfahrungen, die ich selbst bei zum Theile publicirten, zum Theile nicht publicirten Versuchen, welche in meinem Laboratorium, also unter meinen Augen angestellt wurden, machen konnte. Unterbindet man den Stamm der Coronaria, die den linken

---

[1]) Derartige Versuche hat Buday in meinem Laboratorium vor Jahren angestellt.

Ventrikel versorgt, so sieht man bald die Pulse unregelmässig werden. Mit dieser arhythmischen Herzaction geht ein Sinken des arteriellen Druckes und ein Steigen des Druckes im linken Vorhof einher, es entwickelt sich, wie direct nachzuweisen ist, Lungenschwellung und Lungenstarrheit, allmälig tritt auch Herztod ein.

Mit anderen Worten: Durch Verschluss der Art. coron. erzeugt man eine primäre Insufficienz des linken Ventrikels, die unfehlbar mit Herztod endigt.

Wenn man nicht den Stamm, sondern nur grössere Aeste der Art. coron. unterbindet, dann kommt es wohl auch zur Insufficienz des linken Ventrikels und zur Arhythmie, aber nicht immer zum Herztode.

In diesen Versuchen liegt nicht blos die Grundlage für die Vorstellung über Herzvorgänge, deren Entstehung auf vollkommenen oder nur theilweisen Verschluss der Art. coron. zurückzuführen ist, sondern auch die Grundlage für die Beurtheilung der klinischen Beobachtung. Diese wird vor Allem ihre Aufmerksamkeit, dem Verhalten des Pulsrhythmus und des Blutdrucks zuzuwenden haben. Nur wenn unter starkem Sinken des Blutdrucks der Puls arhythmisch wird, kann man Occlusionen der Art. coronaria diagnosticiren.

Es ist wohl kaum daran zu zweifeln, dass namentlich in schweren Fällen von Asthma cardiacum die Occlusion der Art. coronaria eine Rolle spielt.

Auch die schweren Erscheinungen, unter denen manchmal die Angina pectoris zum Tode führt, sind gewiss manchmal auf Occlusion der Coronarien zurückzuführen. Hierauf komme ich noch später zurück.

Wir wollen uns nun der Frage von Lungenödem zuwenden. Dass dieses nicht selten das Asthma cardiacum begleitet, steht ausser Zweifel. Genug Belege hierfür finden sich übrigens in den vorgeführten Krankengeschichten.

Es kann wohl keinem Zweifel unterliegen, dass das Lungenödem, d. i. die Transsudation in die Lungenalveolen, zum allergrössten Theile durch die Stauung des Blutes in den Lungengefässen bedingt ist. Diese Stauung bedingt zunächst die Lungenschwellung und Lungenstarrheit und die Transsudation bedeutet nur einen weiteren Folgezustand der

Stauung. Lungenschwellung und Lungenstarrheit sind demgemäss die Vorstadien der Transsudation, d. i. des Lungenödems. Nicht bei jedem asthmatischen Anfalle desselben Individuums kommt es zum Lungenödem, und nicht bei allen Individuen ist die Disposition zur Entwickelung des Lungenödems vorhanden.

Wenn bei einem und demselben Individuum asthmatische Anfälle auftreten, von denen der eine mit Lungenödem einhergeht und der andere nicht, so bedeutet das jedenfalls, dass im letzteren Falle die Stauung weniger ausgesprochen war als im ersteren. Mit anderen Worten, das Auftreten des Lungenödems charakterisirt selbstverständlich den schwereren Anfall. Der Unterschied in der mehr weniger ausgesprochenen Disposition verschiedener Individuen zum Lungenödem muss aber in anderen Bedingungen, wie veränderte Gefässbeschaffenheit, welche eine grössere Durchlässigkeit der Gefässe zur Folge hat, oder veränderte Blutbeschaffenheit, d. i. jene, die sich dem hydrämischen Blute nähert, gesucht werden.

Dass das Vorstadium des Lungenödems, d. i. die Lungenschwellung und Lungenstarrheit, ein Athmungshinderniss bedeutet, steht ausser Zweifel. Es fragt sich nun, welche Rolle spielt die Transsudation als Athmungshinderniss.

Diese Frage muss deshalb aufgeworfen werden, weil die ältere und bisher noch sehr verbreitete Ansicht, die keine Kenntniss von der Lungenschwellung und Lungenstarrheit hatte, dahin ging, dass die Transsudation als solche ein wesentliches Athmungshinderniss bedeute. Man hat in Folge dessen die Anfüllung der Lunge mit Flüssigkeit beim Lungenödem in eine Reihe gestellt mit jener Anfüllung, die durch Aspiration von Flüssigkeit beim Ertrinken stattfindet. Auf diese Ansicht stützte sich auch das therapeutische Vorgehen, das darin bestand, die Expectoration durch Expectorantien und Brechmittel zu befördern.

Diese Ansicht hält aber der experimentellen Prüfung nicht Stand. Man kann, wie dies Grossmann in meinem Laboratorium gethan hat, beträchtliche Flüssigkeitsmengen in die Lunge einführen. Die Athmungsfähigkeit, d. i. die Dehnbarkeit der Lunge und ihre Aufnahmsfähigkeit für Luft wird, so lange das Herz gesund ist, nicht wesentlich beeinflusst. Das Gleiche lehren übrigens die Fälle von Capillarbronchitis und Bronchorrhoe, die unter verhältnissmässig geringen Athembeschwerden verlaufen.

Die Transsudation bedeutet also wohl einen Zuwachs des Athmungshindernisses, das hauptsächliche Athmungshingerniss liegt aber in der Lungenschwellung und Lungenstarrheit, von der das Lungenödem seinen Ausgang nimmt.

Ich komme auf diesen Punkt übrigens nochmals gelegentlich der Therapie des asthmatischen Anfalls nochmals zurück.

Ich möchte hier nur noch einmal in Erinnerung bringen, dass das Asthma cardiale verhältnissmässig am häufigsten bei der manifesten Angiosclerose erscheint. Wenn hier mit dem asthmatischen Anfall öfter Lungenödem einhergeht, so ist dies zum grössten Theile gewiss darauf zu beziehen, dass das Myocard hier wesentlicher alterirt erscheint und die Stauung in den Lungengefässen einen hohen Grad erreicht. Man muss aber auch den häufigeren Zusammenhang des Lungenödems mit dem Asthma in Zusammenhang mit der Albuminurie bringen, weil ja diese es ist, welche leicht zur Hydraemie führt.

Es soll nun die Frage zur Discussion gebracht werden, ob das Asthma cardiale sich im Verlaufe der Angiosclerose eher unter steigendem als unter sinkendem Blutdruck entwickelt.

Das soll wieder nur auf Grund von Beobachtungen geschehen.

Ich muss aber gleich bemerken, dass das mir nach dieser Richtung vorliegende Material nur ein spärliches ist. Ich verfüge nur über 3 Fälle, die ich hier mittheile. Früher wurden übrigens schon mehrere analoge Fälle mitgetheilt, auf die ich nicht Bezug nehme.

325. Mann, 44 J. Klagt über Anfälle von Asthma, die Nachts auftreten mit Rasseln auf der Brust und blutigen Sputis. Auch Kurzathmigkeit beim Gehen. Im Harn Albumen.

Nach leichter Trinkkur mit Milchdiät Besserung.

1/8 185, 4/8 170, 17/8 150, 4/9 156.

Ein Jahr später, 45 J. Befinden viel besser. Asthmatische Anfälle selten, schwach, ohne blutige Expectoration. 2. Aortenton verlängert. — Deutlicher Capillarpuls.

Bei gleicher Behandlung gut, kein Anfall.

28/7 180, 4/8 165, 11/8 140, 18/8 158, 22/8 150.

326. Mann, 49 J., fettleibig. 107 Kilo. Hatte wiederholt Anfälle von Asthma. Jetzt starke Kurzathmigkeit. Im Harn Albumen.

Trinkkur unterstützt durch Purgantien. Besserung, Athem freier.

26/5 205, 12/6 200, 23/6 200.

Ein Jahr später, 50 J. Status idem.

Nach leichter Trinkkur Besserung.

5/6 190, 24/6 220, 25/6 185.

Nach Monaten im Winter in einem Anfall von Asthma gestorben.

327. Mann, 49 J. Starke Fettleibigkeit, 106 Kilo. Kurzathmigkeit beim Gehen. Nachts Anfälle von Asthma. Starker Esser und Trinker. Im Har Albumen. 22. Juni 0,07 pCt., 18, Juli 0,02 pCt. 28. Juni Alles viel besser.

Leichte Trinkkur. Besserung.

Frühere Diagnose (Cor adiposum, Adipositas universalis).

20/6 220, 28/6 190, 7/7 170, 12/7 160, 15/7 195, 17/7 180.

Ein Jahr später, 50 J. Gewicht 117 Kilo. Dyspnoe stärker. Durch einfache Behandlung wird Athem wieder leichter.

Nachweisbar Galopprhythmus.

16/6 185, 24/6 190, 30/6 160.

Ein Jahr später, 51 J. Pat. ist in sehr schlechtem Zustande. Hochgradige Dyspnoe. Kann gar nicht gehen.

Es wird keine Cur verordnet, nur Digitalis, darauf vorübergehend Erleichterung. Jede Nacht kommt es zu heftigen asthmatischen Anfällen, die durch Morphium beseitigt werden. Pat. reist in seine Heimath — Reise dauert nur $1/_2$ Tag —. Dort erfolgt Exitus in einem Anfalle von Asthma nach 2 Tagen.

Blutdruckmessung wurde nur 1 Mal notirt 200 mm Hg.

Im Falle 325 sehen wir Anfälle von Asthma unter dem mittleren Blutdruck von 165 auftreten und ein Jahr später unter einem mittleren Blutdruck von 148 schwächer und seltener und schwächer werden. Die stärkeren Anfälle gingen, wie man aus den blutigen Sputis und den Rasselgeräuschen, die für die Patienten selbst vernehmbar waren, schliessen darf mit Lungenödem einher, die schwächeren nicht. Hier war also entschieden das Lungenödem durch die stärkere Stauung allein bedingt.

Besonders beachtenswerth ist, dass in diesen Fällen im zweiten Jahre deutliche Anzeichen einer Aorteninsufficienz zu constatiren waren. Der Herzfehler hat also in diesem Falle günstig gewirkt. Durch ihn ist, wie anzunehmen ist, der Blutdruck erniedrigt und sind Bedingungen geschaffen worden, die das Entstehen einer stärkeren Stauung im linken Vorhof hintan hielten. Ueber die Ursachen, welche in einem solchen Falle den Blutdruck erniedrigen, ist schon gesprochen worden, und brauche ich mich hierauf nur zu beziehen. In der verminderten Stauung im linken Vorhof braucht man aber auch nicht Räthselhaftes und Wider-

spruchvolles erblicken, wenn man mit der Vorstellung vertraut ist,
dass nicht selten im Thierexperimente nach Erzeugung einer Aorteninsufficienz der Druck im linken Vorhof sinkt. Dies kann eintreten, wenn der linke Ventrikel eine erhebliche diastolische Accommodationsfähigkeit besitzt, und in Folge dessen während der
Diastole jene Blutmengen leicht aufnimmt, die ihm vom linken
Vorhofe her und von Seite der Arterien zuströmen. Selbstverständlich muss auch die systolische Accommodationsfähigkeit eines solchen
Herzens erhalten sein. Unter dieser Voraussetzung würde erklärlich sein, weshalb das Herz trotz Hinzutritt der Aorteninsufficienz
nicht neue Bedingungen für die Stauung im linken Vorhof schafft.
Den wesentlichsten Grund für die Besserung, d. i. die Hintanhaltung
der Stauung, haben wir im erniedrigten arteriellen Blutdrucke zu
suchen, mit dem die Zuflüsse zum rechten Herzen geringer werden.
Wegen dieses verminderten Zuflusses muss der Druck in der Pulmonalarterie ebenso sinken, wie in der Aorta, und es kann in
Folge dessen nicht so leicht zu einer Ueberfüllung der Lungengefässe kommen. In solchen Fällen müsste man, was ich zu thun
unterlassen habe, der Accentuirung der Pulmonaltöne eine besondere Beachtung schenken.

Im Falle 320 erscheint das Asthma unter einem mittleren
Blutdrucke von 200. Ein Jahr hierauf hat sich der Blutdruck nicht
geändert, er beträgt noch noch immer im Mittel 198. Auch der Zustand hat sich nicht wesentlich geändert, wie wohl es gelang, durch
die Behandlung eine Besserung zu erzielen. Diese war aber nur
eine vorübergehende, denn 2 Monate hierauf starb Patient, wie mir
mitgetheilt wurde, in einem asthmatischen Anfall. Soweit aus den
Angaben des Patienten hervorging, entwickelte sich in den Anfällen, die er sichilderte, kein Lungenödem. Das betone ich deshalb, weil hier Albuminurie bestand, also, die Stauung abgerechnet,
Bedingungen bestanden, die als solche die Transsudation veranlassen konnten. Im Asthma, an dem der Patient zu Grunde
ging, muss es wohl zur Ausbildung eines Lungenödems gekommen sein.

Im Falle 327 entwickelt sich schweres Asthma, das schliesslich zum Tode führte, unter Blutdrucksteigerung, d. i. unter fortschreitender Angiosclerose und hiermit einhergehenden Cardioscle-

rosis des Herzens. In diesem Falle waren wohl die Coronararterien zumeist afficirt.

2. Abtheilung: Angina pectoris.

Ehe ich die früheren allgemeinen Auseinandersetzungen, in welchen einestheils der Unterschied zwischen dem Asthma cardiacum und der Angina pectoris beleuchtet, anderentheils betont wurde, dass der anginöse Process im Wesentlichen nervösen Ursprungs sei, vervollständige, soll noch ein weiteres Material vorgeführt werden, auf Grund dessen folgende Fragen beantwortet werden sollen:

1. Unter welchen Aenderungen des Blutdrucks tritt die Angina pectoris auf.

2. Unter welchen Aenderungen des Blutdrucks schwinden die Anfälle von Angina pectoris.

Für die Beantwortung dieser beiden Fragen ist wieder nur ein Material verwerthbar, bei dem die Beobachtungszeit sich auf mehrere Jahre erstreckt.

Es soll zunächst jenes vorgeführt werden, das der Beantwortung der ersten Frage dient.

Ich verfüge hier über 5 Fälle.

328. Weib, 54 J. Seit zwei Jahren keine Menstruation. Klagt über Kurzathmigkeit bei geringster Körperbewegung, dabei Herzklopfen, das als eine Art von Unruhe des Herzens gefühlt wird. Ausserdem Schwindel, Congestion. Im Harn 0,01 pCt. Albumen und hyaline Cylinder.

Combinirte Milch-Trinkkur.

Vom 17. Juli ab Athem frei. Endbefinden gut.

4/7 210, 9/7 210, 17/7 185.

Ein Jahr später, 55 J. Im Winter gut. Athem besser. Klagt jetzt über Anfälle von Herzschmerz mit Prickeln in den Armen. Ausserdem rheumatische Schmerzen.

Gleiche Behandlung und ausserdem Moorbäder. Endbefinden gut.

10/7 160, 14/7 180, 15/7 152, 23/7 170, 30/7 160, 6/8 142.

329. Mann, 43 J. Fettleibigkeit. Klagt über Athembeschwerden und Husten. Starke Bronchitis.

Ueber linkem Fuss leichtes Oedem. Im Harn Albumen.

Unter leichter Trinkkur Abnahme des Körpergewichts. Husten besser, Athem freier.

28/6 210, 20/7 190.

Zwei Jahre später, 45 J. Status wie vor zwei Jahren. Nur wird angegeben, dass im Frühjahre Füsse stärker geschwollen waren. Anfangsgewicht 115 Kilo. Im Harn Albumen. Gewichtsabnahme $7^1/_2$ Kilo. Athem freier. Gleiche Behandlung.

1/7 185, 3/7 140, 25/7 140.

Zwei Jahre später, 47 J. Athembeschwerden stärker. Neue Erscheinung: Anfälle von Stenocardie ohne Ausstrahlungserscheinungen. Albumen im Harn. Puls arhythmisch, deutliche Bigeminie.

Medication die alte, nur wegen Pulsarhythmie Belladonna. Puls wird regelmässig nach Gewichtsverlust von 6 Kilo. Athem frei.

25/6 150, 7/7 140, 11/7 142, 18/7 140, 21/7 155, 22/7 145, 25/7 160.

330. Mann, 58 J. Fettleibigkeit mässig. Gefühl von Druck im Kopfe. Im Harn Spur Albumen. Keine Beschwerden.

Leichte Trinkkur, leichte Kaltwasserkur. Befinden gut.

Eine Messung 200.

Zwei Jahre spater, 60 J. Patient ist stark abgemagert. Fühlt sich schwach, namentlich in Füssen.

Seit 1. October hat er folgende Anfälle: Schmerzhaftes Krampfgefühl, von der linken unteren Extremität ausgehend, zum Herzen ziehend. Anfälle kommen grossentheils Nachts, dauern circa 10 Minuten. Im Harn Spur von Albumen. Starke Athemnoth beim Gehen. Galopprhythmus.

22. Mai. Fühlt sich schlechter, ist Tags vorher trotz Verbots viel gegangen. Jodnatrium. Auf Drängen des Patienten wird Marienquellbad gestattet. Dauernde leichte Trinkkur.

1. Juni. Galopprhythmus geschwunden. Keine Besserung. Nur Anfälle bleiben aus. Athemnoth und Schwäche bestehen fort.

18/5 200, 22/5 $\frac{220}{35}$, 26/5 $\frac{190}{28}$, 1/6 200, 12/6 180.

331. Weib, 53 J. Klagt über Kurzathmigkeit beim Gehen. Oedem über Leber. Knieschmerzen.

Leichte Trinkkur, Moorbäder, Jodnatrium. Athem viel besser. Gute Endwirkung.

12/6 180, 20/6 190, 24/6 182, 27/6 178, 2/7 175, 6/7 178, 10/7 170.

Ein Jahr später, 54 J. Im Winter besser. Klagt jetzt zeitweilig über Druckgefühl in Herzgegend.

Behandlung die gleiche, nur wegen des Druckgefühls Zusatz von Natr. nitros. zu Jod. Befinden gut.

6/6 180, 9/6 170, 12/6 165, 16/6 162, 20/6 160, 29/6 185, 6/7 160.

Ein Jahr später, 55 J. Unmittelbar nach Behandlung gut. Später wieder Präcordialdruck und Herzklopfen.

Gleiche Behandlung, nur Jod mit Natr. nitrosum. Jodwirkung ecclatant. Leichte Trinkkur.

12/6 210, 18/6 180, 22/6 215, 27/6 165, 2/7 140, 6/7 175, 11/7 160.

Zwei Jahre später, 57 J. Herzbeschwerden leichter.
Gleiche Behandlung. Jod mit Natr. nitrosum gut vertragen.
18/6 170, 20/6 180, 26/6 160, 2/7 160, 10/7 170, 14/7 175.

332. Mann, 55 J. Patient ist stark nervös. Klagt über Schlaflosigkeit, Kurzathmigkeit beim Gehen und Steigen. Stuhlverstopfung, Hämorrhoiden.
Nach leichter Trinkkur und Marienquellbädern entschiedene Besserung.
27/6 162, 1/7 168, 18/7 160, 25/7 150.

Ein Jahr später, 56 J. Klagt über schmerzhafte Beschwerden der Herzgegend, die in den linken Arm ausstrahlen. Hatte im vorigen Winter folgenden Anfall: Congestionen mit Gefühl von Einschlafen des linken Arms. Anfälle datiren von einer Influenza.
Nach leichter Trinkkur gut, keine Anfälle.
12/7 180, 16/7 175, 21.7 175, 25/7 170, 3/8 160, 10/8 170.

Im Falle 328 entsteht die Angina pectoris unter sinkendem Blutdrucke. Im Jahre vorher constatirte ich einen Blutdruck von 201. Ein Jahr später, zugleich mit dem Bestehen der Angina pectoris, einen Mitteldruck von 160. Hier hatte sich das Allgemeinbefinden unter sinkendem Drucke trotz des Auftretens der Angina pectoris verbessert. Die Angina pectoris bedeutet also nur den Hinzutritt eines belästigenden, aber nicht beängstigenden subjectiven Symptoms.

Im Falle 329 tritt eine abortive Angina pectoris ohne wesentliche Druckveränderung ein, es fällt aber in das Stadium der sich continuirlich verschlechternden Herzarbeit. Es ist in Folge dessen prognostisch ernster aufzufassen.

Im Falle 330 sehen wir zwei Jahre nach der ersten Beobachtung, bei welcher ein Druck von 200 constatirt wurde, unter bedeutender Verschlechterung des Allgemeinbefindens, erhöhter Kurzathmigkeit, rapiden Verfall, Anfälle von Angina pectoris auftreten und zwar bei gleichem Druck wie vor zwei Jahren, wo keine Anfälle bestanden. Die Anfälle selbst wichen unter Jodbehandlung. Im Uebrigen aber besserte sich das Befinden nicht. Die prognostische Ansicht, der ich mich bei diesem Patienten hingebe, lautet sehr ungünstig mit Bezug auf das Fortschreiten des angiosclerotischen Processes und des consecutiven Herzprocesses. Ich meine aber nicht, dass der Exitus durch Angina pectoris veranlasst werden wird. Von dieser Vorstellung ausgehend sehe ich wieder in der Angina pectoris eine dem Patienten lästige, weil subjective Beschwerden hervorrufende Erscheinung, aber keine das Leben bedrohende. Wie jede prognostische Meinung ist selbstverständlich auch diese keine unfehlbare.

Im Falle 331 tritt eine Abortivform von Angina pectoris ebenfalls unter gleichbleibendem Blutdrucke auf. Auch diese weicht der Jodbehandlung, die besonders günstig wirkt.

Als allgemeines Resultat ergiebt sich aus diesen Fällen, dass das Auftreten der Angina pectoris einestheils unabhängig ist vom angiosclerotischen Processe, andererseits nicht als solche eine Verschlechterung der Herzarbeit bedeutet. Hiermit will ich nicht sagen, dass die Angina pectoris eine ganz harmlose Erscheinung bedeutet, die mit dem Herzen gar nichts zu thun hat. Wir müssen vielmehr immer in ihr eine Bedingung erblicken, die unter Umständen das Herz schädlich beeinflussen kann. In welcher Weise, das soll später erörtert werden.

Ich führe nun jene Fälle vor, durch welche die Frage beantwortet werden soll, unter welchen Aenderungen des Blutdrucks die Anfälle von Angina pectoris verschwinden.

333. Mann, 53 J. Hatte früher durch mehre Jahre folgende Anfälle: Brustbeklemmung mit Angstgefühl, Herzklopfen, Lähmungsgefühl im linken Arm. Die Anfälle sind nach einer Kneippkur (Begiessung) verschwunden. Klagt jetzt über Stuhlverstopfung. Ischialgie, Nervosität.

Nach leichter Trinkkur und Moorbädern gut.

Eine Messung 178.

Zwei Jahre später, 55 J. Klagt noch über Nervosität — Congestionen. Gefühl von Schwere im Rücken und Waden. Hat kurz vorher Jod genommen.

Leichte Trinkkur.

Nach 14 Tagen nimmt Pat. auf eigene Faust Jod wegen Congestionen. Hierauf Magenbeschwerden und gesteigerte Nervosität. Nach Aussetzen von Jod Besserung.

17/6 158, 9/7 155.

334. Weib, 47 J. Beim Einschlafen bekommt Pat. folgende Anfälle: Beklemmungsgefühl in der Herzgegend, Pulsationsgefühl am Halse. Im linken Arm Gefühl, wie wenn er mit heissem Wasser begossen würde. Nachher Gefühl von Einschlafen des Arms. Im Anfall Athembeschwerden in Form von Gefühl des Zusammenschnürens im Halse. Die Anfälle kommen auch bei Tag. Pulsintermissionen.

Leichte Trinkkur und Jodnatrium.

Am 6. Aug. tritt die Menstruation ein — sehr hoher Blutdruck. Vom 13. Juli ab Befinden fortdauernd gut, keine Anfälle.

11/7 220, 13/7 180, 19/7 185, 20/7 188, 3/8 200, 7/8 190.

Ein Jahr später, 48 J. Im Winter viel besser, keine Anfälle. Die erste Messung zu Beginn der Menstruation.

Gleiche Behandlung. Jodnatrium. Befinden gut.

11/6 205, 17/6 210, 22/6 185, 17/7 190.

335. Mann, 42 J. Vor 3 Monaten erster Anfall von Angina pectoris auf der Strasse: Sternalschmerz mit Beklemmungsgefühl, Athemnoth, Ausstrahlung in den linken Arm. Seither kein Anfall.

Raucht viel und isst gut. Fettleibigkeit. Gewicht 95 Kilo. Athem frei. Stuhlverstopfung.

Nach leichter Trinkkur unterstützt durch Purgantien und Abnahme von 4 Kilo Befinden gut. Keine Anfälle.

24/7 170, 29/7 152, 6/8 158, 13/8 165, 16/8 158.

Zwei Jahre später, 44 J. Anfälle sind ausgeblieben — nur Fettleibigkeit. Neigung zu Verstopfungen. Athem frei.

Nach gleicher Behandlung Befinden gut.

15/7 160, 7/7 145.

Zwei Jahre später, 46 J. Keine Anfälle, raucht weniger, sonst Status idem. Gewicht 82 Kilo.

29/7 210, 15/8 160.

336. Weib, 46 J. War zu wiederholten Malen in Marienbad wegen Fettleibigkeit und Hysterie. Jetzt Anzeichen von eintretendem Climacterium. Seit 7 Monaten keine Menstruation.

Klagt über Anfälle von Sternalschmerz, ausstrahlend in beide Arme und Füsse. Beim Steigen Kurzathmigkeit; Fettleibigkeit. Im Harn Albumen. Oedem über Tibia.

26. Juli erscheint Menstruation — Hierauf wesentliche Erleichterung.

Nach leichter Trinkkur und Moorbäder gut. Keine Anfälle.

14/6 185, 2/7 160, 8/7 167, 26/7 165, 7/8 155, 16/8 145.

Zwei Jahre später, 48 J. Seit 1. Behandlung besser, Anfälle selten, aber schwer. Im letzten Winter wieder schlecht. Hepatische Krämpfe, die schon seit Jahren verschwunden waren, treten wieder auf. Kurzathmigkeit stärker. Die Anfälle von Angina pectoris sind weit besser. Im Harn kein Albumen. Fettleibigkeit besteht fort.

Gleiche Behandlung wie früher. Besserung.

5/7 160, 9/7 162, 17/7 170, 8/8 160.

Sieben Jahre später, 53 J., fettleibig. Klagt nur über Schwäche. Athem besser. Keine Anfälle.

Nach gleicher Behandlung gut.

Eine Messung 165.

337. Weib, 45 J. War mehrere Mal in Marienbad wegen Fettleibigkeit. Klagt jetzt über Kurzathmigkeit. Anfälle von Sternalschmerzen, die manchmal gegen den linken Arm ausstrahlen. Oedem über der Tibia. — Im Harn Spur Albumen.

Nach leichter Trinkkur und Marienquellbädern Besserung.
Oedem schwindet. Athem freier.
24/6 185, 2/7 166, 3/7 167, 22/7 165, 7/8 155, 16/8 148.

Zwei Jahre später, 47 J. In der Zwischenzeit Befinden viel besser. Anfälle geringer. Erst in letzter Zeit wieder Anfälle von Herzschmerzen mit Singultus hystericus. Kurzathmigkeit. Albumen im Harn verschwunden.
Gleiche Behandlung. Besserung.
5/7 160, 9/7 162, 17/7 176, 8/8 160.

Auch von diesen Fällen verfüge ich über fünf. In dem ersten derselben (333) war ich nicht in der Lage, den Blutdruck zu der Zeit zu messen, als der Patient an einer abortiven Angina pectoris laborirte, erst einige Monate später. Da fand ich bei einer einmaligen Messung einen Blutdruck von 178. Zwei Jahre später war der Blutdruck bis auf das Mittel 166 gesunken. Es ist anzunehmen, dass hier beim Auftreten des Anfalls ein höherer Blutdruck bestand. Die Anfälle sind, wie Pat. angiebt, nach einer Kneipp-Cur verschwunden, das spricht jedenfalls dafür, dass sie sehr leichter Natur waren.

Im Falle 334 bestand zweifellos Angina pectoris vasomotoria, aber nicht mit Gefässspasmus, sondern umgekehrt mit Gefässdilatation einhergehend. Auch bestand hierbei eine Art von Globus hystericus. Trotzdem nach diesem letzteren Symptom an hysterische Provenienz gedacht werden musste, verordnete ich durch den maximalen Blutdruck von 193 im Mittel geleitet, Jodnatrium mit günstigem Erfolg.

Die Anfälle kehrten nach einem Jahre nicht zurück, trotzdem der Blutdruck gleich hoch blieb, d. i. 197 im Mittel betrug. Beiläufig bemerkt, liess ich auch trotz des Ausfalls der Anfälle Jod fortgebrauchen.

Im Falle 335 constatirte ich zur Zeit einer ausgesprochenen Angina pectoris einen mittleren Blutdruck von 160. Nicotinabusus war gewiss eine der veranlassenden Ursachen. Zwei Jahre darauf sah ich den Patienten wieder in wesentlich gebessertem Zustande. Der Blutdruck war niedriger, er betrug 152 im Mittel. Die Anfälle waren ausgeblieben. Möglicher Weise deshalb, weil Patient nur wenig rauchte. Auch zwei Jahre später war Patient noch immer anfallsfrei, trotzdem die Angiosclerose Fortschritte gemacht hatte. Der mittlere Blutdruck betrug 185. Gleichwohl

hatte sich der Herzzustand nicht verschlimmert. Die Accommodationsfähigkeit des Herzens an die hohe intracardiale Spannung
blieb erhalten.

Fall 336 betrifft eine Patientin, die sich im Climax befand.
Es besteht manifeste Angiosclerose und kurz vorher litt sie
an ausgesprochener Angina pectoris. Bei der Beobachtung wurde
ein mittlerer Blutdruck von 162 constatirt. Die Anfälle blieben,
wie constatirt werden konnte, neun Jahre aus, ohne dass der Blutdruck eine wesentliche Aenderung erfuhr. Nach zwei Jahren fand
ich einen mittleren Blutdruck von 163. Nach neun Jahren einen
Druck von 165. Die Herzthätigkeit war im Laufe der Zeit besser
geworden.

Im Falle 337 bestand zur Zeit des Auftretens von Angina
pectoris ein mittlerer Blutdruck von 164.

Zwei Jahre später hatte sich der Blutdruck nicht geändert,
er betrug noch immer 163. Die Herzthätigkeit war aber besser
geworden und was noch wichtiger erscheint, die Albuminurie war
geschwunden.

Fassen wir das eben Mitgetheilte zusammen, so zeigt sich
wieder die Unabhängigkeit des Symptomencomplexes der Angina
pectoris vom angiosclerotischen Process, denn wir sehen die Anfälle sowohl bei Gleichbleiben des Druckes als bei Erniedrigung
desselben schwinden.

Der sicherste Beweis für die Unabhängigkeit der Angina
pectoris vom angiosclerotischen Process liegt in der aus der Erfahrung abgeleiteten Thatsache, dass man genug Fälle von Angina
pectoris findet, die nicht unter hohem Blutdrucke, sondern vielmehr
unter normalem und niedrigem Blutdrucke verlaufen.

Es scheint mir aus verschiedenen Gründen von Wichtigkeit,
auch das hierher gehörige Material mitzutheilen.

Einmal deshalb, weil es den Satz von der Unabhängigkeit
der Angina pectoris vom angiosclerotischen Processe beleuchtet,
dann deshalb, damit man, von dem Studium dieses Buches beeinflusst durch die zahlreichen Fälle vom hohen Druck, die ich vorführe, nicht etwa zu der Meinung gelange, dass die Angiosclerose
ungemein häufig sei.

Die mitgetheilten Fälle von Angiosclerosis, d. i. vom hohen
Blutdrucke, entsprechen kaum 1 pCt. meiner seit zwanzig Jahren

gesammelten Erfahrungen. In allen übrigen Fällen fand ich normale und niedrige Drucke.

Ein weiterer Grund, weshalb ich die Fälle mitthcile, besteht
darin, dass ich deren für die folgende Discussion der Theorie der
Angina pectoris nicht entbehren kann.

Fälle von Angina pectoris bei normalem und niedrigem Blutdruck.

338. Mann, 61 J. Klagt seit einem Jahre über Anfälle von Beklemmung
beim Gehen. Im vorigen Jahre wurde Patient von mir untersucht und am
Herzen nichts Abnormes gefunden.

Diesmal finde ich ein deutlich systolisches Geräusch über der Aorta.

Im Laufe der sehr leichten Trinkkur, die voriges Jahr von günstigem
Erfolge begleitet war, verschlechterten sich die Anfälle, die namentlich nach
dem Essen auftraten. Kurzathmigkeit nimmt zu.

In den Anfällen, die früher rein abortiv waren, kommt es zu Ausstrahlungserscheinungen. Empfindlichkeit zu beiden Seiten des Unterkiefers, die
sich zu Schmerz steigert und zur Schläfe ausstrahlt. Es wird Nitroglycerin
gereicht; wirkungslos.

Am 28. Juni bekommt Patient unmittelbar nach Tisch einen sehr heftigen typischen Anfall: Sternalschmerz, in den linken Arm ausstrahlend; starke
Athemnoth. Im linken Arm bis in die Fingerspitzen Gefühl von Taubheit.

Ich sah den Patienten $1/2$ Stunde im Verklingen des Anfalls. Blutdruck
200. Einige Minuten später 188.

Am selben Morgen hatte ich seinen Druck gemessen, er betrug 142.

Ordination: Morphium und Natr. jodat. Besserung.

22/6 140, 28/6 142, 28/6 200—188 (nach Anfall), 29/6 170, 6/7 135,
8/7 125, 10/7 145, 12/7 120.

339. Weib, 50 J. Klagt über eigenthümliche Anfälle: Beginn derselben
mit Kältegefühl in den Händen, hierauf starkes Angstgefühl, Herzklopfen, Herzaction sehr erregt, stark. Athem bleibt aus. Apnoe. Anfall dauert $3/4$ Stunden.

Bei der Aufnahme entsteht ein Anfall. Blutdruck 155.

Unter leichter Trinkkur und Tinct. nuc. vomic. mit Tinct. valerian.
Befinden wesentlich besser.

7/7 155 (Anfall), 8/7 130, 9/7 120, 10/7 115, 54/7 120, 17/7 120,
24/7 120, 31/7 135, 8/8 125.

340. Weib, 50 J. Patientin schildert folgende Anfälle: Unter dem Gefühl von Kaltwerden der Hände tritt Beängstigung auf, die sich bis zur Todes-
angst steigert. Hierbei bleibt der Athem aus, und es tritt starkes Herzklopfen ein. Der Anfall dauert bis $3/4$ Stunden.

Während dieser Schilderung bekommt Patientin einen leichten Anfall.
Die sofort vorgenommene Messung ergibt 155 mm Hg. Das war Nachmittags,
am Morgen hierauf kommt Patientin wieder. Der Druck beträgt 130 mm Hg.

Ausserdem klagt Patientin über Herzklopfen. Leichte Stuhlverstopfung, die mit Diarrhoe abwechselt.

Sehr leichte Trinkkur. Vom 10. Juli ab wird wegen sinkenden Blutdrucks Tinct. nuc. vomic. mit Tinct. valerian. verabreicht. Die Anfälle von Herzklopfen bleiben aus. Schlussbefinden gut.

2/7 155 (Anfall), 3/7 130, 8/7 130, 9/7 120, 10/7 115, 17/7 120,. 31/7 135 (Herzklopfen), 6/8 125, 10/8 130.

341. 43 J. Hat im vorigen Jahre in Ischl eine Lungenerkrankung durchgemacht, unter Fieber und starken Anfällen von Athemnoth. Seither häufig Anfälle von Beklemmung, Angstgefühl, Brennen in der Herzgegend. Angstschweiss auf Stirn. Gefühl, als ob das Herz schwächer schlüge. Herzdämpfung verbreitert nach links und rechts. Kein Spitzenstoss. Puls arhythmisch. Intermissionen.

Behandlung leichte Trinkkur; im Anfang ausserdem Tinct. nuc. vomic. mit Belladonna. Dann Natrium nitrosum, hierauf wesentliche Besserung.

25/5 130, 28/5 140 (Messung $\frac{1}{2}$ Stunde nach Anfall, Abends), 5/6 120; nimmt seit zwei Tagen Natrium nitrosum.

14/6 135, 21/6 110.

342. Weib, 50 J. Klagt über Anfälle von schmerzhaftem Druckgefühl in beiden Epigastrien, das hierauf zum Thorax in Herzgegend zieht. Es erfolgt hierbei Herzklopfen und Herzschmerz, der in beide Hände ausstrahlt.

Die Anfälle kommen 3—4mal wöchentlich und dauern $\frac{1}{2}$—$\frac{3}{4}$ Stunden. Nach dem Anfalle Mattigkeit. Herzbefund negativ. Fettleibigkeit.

Patientin bekommt unmittelbar nach der Untersuchung einen leichten Anfall. Der Blutdruck sinkt von 155 auf 145. Vier Tage später wird in einem Anfall ein hoher Druck von 170 constatirt. Hierbei Herzklopfen. Pulsintermissionen. Vom 25. Juni an Besserung fortschreitend.

Keine medicamentöse Behandlung. Nur leichte Trinkkur. Gewichtsabnahme von 4 Kilo. Anfangsgewicht $86\frac{1}{2}$ Kilo.

18/6 155—145 (Anfall), 22/6 170 (Anfall), 23/6 145, 25/6 142, 27/6 122, 29/6 122, 4/7 115, 5/7 125, 7/7 140, 12/7 145.

343. Mann, 54 J. Hatte vor sieben Jahren zum ersten Male folgenden Anfall: Brustbeklemmung, Sternalschmerz, ausstrahlend in die linke Hand. Im Anfall Athemnoth, kein Herzklopfen. Anfälle kommen grösstentheils im Gehen, auch während Bettruhe. Anfälle wiederholen sich seit dieser Zeit. Klagt ausserdem über Stuhlverstopfung.

Während der Untersuchung kommt ein leichter Anfall. Druck 110—115. Nach Beendigung des Anfalls 130—140.

Behandlung leichte Trinkkur. Zuerst auch Tinct. nuc. vomic., das, weil die Anfälle häufiger kommen, wieder aufgegeben wird. Statt dessen Tinct. Belladonna mit Tinct. lobel. Darauf viel besser. Anfälle bleiben aus.

25/6 110—115 (Anfall), 130—140 (nach Anfall), 30/6 128, 2/6 85 (Anfall), 46 100 (nach Anfall), 9/6 110, 15/7 118, 19/7 130.

344. Mann, 54 J. Hatte vor sieben Jahren zum ersten Male folgenden Anfall: Beklemmungsgefühl und Schmerz in der Herzgegend mit Ausstrahlung in den linken Arm. Während des Anfalls Athemnoth, kein Herzklopfen. Seither wiederholt sich der Anfall öfter. Die Anfälle kommen gewöhnlich während des Gehens, treten auch bei Ruhelage im Bette auf.

Patient bekommt während der Aufnahme und Untersuchung einen leichten Anfall, verbunden mit Kaltwerden der Finger.

Druckmessung ergiebt 110 mm Hg. Nach Sistiren des Anfalls steigt der Druck allmälig bis 135.

Am 2. Juli wurden wieder in einem Anfalle zwei Messungen vorgenommen. Erste Messung ergiebt 85, zweite, etwas später, 100.

Wegen des erniedrigten Blutdrucks ordinirte ich Tinct. nuc. vomic, mit Tinct. belladonnac. Von da ab Befinden viel besser. Anfälle sehr selten und milde. Ausser der erwähnten medicamentösen Behandlung leichte Trinkkur.

25/6 110—135 (im Anfall), 2/7 85—100 (im Anfall), 9/7 110, 15/7 118, 19/7 130.

345. Weib, 49 J. Laborirt an folgenden Anfällen: Herzschmerz unter Congestion, Röthung des Gesichtes, Ueblichkeit. Anfälle wiederholen sich mehrere Male täglich, Anfall dauert mehrere Minuten. Hierbei das Gefühl, als ob das Herz nicht arbeite. Am häufigsten kommen die Anfälle Abends beim Niederlegen. Ausstrahlungen treten nicht immer auf. Mitunter ausstrahlende Schmerzen in der linken Schulter. Obstruct. alvi.

Nach der Untersuchung meldet Patientin, es komme ihr vor, dass sie einen Anfall bekäme. Prodromalgefühl. Während dieser Messung Druck 98. Bald darauf kommt in der That ein Anfall, das Gesicht wird roth. Anfall sehr kurz dauernd. Messung kurz nach Verschwinden der Röthung 120.

Medication leichte Trinkkur. Natr. nitrosum. Besserung.

28/6 98—120 (Anfall).

346. Mann, 37 J. Neurathenischer Schullehrer. Ermüdet leicht bei geistiger Arbeit. Bekommt Zittern in Händen und Füssen bei öffentlichem Sprechen. Klagt ausserdem über Anfälle von Präcordialangst, mit Röthung im Gesicht, Taubwerden der Füsse, Herzklopfen. Zeitweilig auch Schwindel.

. Leichte Trinkkur; während derselben keine Anfälle. Besserung. Mit Schwindel geht immer Erniedrigung des Blutdrucks einher.

7/5 135, 13/5 118 (Schwindel), 14/5 132, 15/5 118 (Schwindel), 18/5 128, 20/5 138, 27/5 125, 28/5 125.

347. Mann, 55 J., fettleibig. Deutliches systol. Geräusch über dem linken Ventrikel. Vor einigen Jahren Gelenkrheumatismus. Nach angestrengtem Gehen bekommt Pat. folgenden Anfall:

Sternalschmerzen, die bis zum Halse und Kiefer steigen. Hiermit verbunden Angstgefühl, keine Athembeschwerden. Kurzathmigkeit beim Gehen.

Behandlung: Leichte Trinkkur, nach 14 Tagen Strychnin. Hierauf Befinden auffallend besser.

16/5 122, 7/6 122, 22/6 115, 1/7 115 (Strychnin), 3/7 120, 13/7 120.

348. Weib, 50 J. Die Anfälle stammen von einer Cocainintoxication her. Sie beginnen mit Frösteln im Rücken, Extremitäten, darauf Herzklopfen, Athemnoth, Klopfen in den Carotiden.

Bei erster Messung am 7. Juli Blutdruck 85. — Vorläufig keine specielle Medication, nur Ruhe und etwas Arsenik.

Nach 8 Tagen kommt ein Anfall, während und nach demselben reichliche Harnsecretion.

Es wird nach dem ersten Anfalle Nitroglycerin verordnet, und einen Tag später, da sich herausstellt, dass prodromales Frösteln sich typisch einstellt, auch Chinin hinzugefügt. In der That verschwanden nach dieser Behandlung die Anfälle vollständig.

Eine Cur wurde nicht gebraucht.

1/6 85, 8/6 110 (Nachts vierter Anfall), 9/6 90, 12/6 120, 14/6 110, 16/6 130, 19/6 120, 27/6 125.

349. Weib, 26 J. Klagt über Herzklopfen — auch Nachts mit Athemnoth verbunden.

Am Morgen beim Aufwachen Sternalschmerzen mit Gefühl von Brennen im Halse ausstrahlend in Schulter und Rücken.

Leichte Trinkkur — Natr. nitrosum. Anfälle besser, selten blos Herzklopfen.

14/6 102, 5/7 120 (Herzklopfen), 8/7 105, 15/7 122, 17/7 120.

350. Mann, 55 J., fettleibig. Hatte vor vielen Jahren Gelenkrheumatismus. Klappenfehler besteht nicht.

Pat. giebt an, dass er nach längerem Gehen schon zweimal folgende Anfälle bekam: Es entstehen plötzlich über dem Sternum Schmerzen, die zum Halse und Kiefer ausstrahlen. In einem der beiden Anfälle strahlte auch der Schmerz in den linken Arm aus. Während der Anfälle, die nicht lange anhielten, bestand Angstgefühl, der Athem war aber nicht behindert.

Dagegen bestand Kurzathmigkeit beim Gehen und Steigen.

Behandlung: Leichte Trinkkur, wegen Disposition zu Rheumatismus auch Moorbäder.

Am 1. Juli wurde wegen des relativ niedrigen Blutdrucks und weil die Athembeschwerden anhielten, Strychnin gegeben und zwar 0,02 auf 40 Pillen. Darauf schon nach kurzer Zeit Erleichterung. — Schlussbefinden gut. — Abnahme 6 Kilo.

16/5 122, 17/6 122, 22/6 115, 11/7 115, 30/7 120, 13/8 120.

351. Mann, 50 J. Seit 3 Jahren Herzkrank. Deutliches systol. Geräusch über linkem Ventrikel. Herzdämpfung verbreitert. Hydrops Anasarca. — Hat schon einige Calomelkuren durchgemacht. — Albumen im Harn. Bronchitis. Laborirte an Dyspnoe und asthmatischen Anfällen.

Keine Trinkkur, nur Digitalis-Behandlung. Hierauf Besserung.

22/7 140, 24/7 98, 26/7 90, 28/7 100, 1/8 80, 2/8 120, 3/8 92, 10/8 100, 11/8 100, 12/8 120.

352. Mann, 58 J.   Klagt über Anfälle von Sternal-Oppression mit
Schmerzen in Herzgegend und linken Arm.   Letzterer wird hierbei schwächer.
Anfall mit Herzklopfen.

Ausstrahlungserscheinungen jetzt geringer.   Nur Sternal-Oppression mit
Herzschmerz.   Die Anfälle kommen bei Tag und auch bei Nacht.   Ausserdem
hat Pat. selten arthritische Anfälle am rechten Fusse.

Behandlung: Leichte Trinkkur.   Ausserdem anfänglich Natr. nitrosum,
später Nitroglycerin.   Sichtliche Besserung.

24/7 155, 26/7 120, 3/0 122, 7/8 130.

353. Mann, 30 J.   Litt voriges Jahr häufig an Drehschwindel, der so
heftig war, dass es ihn, wie er erzählt, förmlich an die Mauer warf.   In letzter Zeit klagt er über folgende Anfälle:

An beiden Armen beginnen Schmerzen, die gegen die Brust ausstrahlen.
Hierbei Gefühl von Brustbeklemmung.

Nach leichter Trinkkur gut.   Keine Anfälle.

27/5 140, 31/5 142.

Drei Jahre später, 33 J.   Anfälle seither nicht wiedergekehrt.

29/6 120, 27/7 132.

354. Mann, 59 J.   Klagt seit $1^1/_2$ Jahren an Anfällen von Brustbeklemmung mit Athemnoth.   Im Anfalle Stiche in linker Hand bis in die Finger
reichend.   Anfälle entstehen nach Gehen und während Bettruhe.   Anfälle
selten.

Ueber Aorta hört man leise singende Geräusche, ebenso über Jugular-
venen (anämische Geräusche).

Leichte Trinkkur — Schlussbefinden gut.

6/7 115, 10/7 120, 15/5 110, 20/7 110, 24/7 115.

Ein Jahr später, 60 J.   Keine Anfälle.   Geräusche verschwunden.

Gleiche Behandlung, gut.

7/8 125, 13/8 122.

355. Mann, 56 J.   Vor 15 Jahren Hufschlag auf Brust.   Vor 3—4 Jahren
selten Herzklopfen.

Vor einem Jahre hatte Pat. in der Nacht folgenden Anfall: Brustbeklemmung mit Herzschmerz und Athemnoth.   Seither wiederholten sich die Anfälle,
aber schwächer.

Nach leichter Trinkkur Besserung.

18/7 155, 26/7 135, 31/7 135, 3/8 126, 7/8 120, 10/8 125, 15/8 122.

Ein Jahr später, 57 J.   Im Winter sehr gut, keine Anfälle.

Cur prophylaktisch.

8/7 130, 25/7 128, 28/7 140.

Zwei Jahre später, 59 J.   Erst im letzten Winter leichte Mahnungen von
Anfällen, sonst gut.

Cur prophylaktisch.   Keine Anfälle.

Eine Messung 130.

356. Mann, 57 J. Klagt über Anfälle, die mit Kriebeln in den Finger-
spitzen beginnen, darauf Stechen in Herzgegend, Angstgefühl, Athemnoth.
Mitten im Anfall wurde auch Arhythmie beobachtet.
Herzbefund negativ.
Eine Messung 140.
Zwei Jahre darauf wesentlich besser, Anfälle selten und leicht.
Blutdruck 130.
3 Jahre später stirbt Patient in einem Anfalle.

Aus den bisherigen durchwegs dem vorgeführten Material entnommenen, also keineswegs speculativen Betrachtungen erhellt,
dass die Angina pectoris auf einem nervösen Process beruht, bei
dem es sich um Reizung sensibler Nerven handelt. Welcher Art
diese Reizung ist, darüber können wir nur Vermuthungen aufstellen.
Es kann sich ebenso gut um Reflexe als um Irradiationen, welche
den Mitempfindungen und Mitbewegungen an die Seite zu stellen
wären, handeln.

Da aber die Acme des Anfalls sich nicht nnr in der Herzgegend localisirt, sondern nicht selten Erscheinungen auftreten,
welche ein Mitergriffenwerden des Herzens ausser Frage stellen,
so drängt sich die Frage auf, welche Bedingungen es sind, die bei
diesem Mitergriffenwerden des Herzens ins Spiel kommen.

Zunächst soll die anatomische Seite dieser Frage erörtert
werden.

Die Localisation, sowie die Ausstrahlungserscheinungen müssen
wir im Allgemeinen darauf beziehen, dass zwischen gewissen sensiblen Nervenbahnen, wie denen des Axillargeflechtes, um das es
sich zumeist handelt und den Herznerven, Communicationen bestehen. Die genaue Feststellung derselben muss den Anatomen
überlassen bleiben. Vorläufig müssen wir die Existenz derselben
annehmen.

Auf dem Wege solcher vermittelnden Nervenbahnen erscheint
nun eine Erregung des Herzens und seiner Nerven in mehrfacher
Weise möglich.

Es können erstens die depressorischen Nerven erregt werden.

Wenn dies geschieht, so können im Anfall Erscheinungen auftreten, ähnlich denen, wie man sie bei Einathmung von Amylnitrit
beobachtet. Hiermit will ich nicht sagen, dass das Amylnitrit
den Nervus depressor reizt. Aber Amylnitrit hat, sowie die

Depressorreizung eine Erniedrigung des Blutdrucks, beruhend auf Erweiterung von Gefässen, zur Folge. In der That begegnen wir nicht nur Anfällen, in denen durch die Blutdruckmessung der Nachweis geliefert wird, dass der Blutdruck sinkt, sondern auch solchen, in denen, wie nach Amylnitriteinathmung, Gefässerweiterung im Gesicht, in den Extremitäten mit Wärmeempfindung auftritt; auch Herzklopfen mit Pulsiren der Carotiden habe ich beobachtet.

Ausser der depressorischen Reizung können aber auch pressorische, von sensiblen Nerven ausgehend, ihre Thätigkeit entfalten.

Der Effect einer solchen Reizung kann nun, wie wir aus dem Thierexperimente erfahren, mit Bezug aufs Herz ein günstiger, aber auch ein ungünstiger sein.

Das hängt von der Art der Reaction des Herzens ab. Diese ist zunächst abhängig von der Beschaffenheit des Herznervenapparates.

Nach dieser Richtung fällt, wie ich aus den Versuchen Grossmann's in meinem Laboratorium erfahren habe, die Intactheit der Nn. accelerantes, die nicht bloss die Herzaction beschleunigen, sondern auch begünstigen, am meisten ins Gewicht.

Für gewöhnlich wirkt, wie ich zu Beginn auseinandergesetzt habe, die Reizung sensibler Nerven günstig auf die Herzarbeit. Werden aber die Nn. accelerantes ausser Function gesetzt, so kann der sensible Reiz die Herzarbeit schädigen. Im Experimente kann man nur den Einfluss der vom Centrum ausgehenden Nervenbahnen beseitigen, man muss diesbezüglich aber auch bedenken, dass durch Erkrankung des Herzens die peripheren Endapparate dieser Nerven im Herzen ausser Function gesetzt werden können. Letzteres muss entschieden die Reactionsweise des Herzens schädigen.

Des weiteren erfahren wir durch das Experiment, dass nicht alle sensiblen Nerven, wenn sie gereizt werden, die Herzarbeit begünstigen. Wir stossen, wie wieder Versuche von Grossmann gelehrt haben, auf einige, deren Reizung die Herzarbeit direct schädigt. Zu diesen gehören die im N. laryngeus sup. trigeminus verlaufenden sensiblen Nerven und die Nervenendigungen in der Nasenschleimhaut.

Wenn wir uns diese Erfahrungen vor Augen halten, so können
wir die Annahme nicht zurückweisen, dass in dem Nervengebiete,
um das es sich hier handelt, auch Fasern verlaufen, deren Reizung
von einem ähnlichen Effecte begleitet ist, wie die des Laryngeus
sup. trigeminus oder der Nasenschleimhaut.

Eine Schädigung der durch sensible Reize bedingten Herzreaction kann aber auch — wie bereits anfangs auseinandergesetzt
wurde, erfolgen, wenn das Herz durch Gifte in einen abnormen
Zustand versetzt wird. Nach Untersuchungen von F. Winkler,
auf die ich mich hier schon bezogen habe, wird ein solcher Zustand durch Gifte erzeugt.

Auf Grund aller dieser dem Thierexperimente entnommenen
Erfahrungen können wir folgende Sätze aufstellen:

I. Es kann auf dem Wege der Reizung sensibler Nerven unter
Blutdrucksteigerung und Erhöhung des intracardialen Drucks die
Herzarbeit intact bleiben, ja sogar begünstigt werden.

II. Es kann durch die gleiche Bedingung die Herzarbeit geschädigt werden, d. h. unter Steigerung des Blutdrucks kommt
es zur Ausbildung einer secundären Insufficienz des linken Ventrikels.

III. Es kann auf dem Wege der Reizung sensibler Nerven,
die depressorisch wirken, der Blutdruck erniedrigt werden, hierbei
aber die Herzarbeit intact bleiben.

IV. Es kann auf gleichem Wege unter Erniedrigung des Blutdrucks die Herzarbeit in Folge Ausbildung einer primären Insufficienz geschädigt werden.

Hierzu kommen noch zwei Sätze, die für den Fall zu gelten
haben, als sich zu den erwähnten sub II und IV aufgezählten
Bedingungen noch neue hinzugesellen, die durch partiellen oder
totalen Verschluss der Coronariae cordis gegeben sind. Diese
lauten:

V. Wenn der partielle oder totale Verschluss der Coronaria
nicht plötzlich, sondern allmälig vor sich geht, so kann es unter
Ausbildung einer primären Insufficienz des linken Ventrikels zunächst zum Asthma cardiale, Lungenödem kommen. Das unaus-
weichliche Ende dieses Vorgangs ist Herztod.

VI. Es kann unter gleichen Bedingungen, wenn der rhyth-

mische Apparat des Herzens in erster Reihe ergriffen wird, zu
einer dauernden Herzpause, d. i. zum Herztode kommen.

Mit Bezug auf das wechselnde Verhalten des Blutdrucks während des Anfalls erhalten wir aufklärende Auskunft durch Blutdrucksmessungen, welche man während des Anfalls vornimmt.

Man wird sich erinnern, dass unter meinen Beobachtungen
mehrere vorkommen, bei denen ich in der Lage war, derartige
Blutdrucksmessungen vorzunehmen.

Ich will nun dieselben übersichtlich zusammenstellen und zwar
nicht bloss diejenigen, welche sich auf die Fälle von Angina
pectoris bei Pseudo-Angiosclerose latenter und manifester Angiosclerose beziehen, sondern auch jene, welche ich unter normalem
und niedrigem Blutdruck beobachtet habe. Auf erstere bezieht sich
Tabelle I, auf letztere Tabelle II.

(Tabelle I und II s. umstehend.)

Man ersieht aus diesen Tabellen, dass sowohl in den Fällen
von Angina pectoris, welche unter hohem Blutdruck, als in
jenen, welche unter normalem oder niedrigem Blutdruck verlaufen, während des Anfalls ein Steigen sowohl als ein Sinken
desselben beobachtet wird. Ja noch mehr, es kann, wie im
Falle 24, bei einem und demselben Individuum der Anfall bald
mit einem Steigen, bald mit einem Sinken des Blutdruck einhergehen.

Nur ein Unterschied ist bemerkbar. In den Fällen, die unter
hohem Blutdruck verlaufen, sind diese beiden Variationen so ziemlich gleichmässig vertheilt. In den Fällen, die unter niedrigerem
Blutdruck verlaufen, überwiegt in den Anfällen das Steigen.

Das sei nur nebstbar erwähnt. Als Regel will ich das nicht
hinstellen.

Es findet, wie man sieht, durch diese klinischen Versuche das
eine Bestätigung, was ich aus der Erfahrung von Thierexperimente
abgeleitet habe. In den Fällen, wo der Blutdruck steigt, haben
wir gewissermassen einen klinischen Beweis für die Sätze I. oder
II., in jenen, wo er sinkt, einen solchen für die Sätze III. oder IV.
zu erblicken.

Die Entscheidung, ob im ersten Falle, d. i. da, wo im An-

Tabélle I.

Protokoll-No.	Blutdruck vor Anfall	Blutdruck im Anfall	Blutdruck nach Anfall	Bemerkungen.
22	—	120 $^1/_2{}'$ 140 $1^1/_2{}'$ 110	140	Blutdruck sinkt im Anfall.
24	155 —	145 170	— —	Blutdruck sinkt. „ steigt.
88	175	220	170	Blutdruck steigt.
154	—	180	158	Blutdruck steigt.
160	168 170	110 105 115	170 165	1. Anfall. Blutdruck sinkt. 2. „ „ „
164	—	200	180	Blutdruck sinkt.

Tabelle II.

Protokoll-No.	Blutdruck vor Anfall	Blutdruck im Anfall	Blutdruck nach Anfall	Bemerkungen.
338	—	200 180	Mittlerer Blutdruck in anfallsfreier Zeit 139	Blutdruck steigt.
339	Mittlerer Blutdruck in anfallsfreier Zeit 123	155	—	Blutdruck steigt.
340	Blutdruck in anfallsfreier Zeit 124	155	—	Blutdruck steigt.
342	Blutdruck in anfallsfreier Zeit 132	150 145 170	—	1. Anfall Blutdruck steigt. 2. „ „ „
343	—	110—115·	130—140	Blutdruck sinkt.
344	—	110	135	Blutdruck sinkt.
345	—	98	120	Blutdruck steigt.

falle der Blutdruck steigt, die Bedingungen von Satz I. oder II. vorliegen, kann nicht durch das Verhalten des Blutdrucks allein, sondern nur durch das Auftreten von Merkmalen gefällt werden, in welchen eine Schädigung der Herzarbeit zum Ausdruck gelangt. Das gleiche gilt für die in Satz III. und IV. enthaltende Bedingung.

Es kann keinem Zweifel unterliegen, dass wir dieses Merkmal entweder in der Dyspnoe oder in der Arrhythmie zu erblicken haben.

Wenn im Anfalle Dyspnoe auftritt, oder sich Herzintermissionen merkbar machen, so haben wir allen Anlass die Anfälle für schwere zu halten. Denn es drängt sich das prognostische Urtheil auf, dass da wo Dyspnoe erscheint, die Gefahr besteht, dass es in einem solchen Anfall zum Asthma cardiale und Lungenödem kommt, und dass es da, wo Herzintermissionen auftauchen, zum Herzstillstand kommen kann.

Nach dieser Richtung haben wir von weiteren klinischen Beobachtungen, die auf die hier gemachten Darlegungen Rücksicht zu nehmen haben, Aufklärung zu erwarten. In den Fällen, wo ich Gelegenheit hatte, im Anfalle Blutdruckmessungen vorzunehmen, habe ich diese Merkmale nicht beobachtet, wohl aber in anderen.

Ich will diesen Merkmalen noch eines hinzufügen, nämlich das Gefühl des Herzklopfens. Dasselbe deutet allerdings nicht direkt auf eine Schädigung der Herzarbeit hin, aber man hat es doch hier mehr als sonst zu beobachten.

Untersuchen wir nun, wie oft diese Merkmale in den Anfällen von Angina pectoris auftreten.

Die übersichtliche Darstellung in nachfolgenden Tabelle giebt hierüber Auskunft.

Tabelle.

	Zahl der Fälle.	Fälle von Dyspnoe. pCt.	Fälle von Herzklopfen. pCt.	Fälle von Arhythmie. pCt.	Fälle von Herzerscheinungen. pCt.
Hoher Druck, latente und manifeste Angiosclerose . .	37	7 Fälle, 18,9	7 Fälle, 18,9	4 Fälle, 10,8	19 Fälle, 51.3
Pseudo-Angiosclerose . .	10	3 Fälle, 30	4 Fälle, 40	0	3 Fälle. 30
Normaler und niedriger Blutdruck .	18	4 Fälle, 22,2	3 Fälle, 16,6	2 Fälle, 11,1	9 Fälle. 50

Fassen wir zunächst die Fälle ins Auge, in denen keine die Anfälle begleitenden Herzerscheinungen zu constatiren waren, so finden wir, dass diese sowohl in den Gruppen der latenten und manifesten Angiosclerose, also da, wo die Angina pectoris mit normalem Blutdruck einhergeht, die Hälfte aller, d. i. 50 pCt., ausmachen. In der Gruppe der Pseudo-Angiosclerose erscheinen sie seltener, nur mit 30 pCt.

Die Fälle von Dyspnoe erscheinen am seltensten in der ersten Gruppe, etwas häufiger in der dritten, d. i. den Fällen von normalem und niedrigem Blutdrucke und relativ am häufigsten in der Gruppe der Pseudo-Angiosclerose.

Wenn der statistische Zufall nicht hier irre führt, so müsste man in Uebereinstimmung mit früheren Auseinandersetzungen wieder geneigt sein, daraus zu schliessen, dass mit der latenten und manifesten Angiosclerose nicht sehr häufig jene Bedingungen gegeben sind, die die Angina pectoris als eine schwere Erkrankung erscheinen lassen. Hieran würde sich die weitere Annahme schliessen, dass die Sclerose der Coronararterien nicht zu jenen ˙Vorgängen gehört, welche am häufigsten bei der Angina pectoris ins Spiel kommen.

˙ Diese Annahme schliesst durchaus nicht aus, dass die Sclerosirung der Coronarien den letalen Ausgang, wenn auch nicht immer verschuldet.

Ob aus der Thatsache, dass die Dyspnoe verhältnissmässig am häufigsten bei der mit Pseudo-Angiosclerose combinirten Angina pectoris vorkommt, gefolgert werden darf, dass die Pseudo-Angiosclerose Bedingungen in sich birgt, welche die Schwere der Angina pectoris veranlasse, ist vorläufig nicht zu entscheiden. Weitere Untersuchungen werden diese Thatsache sowohl als auch die, dass bei normalem und niedrigem Blutdruck in den Anfällen von Angina pectoris nicht so selten Dyspnoe auftritt, zu berücksichtigen haben.

Herzklopfen tritt auch bei der Pseudo-Angiosclerose verhältnissmässig am häufigsten (mit 40 pCt.) auf, dagegen habe ich Arhythmie hier nie beobachtet. In der ersten und zweiten Gruppe dagegen erscheint die Arhythmie fast gleich häufig.

Die Kenntniss der letzten hier mitgetheilten Thatsachen, ich meine die Resultate der Blutdruckmessungen, sowie die relative Häufigkeit der auf Herzerkrankung hindeutenden Merkmale während des Anfalls, scheinen mir zunächst deshalb wichtig, weil sie uns lehren, wie vorsichtig man bei Aufstellung von Theorien vorzugehen hat.

Ich erinnere nur daran, dass von Heberden die Theorie des Herzkrampfes und von Parry die der Herzschwäche aufgestellt wurde, und dass von einem Theil der Kliniker der ersten, von einem anderen der zweiten zugestimmt wird.

Ich selbst vermeide es, Theorien zu machen, mir genügt es, auf die Breite und Schwierigkeit des Themas, auf die Entstehungsbedingungen des Mitergriffenwerden des Herzens und auf die Nothwendigkeit, gewisse Lücken durch genauere, klinisch physiologische Untersuchungen und Beobachtungen auszufüllen, aufmerksam gemacht zu haben. Nichts hemmt so sehr den Fortschritt als die Aufstellung frühreifer Theorien.

Der Standpunkt, den ich in der Frage, ob es möglich sei, die schweren Fälle von Angina pectoris von den leichteren diagnostisch zu trennen, einnehme, ist folgender:

Ich meine, dass eine solche Trennung derzeit unmöglich ist. Der geläuterte Blick des erfahrenen und mit peinlicher Sorgfalt beobachtenden Arztes ist vielleicht vor Irrthümern mehr geschützt, keineswegs aber vollkommen gesichert.

Ich kenne aus meiner Erfahrung einen Fall, der an Angina pectoris litt, bei dem ich einen normalen Blutdruck constatirte,

zudem auch keine Merkmale von Herzbeschwerden vorfand. Gestützt auf diesen Befund, machte ich eine günstige Prognose. Ich
hatte mich gründlich geirrt. Der Mann starb einige Monate später
unter Asthma cardiale und Lungenödem. Derartige Fälle werden
wohl nicht selten vorkommen.

Die gleiche Erfahrung machte ich in dem hier vorgeführten
Falle 356.

Dieser starb nicht unter Asthma cardiale, sondern plötzlich,
also durch Herzstillstand.

Im Falle 164, wo meiner Beobachtung zufolge ein hoher Blutdruck bestand, brachte ich auch in Erfahrung, dass derselbe in
einem Anfalle von Angina pectoris gestorben sei.

In diesen letzten zwei Fällen lautete meine Prognose weniger
günstig, denn es waren Merkmale vorhanden, die auf eine Functionsstörung des Herzens hinwiesen. Der Fall 164 litt an asthmatischen Anfällen, und im Falle 356 gingen die Anfälle von Angina
pectoris mit Athemnoth einher.

X. Abschnitt.

Therapeutische Betrachtungen.

———

Jede therapeutische Betrachtung hat ihren Ausgangspunkt von der Prophylaxis zu nehmen. Demgemäss haben wir zunächst folgende aus unserem Thema entspringende Fragen zu erörtern: Wie können wir der Entwickelung und dem Fortschreiten der Angiosclerose und der Entstehung der durch dieselbe bedingten Herzerkrankung vorbeugen?

Bei der Beantwortung der ersten Frage müssen wir von den ätiologischen Kenntnissen ausgehen, in deren Besitz wir uns befinden. Nach meinen Erfahrungen, die mit denen von Edgren vollkommen übereinstimmen, kommen in erster Reihe ausser dem Alter Alkoholismus, arthritische Diathesen, Rheumatismus, Syphilis und Heredität in Betracht. Ausserdem noch ein Complex von Bedingungen, für den man die Bezeichnung Luxusconsumption — nach Fräntzel — beibehalten kann. Ich verstehe im Allgemeinen darunter nicht nur üppige, sondern auch reizende Kost, bei der Fleisch überwiegt, reichliche Aufnahme von Alkoholicis, Thee, Kaffee etc.

Die eben erwähnten ätiologischen Momente stellen Bedingungen dar, die als dauernde, stetig wirkende aufzufassen sind und deshalb zumeist da in Betracht kommen, wo es sich um den Uebergang vom normalen Zustand in Angiosclerose handelt.

Bei dem Uebergange von Pseudo-Angiosclerose in Angiosclerose kommen dieselben wohl auch zur Geltung, hier aber muss man vor Allem auf ätiologische Bedingungen Werth legen, durch welche vorübergehend Gefässcontractionen hervorgerufen werden, d. i. auf vorübergehende geistige Anstrengung oder gemüthliche

Aufregung, sowie auf vorübergehende angestrengte körperliche Arbeit.

Dem Alter und der Heredität können wir nicht vorbeugen, wohl aber können wir Vieles thun, wenn wir zeitlich genug die schädlichen Bedingungen, die durch unzweckmässige Lebensweise eingeführt werden, beseitigen.

Auf das zeitlich lege ich besonderen Werth, d. i. auf die Frühdiagnose nicht bloss der ausgesprochenen Angiosclerose, sondern auf die der Uebergangsstadien.

Mit dieser Frühdiagnose ergeben sich die prophylactischen Maassregeln von selbst.

Ich möchte nur hier wieder der Meinung Ausdruck geben, dass Trinkkuren, die der Tradition entsprechend unter Schmälerung der bisher geübten üppigen Lebensweise gebraucht werden, zumeist wichtige prophylactisch-hygienische Maassregeln bedeuten. Da bei diesen in der Regel auch geistige und körperliche Ueberanstrengung vermieden wird und gemüthliche Aufregungen ferngehalten werden, so wirken Trinkkuren nicht bloss nach der somatischen, sondern auch nach der nervösen Seite hin günstig.

Bei der Wahl des zu trinkenden Wassers lässt man sich durch bekannte Nebenumstände, besser gesagt Nebensymptome leiten, auf die ich hier nicht eingehe. Das wichtigste Wahlmotiv ist, dass der Patient das Wasser gut verträgt[1]. Erst in zweiter Reihe kommt die Erreichung bestimmter therapeutischer Ziele, wie Hebung oder Hemmung der Peristaltik, Beförderung oder Hemmung der Darmsecretion, Hebung des Appetits etc. in Betracht.

So lange bei der sich entwickelnden oder schon ausgesprochenen Angiosclerose derartige Nebensymptome nicht vorhanden sind, wird man auf die Einführung einer mässigen, geregelten Lebensweise das grösste Gewicht zu legen haben. Da zu einer geregelten Lebensweise aber auch die Regelung der Se- und Excretionen gehört, so wird man auch diesen besondere Aufmerksamkeit zuzuwenden haben. Dass die Regelung der Stuhlentleerung hier von besonderer nicht bloss prophylactischer, sondern pathogenetischer

---

[1] Um sicher zu gehen, sollte man, wenigstens in manchen Fällen, kurze Probecuren vernehmen lassen. Das gilt nicht fürs Trinken, sondern auch fürs Baden.

Bedeutung ist, habe ich oft genug wiederholt. Hierauf brauche ich nicht zurückzukommen. Ich möchte nur hier darauf aufmerksam machen, dass man in meinen Krankenprotokollen sehr häufig die Bemerkung: unterstützt durch Purgantien findet. Eine solche Unterstützung erscheint mir gerade bei ausgesprochener Angiosclerose sehr wichtig. Dass man bei häuslicher Behandlung auch ohne Trinkkur auf ausgiebige Darmentleerung zu sehen hat, ist selbstverständlich.

Was die Purgantien selbst betrifft, so scheint es rathsam, immer mit den mildesten, d. i. Rheum, Cascara, Pulv. liquirit. comp., Rhamus frangula etc. zu beginnen, erst wenn diese in Stiche lassen, schreite man zu stärkeren, also zu Aloe, Podophyllin etc.[1]).

Da die Patienten, wenn sie eine Trinkkur gebrauchen, dies in der Regel mit der Ueberzeugung thun, dass das Wasser, das sie trinken, ein Medicament sei, so muss man, um einestheils nicht von dem prophylactischen Regime abzuweichen, andererseits aber den Patienten in seinen Vorstellungen nicht zu verwirren, unter Umständen zur Verdünnung mit Milch oder Molke schreiten. Auf den Milchzusatz lege ich in Uebereinstimmung mit den bekannten Erfahrungen, dass Milchcuren die Albuminurie günstig beeinflussen, besonderen Werth. Nicht selten lasse ich nicht bloss Milch dem kurmässig zu trinkenden Wasser hinzufügen, sondern setze die Patienten unter halbe Milchdiät, d. i. ich lasse nur einmal des Tages Fleisch nehmen, sonst Milch oder Milchspeisen. Dieses zur Erläuterung des Ausdrucks: combinirte Milch-Trinkkur, den man sehr häufig in meinen Krankenprotokollen begegnet.

Soweit über die hygienische prophylactische Behandlung. Welches sind nun die allgemeinen Gesichtspunkte, nach denen wir bei Behandlung der Folgen der Angiosclerose, welche sich auf die veränderte Function des Herzens beziehen, vorzugehen haben.

Hier kommt die Behandlung durch physiologische Eingriffe, d. i. durch Muskel- und Hautreize, sowie die medicamentöse in Betracht.

---

[1]) Ich bediene mich seit mehr als zwanzig Jahren folgender Zusammensetzung, die ich erst in Pillen-, jetzt in Tablettenform gebe.
Rp. Extr. Aloes aquos, Pulv. r. Rhei ana 1,25, Podophyllin, Extr. cascar. sagrad. ana 0,5, Extr. Belladonnae 0,25. Ich lasse dieselben, damit sie sich nicht im Magen auflösen, mit Collod. elast. oder Keratin obduciren.

Ueber erstere habe ich ausführlich gesprochen und diesbezüglich nichts Ergänzendes nachzutragen.

Auf die medicamentöse Behandlung möchte ich aber einen Rückblick werfen und bei dieser Gelegenheit einige Bemerkungen anfügen.

Man hat hier unterschieden zwischen Mitteln, welche direct die Herzarbeit begünstigen, dann solchen, welche Bedingungen schaffen, unter denen die Herzarbeit günstiger wird. Wir haben ferner Mittel zu registriren, die symptomatisch wirken, d. i. Nebenerscheinungen beseitigen, welche mit der Angiosclerose einhergehen.

Zu den ersten gehören die Herztonica, die alle eine Wirkung entfalten, welche der der Digitalis mehr weniger nahe kommt.

Meine experimentellen Erfahrungen beziehen sich auf Digitalis, Strophanthus und Helleborin, meine in der Praxis gewonnenen Erfahrungen nur auf Digitalis und Strophanthus. Nur von diesen soll also hier gesprochen werden.

Beide Mittel haben sowohl bei leichteren als schweren Fällen in Anwendung zu kommen, wenn nur deutliche Herzinsufficienz vorliegt. Bei leichten Fällen wird man nicht sofort zur medicamentösen Behandlung schreiten, sondern erst die Wirkung der physiologischen Hautreize versuchen. Ich möchte das aber nicht als Regel hinstellen. Denn nicht selten erscheint die Indication berechtigt, die Behandlung zuerst mit Herzmitteln, eventuell auch mit Purgantien zu beginnen und dann zur hygienisch prophylactischen Behandlung, sowie zur Heranziehung der physiologischen Herzreize zu schreiten.

Es ist schwer, hier präcise Regeln aufzustellen. Maassgebend für die Wahl und Reihenfolge der therapeutischen Eingriffe ist die Art der Vorstellungsweise des Arztes über die statthabenden Vorgänge. Die Grundlage derselben ist je nach der Richtung und Schulung des Arztes eine verschiedene. . Dass die Empirie den wesentlichsten Bestandtheil dieser Grundlage bildet und bilden muss, steht ausser Zweifel. Der Charakter der im Boden der Empirie wurzelnden Anschauungen, welche unser therapeutisches Handeln beeinflussen, ist aber wesentlich abhängig von unserer Vorstellung über die Function und Functionsänderungen des Herzens, sowie von der Art der Beobachtungsmethoden, die wir heranziehen, um uns hierüber Aufklärung zu verschaffen. Ich will nicht leugnen, dass in vielen Fällen der richtige Instinct des erfahrenen Arztes das Richtige trifft. Wir sollen aber, meine ich, nicht bloss instinctiv, oder traditionell handeln, sondern mit zielbewusster Ueberlegung. Durch letztere unterscheidet sich der vom wissenschaftlichen Streben erfüllte Arzt vom dilettantischen Heilkünstler.

Strophanthus ist das mildere Herztonicum, bei dem wir schädliche Nachwirkungen nicht zu fürchten haben. Es wirkt ohne nennenswerthe Pulsverlangsamung und ohne Beeinträchtigung der Digestion. Es lässt aber sehr häufig in Stich, d. h. es verhindert nicht den Eintritt der secundären Insufficienz, resp. es macht den Athem nicht freier. Dieses Ausbleiben der gewünschten Herzreaction ist von diagnostischer Wichtigkeit, es lehrt uns, dass die Reactionsfähigkeit des Herzens eine geringere ist. In solchen Fällen hat man sofort zur Digitalis überzugehen, als demjenigen Herztonicum, auf das auch ein weniger reactionsfähiges Herz noch reagirt. Hier genügen kleinere Dosen, also ein Infus von 0,5 auf 150.

Bei der Anwendung von Strophanthus oder Digitalis braucht man sich nicht durch das Verhalten des Pulses, d. i. der Pulsspannung, irre führen zu lassen. Dieser Meinung war ich nicht immer. Noch vor circa zehn Jahren glaubte ich, dass die hohe Spannung den Gebrauch von Strophanthus oder Digitalis contraindicirt erscheinen lasse. Durch fortgesetzte Beobachtung und Erfahrung bin ich von dieser Meinung abgekommen. Bei niedriger Pulsspannung hat man überhaupt nicht die Herztonica zu scheuen. Nur bei hoher Blutspannung hegt man Scrupel, weil man eine noch höhere Pulsspannung fürchtet. Diese Furcht ist unbegründet. Man beobachtet wohl nach Gebrauch von Herztonicis in den Fällen, wo sie günstig wirken, also der Athem freier wird, ein Steigen des Blutdrucks, das ist aber in der Regel nicht beträchtlich und kommt der Begünstigung der Herzarbeit gegenüber, die sich deutlich in der besseren Athmung ausspricht, nicht in Betracht. Häufig genug sieht man trotz Einwirkung von Herztonicis den Blutdruck sinken. Das scheint paradox, wird aber doch verständlich, wenn man bedenkt, dass die günstige Wirkung indirect in der Behebung der Dyspnoe und Beseitigung der dyspnoischen Blutbeschaffenheit besteht. Mit der dyspnoischen Blutbeschaffenheit bestanden vasomotorische Reize, die zur Erhöhung des Blutdrucks beitrugen; wenn

diese entfallen und der Gefässspasmus aufhört, dann sinkt der
Blutdruck, wiewohl die Herzarbeit besser geworden ist.

Ausser Strophanthus und Digitalis pflegte ich in meinem Am-
bulatorium an der Poliklinik auch noch Adonis zu versuchen, das
manchmal günstig wirkt; Convallaria liess mich stets im Stich.
Ueber Coffein habe ich keine Erfahrungen und verweise diesbezüglich auf die in den Lehrbüchern angeführten.

Ich möchte hier noch bemerken, dass ich seit mehr als zwanzig
Jahren veranlasst durch Erfahrungen am Experiment den Herztonicis
Atropin oder Belladonna hinzusetze. Ich verbinde hiermit die Ab-
sicht, der Erregung des Vagus, welche bei Einwirkung von Digi-
talis und Strophanthus nicht selten sich geltend macht, vorzubeugen.
Aus gleichem Grunde versuche ich auch Belladonna im Falle von
Arrhythmie, Herzintermissionen und Bradycardie.

Zu den Mitteln, welche die Herzarbeit begünstigen, weil sie
günstige Nebenbedingungen schaffen, gehören in erster Reihe die
schon wiederholt erwähnten Purgantien, sowie Jod. Weshalb Purgantien günstig wirken, habe ich schon auseinandergesetzt. Das Jod
betreffend, fehlt es vorläufig an jeglichen Anhaltspunkten für eine
exacte Discussion. Man kann diesbezüglich nur sagen, dass sich
aus der Erfahrung die Aufforderung ableiten lässt, dasselbe in Fällen
von Angiosclerosis zu versuchen. Zweifellos sehen wir nicht selten
unter Sinken des Blutdrucks, aber auch ohne dieses Besserung
eintreten.

Besonders günstig wirkt es in manchen Fällen von Angina
pectoris. Es muss also auch hier versucht werden. Man darf
aber derartige Versuche nicht eigensinnig ausdehnen, wenn man
sieht, dass sie erfolglos sind. Fortgesetzter Jodgebrauch ist nur
gerechtfertigt, wenn der Erfolg in die Augen springt, sonst nicht.

Das Gleiche gilt von den Nitriten, die sich bei der Bekämpfung der Angina pectoris nicht selten nützlich erweisen. Ueber
die Natur ihrer Wirkungsweise zu discutiren, scheint mir verfrüht.
Ich betrachte sie als Antineuralgica. Diese Betrachtung stützt
sich auf die Erfahrung, dass man auch von Chinin hier manchmal
gute Erfolge sieht, und dass bei Behandlung von schweren Anfällen Morphium sehr gute Dienste thut.

Nur vor Amylnitrit habe ich Respect. Ich würde mich nicht
trauen, es in der Praxis zu verwenden, seitdem ich durch Ver-

suche, die F. Winkler in meinem Laboratorium anstellte, erfahren habe, dass Amylnitrit nicht blos die Gefässe erweitert, sondern auch ein gewaltiges Herzgift ist, das selbst zum Lungenödem führen kann. Die Versuche von F. Winkler haben übrigens gelehrt, dass die herzschädigende Wirkung des Amylnitrits durch Sättigung desselben mit Kohlenoxyd (Amylium nitrosum carbonisatum) wesentlich gemildert wird.

Bei der Behandlung des Asthma cardiacum soll man zunächst zur Digitalis greifen.

Darreichung von Expectorantien halte ich für überflüssig und nutzlos. Dagegen kann man ohne Scheu selbst in den schwersten Fällen von Morphium Gebrauch machen. Die Gefahr, dass Morphium das Herz schädigt, braucht man nicht zu fürchten, denn Morphium ist kein Herzgift.

Im Ganzen und Grossen muss jede Therapie, die von Betrachtungen ausgeht, welche als ihr Endziel die functionelle Diagnose erblicken, insofern eine symptomatische sein, als sie die Symptome resp. das Verständniss derselben zum Ausgangspunkte jener Ueberlegung macht, welche dem therapeutischen Plane zu Grunde liegen soll.

Sowie meine „allgemeine Physiologie und Pathologie des Kreislaufs" schliesse ich dieses Buch mit dem Satze: Richtig behandeln heisst richtig beobachten und richtig beobachten heisst nicht blos die Erscheinungen wahrnehmen, sondern sie duchblicken, d. i. sie mit Bezug auf ihre Entstehung und Fortentwicklung gründlich beurtheilen.